Doreen Hüsser-Wächter

Die 5 Elemente der TCM und die Heilkraft unserer heimischen Kräuter

Typgerechte Ernährung, starke Tinkturen und hilfreiche Affirmationen

nymphenburger

Inhalt

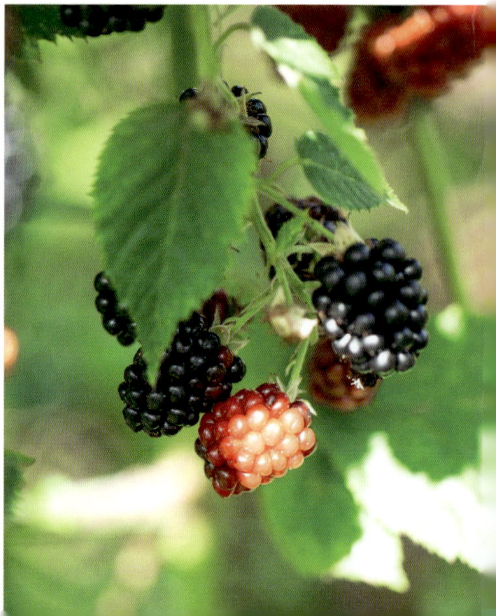

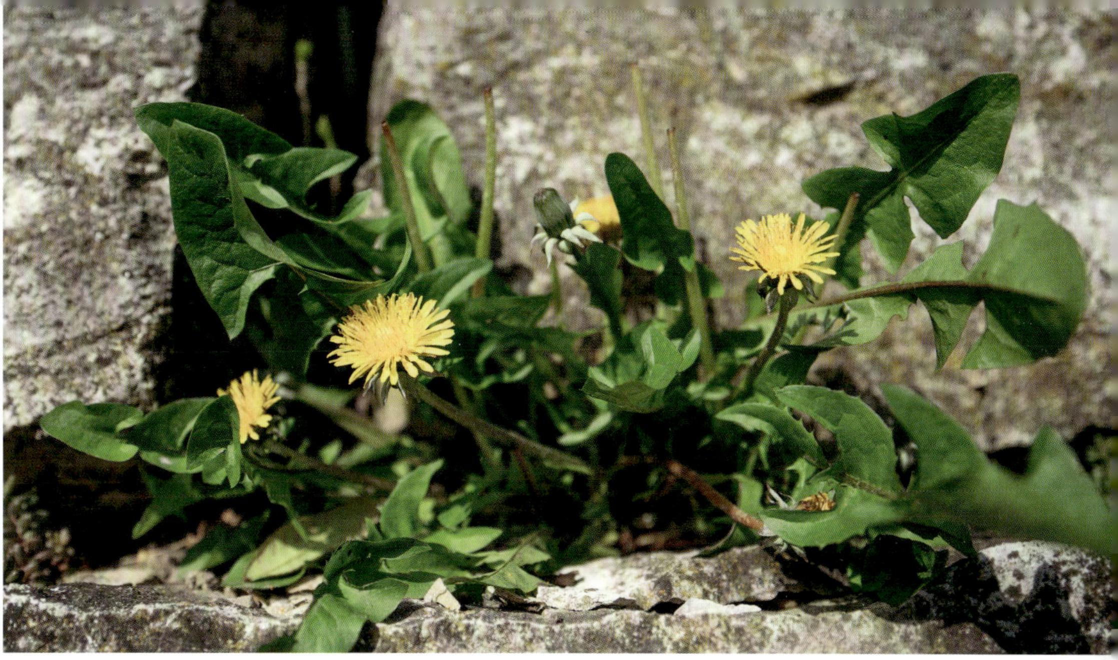

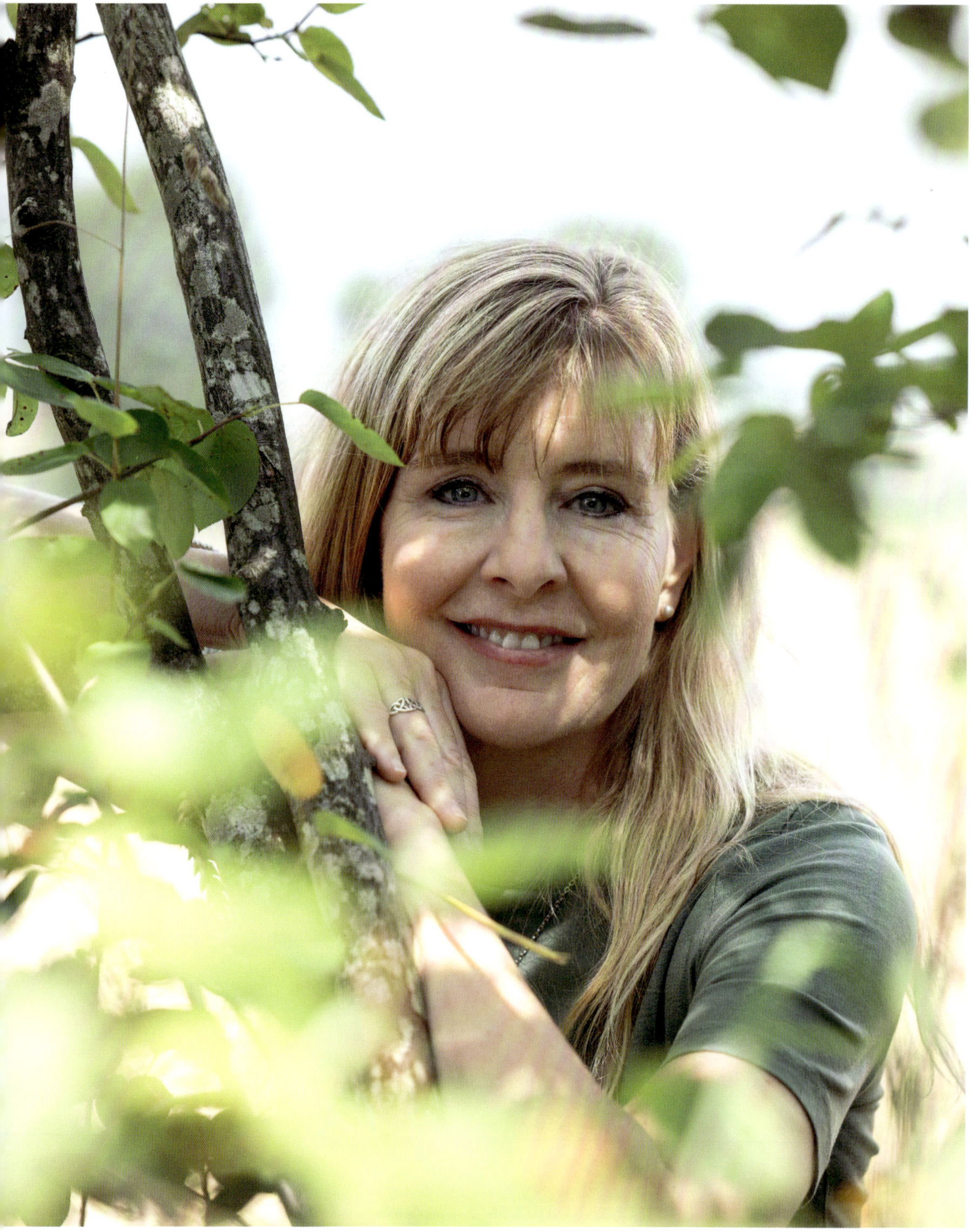

Vorwort

Liebe Leserin, lieber Leser,

Die 5 Elemente begleiten mich seit mehr als zwanzig Jahren in meinem beruflichen und privaten Leben. Seit ich mich erinnern kann, ist es eine meiner größten Leidenschaften, Dinge in Einklang zu bringen und Heilwissen zu vermitteln. Es schenkt mir tiefen Frieden und Glück, wenn Harmonie in und um mich herrscht. Harmonie ist ein eher vages Konzept, wohingegen die 5 Elemente eine klare Struktur bieten, um mehr Ausgeglichenheit und Freude in dein Leben zu bringen. Kein Element kann ohne das andere existieren. Es gibt keine Rangfolge oder Hierarchie zwischen ihnen. Ich betrachte dies als Metapher für unser Leben auf diesem Planeten. Frieden kann entstehen, wenn jeder Einzelne die Einzigartigkeit in sich und anderen erkennt und fördert.
Ich würde mich freuen, wenn dieses Buch dazu beitragen kann, Harmonie und Glück in dein Leben zu bringen. Die nachfolgenden Seiten sollen dir hierbei Unterstützung und Anleitung bieten.

In diesem Sinne sende ich dir, wo immer du dieses Buch liest, meine besten Wünsche für ein gesundes, erfülltes Leben.

Liebe Herzensgrüße,
Doreen Astrid Hüsser-Wächter

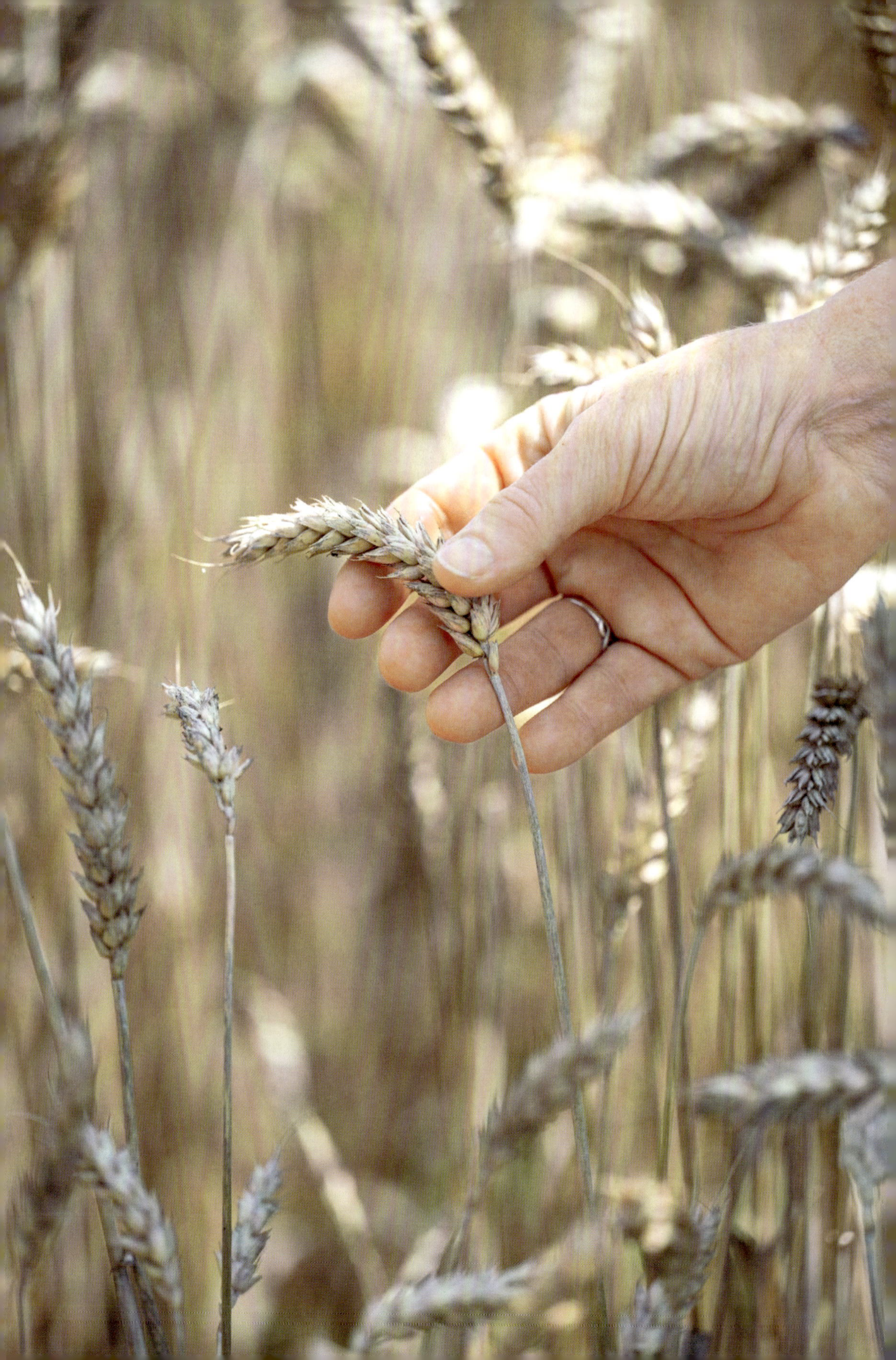

Leben im Rhythmus

Die Yin-Yang-Theorie hat ihre Wurzeln in der Philosophie des Taoismus. Diese Philosophie ist mehr als 3000 Jahre alt. Die weisen Taoisten wollten in absoluter Harmonie mit der Natur leben und dadurch Unsterblichkeit erlangen. Yin, das Ruhige, Weibliche, sollte im Gleichgewicht mit Yang, dem Aktiven, Männlichen, existieren. Durch die Balance und Wertschätzung beider Pole darf Gesundheit für Körper, Seele und Geist entstehen.

Das Wesen von Yin und Yang

Der Wunsch nach Harmonie ist tief in meiner Seele eingegraben – und möglicherweise auch in deiner. Lange Zeit habe ich Harmonie als einen konfliktfreien Zustand verstanden. Doch dies ist nur dann möglich, wenn dieser Zustand mit unserem inneren Empfinden übereinstimmt. Solange wir uns zwar höflich verhalten, innerlich aber Wut empfinden, ist das Ganze eine Farce und die Wut wird unweigerlich ihren Weg nach außen finden.

Ein Fluss von Energie durchströmt unseren Körper. In der chinesischen Medizin wird dieser Strom als »Qi« bezeichnet. Wenn dein »Qi« in Harmonie fließt, fühlst du dich ausgeglichen, gesund und glücklich. Der Zustand innerer Harmonie berücksichtigt dein Temperament und deine Lebensumstände. Die 5 Wandlungsphasen, welche diesem Buch weitgehend als Grundlage dienen, helfen dir dabei, immer mehr mit dem Fluss der Harmonie in Einklang zu kommen. Dabei ist es mir wichtig, die 5 Wandlungsphasen oder 5 Elemente mit unserer Kultur zu verbinden, die in ihrem Ursprung ebenso weise ist und viele Schätze birgt.

Wir leben in einer Zeit der Unruhe und Überforderung. Viele Menschen fühlen sich erschöpft oder verbringen aufgrund fehlender Perspektiven zu viel Zeit vor dem Bildschirm. Wir essen zu viel oder zu wenig. Wir bewegen uns ohne Rast und Ruh, powern uns aus oder bleiben in der Lethargie der Bewegungslosigkeit. Wir nutzen das Auto für jede noch so kurze Strecke, den Lift anstatt der Treppe – ohne zu erkennen, wie dies unseren Körper und Geist belastet. Als ich vor über zwanzig Jahren mit dem Studium der chinesischen Medizin begann, war ich begeistert. Ich war fasziniert von der klaren Logik und dem einleuchtenden System von Yin und Yang – einem bedeutungsvollen Symbol für Ausgeglichenheit und Harmonie. Der Bewegung (Yang) sollte Ruhe (Yin) folgen, genauso natürlich wie der Wechsel zwischen Tag und Nacht. Aus dem vollkommenen Innehalten (Yin) entsteht der Impuls für Bewegung, und umgekehrt kommt aus der freien, uneingeschränkten Bewegung (Yang) der Impuls, wieder zur Ruhe zu kommen. Dieser Ablauf gleicht einem Pendel, welches sanft hin- und herschwingt und uns mit Ausgeglichenheit beschenkt. In diesem Hin- und Herschwingen bist du verbunden mit dem tiefen Wissen in dir, dass dir zuflüstert, wann es Zeit ist, etwas zu tun, und wann der Augenblick zum Innehalten gekommen ist. Auch in unseren Breitengraden existierte ein Wissen über die Zusammenhänge zwischen Körper, Seele und Geist. Theresa von Avila drückte es folgendermaßen aus:

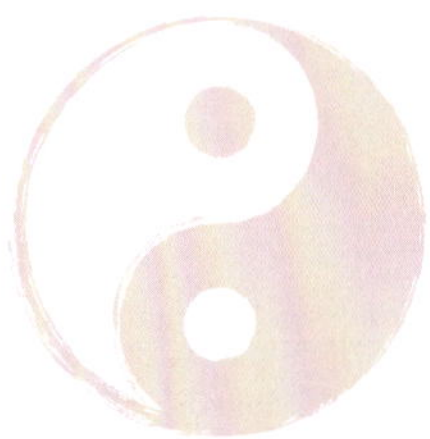

Sei gut zu deinem Körper, damit deine Seele Lust hat, darin zu wohnen.

Theresa von Avila

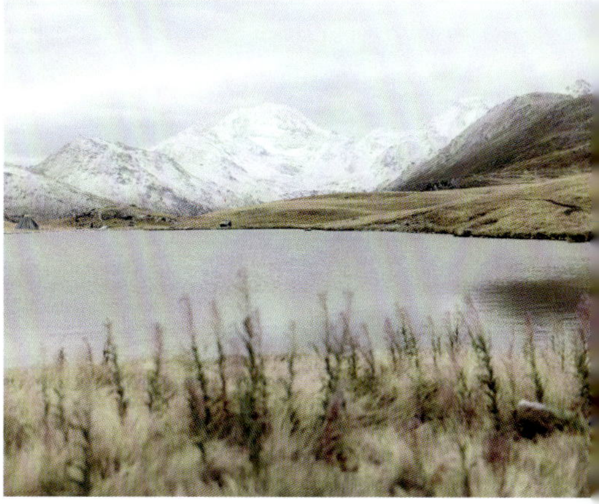

Das Bewusstsein um die Bedeutung eines Rhythmus ist seit Menschengedenken von großem Belang. Auch in der Natur herrscht ein eigener Rhythmus, der sensibel darauf reagiert, falls er aus dem Gleichgewicht gerät. Bei einem zu trockenen Sommer oder einem zu feuchten Herbst fühlen wir uns unwohl und werden häufiger krank. Menschen, die Schichtarbeit leisten, wirken oft weniger belastbar als Personen, die dem natürlichen Rhythmus von Tag und Nacht folgen. Unser Körper besitzt verschiedene Rhythmen: den Atemrhythmus, den Herzrhythmus, einen Verdauungsrhythmus und einen Schlaf-Wach-Rhythmus. Diese biologischen Rhythmen variieren von Person zu Person, dennoch halten sie sich innerhalb eines bestimmten Rahmens auf. Wenn wir diesen Rahmen verlassen, kann dies ein Risiko für unsere Gesundheit darstellen.

Um deinen optimalen Rhythmus zu finden, ist es wichtig, dich und deinen Körper gut zu kennen. In der chinesischen Medizin kann man zwischen Yin und Yang unterscheiden, wobei Yin für das Weibliche, Passive, Ruhende, Langsame, Empfangende, die Nacht, den Mond und das Kühle steht. Ergänzend dazu steht Yang für Aspekte wie die Männlichkeit, Aktivität, Bewegung, Geschwindigkeit, den Tag, die Sonne und die Wärme. In unserem Leben sollte es eine harmonische Wechselbeziehung zwischen diesen zwei grundsätzlichen Polen geben, damit wir uns wohlfühlen. Da dies ein duales System ist, dient es der grundsätzlichen Einordnung der Dinge, hat aber, wie alle dualistischen Systeme, seine Mängel. Dies ist einer der Gründe, weshalb das System der 5 Elemente mich begeistert. Es beinhaltet eine Fülle an Lebensweisheit und ordnet alle Wesen und Dinge in ein umfassendes Weltbild ein.

LEBE DEIN PERSÖNLICHES TEMPO

Das Laufen ist meine Leidenschaft! Die Bewegung in der freien Natur, der Duft von Pflanzen und Bäumen sowie das Spüren der verschiedenen Witterungen auf meiner Haut und das Atmen in Einklang mit meinem Körper bereiten mir große Freude. Beobachten mich andere Menschen beim Laufen, mag ihnen vielleicht mein Lauftempo sehr gemächlich erscheinen. Dies ist jedoch meine ideale Geschwindigkeit. Ich komme kaum außer Atem, fühle mich entspannt und belebt. Deinen eigenen harmonischen Rhythmus zu erkennen und zu leben, ist von wesentlicher Bedeutung, damit dein Leben im Fluss der Harmonie bleibt.

Es gibt verschiedene Rhythmen, die du in Betracht ziehen kannst. Die Beobachtung der nachfolgenden Rhythmen kann dir Aufschluss über dein Wesen geben. Der Ausgleich zwischen den beiden Polen Yin und Yang darf dabei immer wieder in deinen Achtsamkeitsfokus gelangen. Trotzdem ist es wichtig, dein wahres

Wesen zu würdigen und zu schauen, in welcher Balance zwischen Yin (Passivität, Empfangen) und Yang (Aktivität, Geben) du dich wohlfühlst.
Bei allen Rhythmen soll der Gegenpol (Aktivität oder Passivität) aktiviert werden, damit du in einen gesunden Ausgleich kommst.

1. Dein Atemrhythmus, ein- und ausatmen in der Geschwindigkeit, welche dich entspannt und erfrischt.
   • Wenn dein Atemrhythmus schnell und kräftig ist, deutet dies möglicherweise auf eine Yang-Disposition (Aktivität) hin. Es ist dann wichtig, ausreichend Ruhephasen einzulegen.
   • Falls dein Atemrhythmus eher langsam und sanft ist, weist dies auf eine Yin-Tendenz (Passivität) hin. Es ist empfehlenswert, dich immer wieder zu Aktionen zu ermutigen.
2. Bewegungs-Ruhe-Rhythmus
   • Wie bei Punkt 1 deuten schnelle Bewegungen oder ein ausgeprägter Bewegungsdrang auf eine Yang-Tendenz hin.
   • Langsame Bewegungen oder ein starkes Verlangen nach körperlicher Ruhe können auf eine Yin-Tendenz hinweisen.
3. Schlaf-Wach-Rhythmus
   • Du weißt es wahrscheinlich bereits. Personen, die wenig Schlaf benötigen, zeigen eine Yang-Tendenz, was bedeutet, dass ihr Aktivitätslevel erhöht ist.
   • Wer ein hohes Schlafbedürfnis hat, zeigt tendenziell eine Yin-Disposition, welche für die Passivität steht.
4. Introvertierter/extrovertierter Rhythmus (Kontakt nach innen, Kontakt nach außen)
   • Introvertierte Menschen haben eine Yin-Tendenz.
   • Extrovertierte Personen besitzen eine Yang-Tendenz.

Dann gibt es noch die hochsensible Persönlichkeit. Zu dieser Gruppe gehören auch introvertierte und extrovertierte Menschen. Für diese Gruppe, welche besonders viele Informationen zu verarbeiten hat, ist es äußerst wichtig, immer wieder zu spüren, in welchem Rhythmus man sich in Harmonie befindet. Empfehlen möchte ich an dieser Stelle das Buch *Sind Sie hochsensibel?* von Dr. Elaine Aron.

5. Arbeits- und Freizeitrhythmus oder populärer: Work-Life-Balance. Die Work-Life-Balance hängt von verschiedenen Faktoren ab. Ein entscheidender Faktor ist die Zufriedenheit während der Arbeit. Ist man am falschen Arbeitsplatz, ist es schwierig, einen harmonischen Rhythmus zwischen Arbeit und Freizeit zu finden. Darüber hinaus spielt die Art der Arbeit eine wichtige Rolle, ob sie vorwiegend geistiger oder körperlicher Natur ist. Die Balance des Rhythmus richtet sich je nach Betätigung am anderen Pol aus.
   • Menschen mit einer starken Yang-Veranlagung (Aktivität), die im Büro arbeiten, sollten in ihrer Freizeit viel Bewegung suchen, um ein Gleichgewicht zu erreichen.
   • Eine Person, die einer Arbeit mit großer körperlicher Anstrengung nachgeht und eine Yin-Veranlagung (Passivität) aufweist, sollte in ihrer Freizeit viel körperliche Ruhe suchen.

Wenn dein persönlicher Rhythmus zu schnell ist, gerätst du in Unruhe und beginnst, dich anzuspannen. Du empfindest Druck und Stress. Wenn dein Rhythmus jedoch zu langsam ist, fühlst du dich schwer und traurig. Du fängst an, immer mehr aus deiner Kraft zu fallen, und wirst lethargisch.

Die 5 Elemente kennen

In jedem der folgenden 5 Elemente gibt es einen Yang- (aktiven) und einen Yin- (passiven) Anteil. Es ist von Vorteil, darauf zu achten, ob man eher ein Yang-Typus (aktiv, schnell) oder ein Yin-Typus (passiv, langsam) ist. Diese Erkenntnisse können helfen, das innere Wesen zu fördern und sich gut zu unterstützen.

Die Erklärung von Naturphänomenen durch Elemente hat eine lange Tradition. Nicht nur in der östlichen Philosophie werden Elemente diskutiert, die sich gegenseitig hervorbringen und in Verbindung mit der Natur gebracht werden. Bereits die alten Griechen unterrichteten über 4 Elemente: Feuer, Luft, Erde und Wasser. Diese wurden als Ursachen aller Naturphänomene angesehen. In der Theorie der 4 Elemente und der Humoralpathologie wird dem Feuer das Glühende, Verzehrende oder Leidenschaftliche zugeordnet, dem Wasser das Flüssige, der Erde das Feste und der Luft das Gasförmige. Der griechische Philosoph Thales von Milet (624–546 vor Christus) vertrat die Ansicht, dass alle Elemente nur verschiedene Aspekte eines Urstoffes, nämlich des Wassers, sind. Auch in der östlichen Philosophie spielt das Element Wasser eine zentrale Rolle. Es symbolisiert den Anfang und das Ende des Kreislaufs und wird mit der Ursprungsenergie, dem Yuan-Qi, in Verbindung gebracht, was die vererbte Energie bedeutet. Das Yuan-Qi ist die Kraft, mit der wir als Mensch geboren werden und die uns mit unseren Ahnen verbindet. Über alledem steht das TAO, welches unserem Verständnis vom Göttlichen sehr nahekommt.

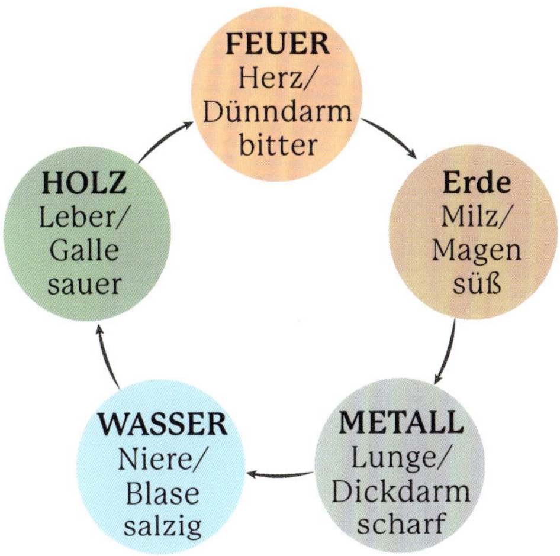

▲ Die 5-Elemente-Lehre der traditionellen chinesischen Philosophie

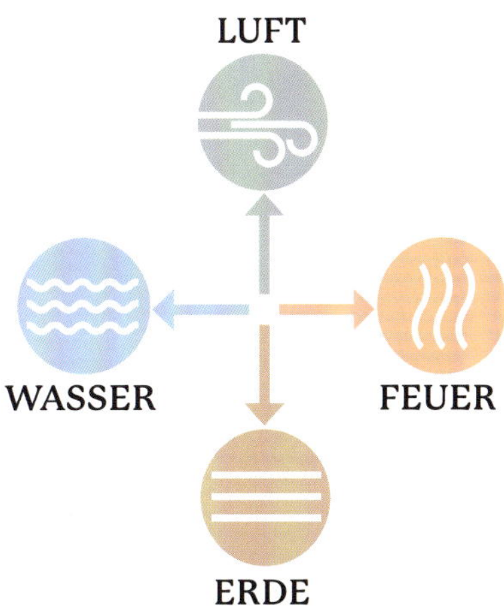

▲ Die 4-Elemente-Lehre der griechischen Philosophie

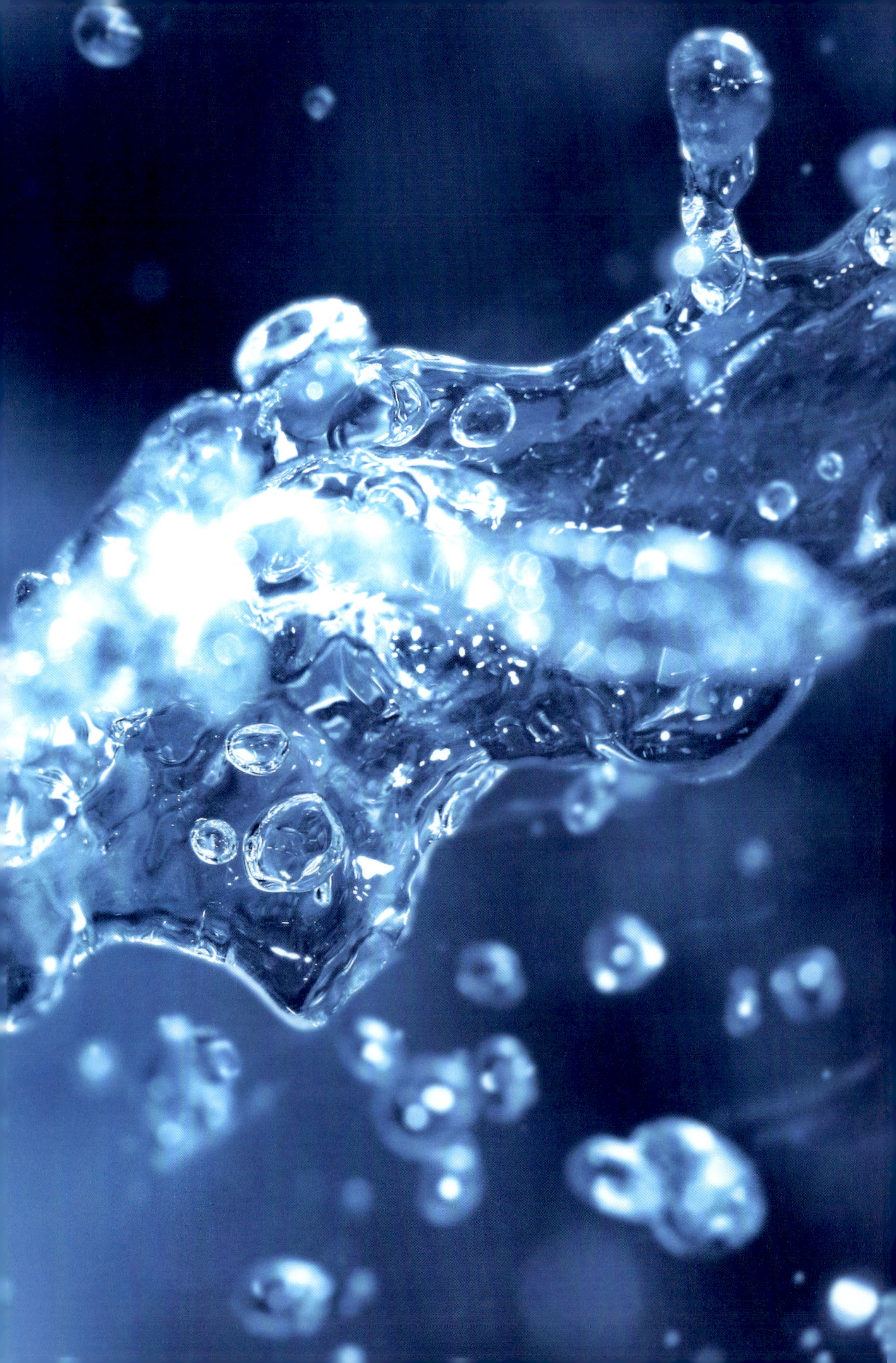

Das Element Wasser

Das Element Wasser wird dem großen Yin, der Innenschau, zugeordnet. Der weise Umgang mit den Ressourcen und die Wertschätzung der Stille prägen dieses Element. So entsteht Ruhe und Gelassenheit.

ÜBERBLICK

DAS ELEMENT WASSER IN DREI WORTEN: GELASSENHEIT, VERTRAUEN, VERWURZELUNG

Yang-Organ/Fu-Organ (resorbiert, trennt, verteilt und scheidet Energie aus): die Blase

Yin-Organ/Zang-Organ (speichert Energie): die Niere

Die Blase Die Blase sammelt den Urin, welcher in der Niere gebildet wird, und scheidet ihn dann aus. Ohne die Blase müssten wir ständig Wasser lassen. Auch in der westlichen Psychosomatik stehen Probleme mit der Blase für Ängste, Aggressionshemmungen und Hingabestörungen. Viele von uns kennen die nervöse Blase, den Drang, bei Stress aufs Klo zu müssen.

Die Niere Die Niere ist ein lebenswichtiges Organ. Ihre Hauptaufgabe besteht darin, Giftstoffe und Stoffwechselendprodukte aus dem Blut zu entfernen und den Salz- und Wasserhaushalt des Körpers zu regulieren. Dies geschieht durch die Ausscheidung harnpflichtiger Substanzen. Außerdem kann die Niere Medikamente, Drogen oder Gifte ausscheiden. Die Nieren des Menschen sind wichtig für die Regulation des Wasser- und Elektrolythaushaltes, des Blutdrucks, des Säure-Basen-Haushaltes, der Entgiftung des Körpers und der Hormonproduktion (Erythropoietin, Renin, Calcitriol und Prostaglandine).

Zuordnung Das Element Wasser wird mit dem Norden, dem niedrigsten Sonnenstand, der Kälte, der Dunkelheit und der Introvertiertheit assoziiert. Der verbale Ausdruck ist das Stöhnen.

Organzeit Die stärkste Unterstützung dieses Elements findet in folgenden Zeiträumen statt:

15.00–17.00 Uhr	Die Blase
17.00–19.00 Uhr	Die Niere

In den genannten Zeitfenstern durchströmt die Lebensenergie, auch Qi genannt, diese Organsysteme besonders intensiv. Während dieser Phasen können unterstützende Tees oder Übungen besonders effektiv sein. Wenn während dieser Zeit immer wieder Probleme mit der Blase oder Niere auftreten, kann dies ein Hinweis des Körpers darauf sein, dass etwas nicht stimmt. Im Zweifelsfall ist es ratsam, eine Fachperson zu Rate zu ziehen.

Potenzial Mut und ein weiser Umgang mit den Herausforderungen des Lebens sind wichtige Attribute des Elements Wasser. Das große Yin, die stille, introvertierte und weibliche Kraft ist deine große Ressource. Durch deinen meditativen Blick nach innen bist du frei von äußeren Einflüssen und im Einklang mit deinem Lebensplan. Dies verleiht dir Gelassenheit und Ruhe. Auf dich ist Verlass, du besitzt Rückgrat und bist kongruent. Deine kluge Voraussicht, mit deinen Ressourcen sorgsam umzugehen und sie dort einzusetzen, wo sie unverzichtbar sind, gibt dir die Gewissheit, genügend Energie für wichtige Vorhaben zu besitzen. Deine tiefe Verwurzelung in der Fülle deiner Ahnen und deiner Spiritualität verleiht dir Selbstbewusstsein und Sicherheit.

Herausforderungen Die Erfahrung von Ängsten, Hemmungen und Unsicherheiten kann dazu führen, dass die Realisierung eines Lebensplans erschwert wird. Ein schwaches Wasserelement neigt dazu, die Verantwortung für die eigenen Überzeugungen zu meiden und sich stattdessen an äußeren Maßstäben zu orientieren. Eine Schwäche des Elements Wasser bedingt einen eingeschränkten Zugang zu den eigenen Energieressourcen und kann zu Erschöpfung oder einem Mangel an Antrieb führen, das Leben mit seinen Möglichkeiten auszukosten. Mögliche Folgen sind Depressionen, Lethargie oder mangelndes Vertrauen. Ein schwaches Wasserelement neigt dazu, die Verbindung zu Familie, Freunden oder zur Spiritualität abzulehnen oder als unzureichend zu empfinden, was das Gefühl der Entwurzelung oder der mangelnden Unterstützung verstärken kann.

Allgemeines Wasser ist auf diesem Planeten der Beginn des Lebens, die nährende Quelle vieler Pflanzen und anderer Lebewesen. Ohne Wasser würde die Landschaft verdorren und das Leben aus ihr weichen.

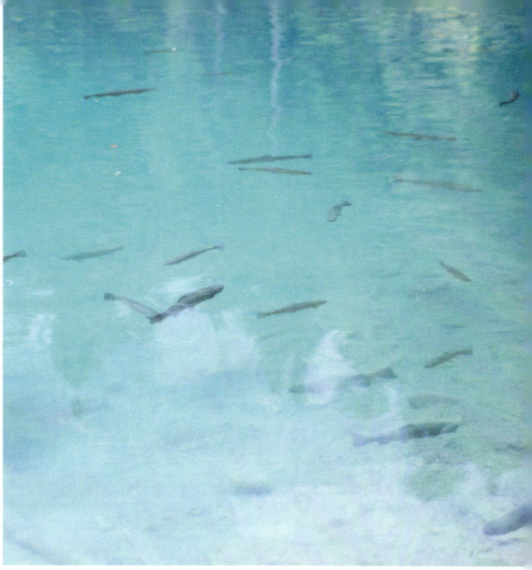

▲ Wasser, das Element der Ruhe und Erholung

Der menschliche Körper besteht zu 80 Prozent aus Wasser und ist auf eine regelmäßige Zufuhr angewiesen, um die Funktionen des Organismus aufrechtzuerhalten. Die chinesische Medizin hat die Bedeutung des Wassers bereits in früher Zeit erkannt und bezeichnet die Niere, als Teil dieses Elements, als Quelle, als Yuan-Qi. In der TCM bezeichnet man Yuan-Qi, das Ur-Qi oder die Urkraft, auch als vorgeburtliches oder himmlisches Qi. Gemäß der TCM wird es bei der Empfängnis vom Kosmos auf das Kind übertragen und in den Nieren gespeichert. Der hier beschriebene Prozess lässt sich mit der Übertragung der Erbanlagen, Gene, bei der Zeugung vergleichen.

Der Samen für unser Leben ist gesetzt und wartet nun auf seine Entfaltung. Dafür sind wir selbst verantwortlich und können unser Yuan-Qi pflegen oder es vernachlässigen. Das Erbe unserer Eltern und Vorfahren gibt uns Hinweise auf die Herausforderungen und Gaben, die tief in unserem Seelenplan verankert sind. Wenn unsere eigenen Pläne mit unserem Seelenplan übereinstimmen, verläuft unser Leben glücklich und harmonisch. Wenn wir uns jedoch gegen unsere Anlagen und die Herausforderungen des Lebens auflehnen, werden wir frustriert und erschöpft sein.

Im Organkreis Niere gibt es nur Mangelzustände, da diese Energie unserer Urkraft, dem Yuan-Qi, zugeordnet wird. Das Yuan-Qi ist die vorgeburtliche Energie, das Startkapital für das Spiel des Lebens. Ein kluger Umgang mit unserem Yuan-Qi hilft uns, jederzeit genügend Energie und die nötige Zuversicht für die Aufgaben des Lebens zu haben. Dies erfordert ein Bewusstsein für unsere Ressourcen, einen Zugang zu unserer Herzstimme bzw. unserem Lebensplan und ein Leben im Gleichgewicht zwischen Yin und Yang. So kann der Samen, die Idee, die in unser Leben gelegt wurde, aufblühen und zur Vollendung reifen.

Innere Einkehr bedeutet, mit dem Herzen zu hören. Es ist die Stimme, die der kleine Prinz von Antoine de Saint-Exupéry so treffend als die Stimme des Herzens bezeichnet. Das Hören mit dem Herzen kann auf verschiedene Weise geübt werden. Die bekannteste ist wohl die Meditation. Nicht alle Menschen haben einen leichten Zugang zur Meditation. Wer aber immer wieder kurze Atempausen einlegt und sich auf die Stimme des Herzens konzentriert, wird sie bald hören. Weitere Möglichkeiten sind intuitives Schreiben, Malen oder Bewegung (spontanes Qi-Gong, Yin-Yoga), durch die man eine Türe zum Herzhören öffnen kann. Durch die vielen äußeren Eindrücke hören wir manchmal sehr viele Stimmen, und es kann eine Herausforderung sein, die richtige Stimme zu hören. Du erkennst die Stimme des Herzens daran, dass sie dich zur Ruhe bringt, dir positive Werte vermittelt und mit Weisheit und Liebe spricht. Momente, in denen du diese Stimme hörst, können dich in einen Zustand absoluter Stille (Samadhi) versetzen: Dein Verstand hört auf zu sprechen und du kehrst in einen Zustand tiefer Verbundenheit mit ALLEM zurück. Du wirst dir wieder bewusst, dass die Vollkommenheit bereits in dir existiert.

Vielleicht hattest du das Glück, schon in deinen Eltern hilfreiche Vorbilder zu finden oder das Gute in ihnen zu erkennen. Solche Wurzeln geben Sicherheit und Zuversicht. Doch nicht jedem ist eine solche Kindheit vergönnt. Manchmal ist es unsere Aufgabe, die verschütteten guten Eigenschaften unserer Eltern zu entdecken und sie mit ihrer Geschichte oder der ihrer Vorfahren in Verbindung zu bringen, um uns von negativen Bindungen zu befreien. Die Verbindung mit dem Guten in den Eltern und Vorfahren kann eine signifikante Kraftquelle darstellen. Aber wenn du fühlst, dass dies für dich nicht möglich ist, dann verstehe ich das ebenfalls. Eine alternative Möglichkeit bietet die Arbeit mit einer guten Energie, zum Beispiel mit Gott, den Engeln, dem Universum oder einem Krafttier. Diese kann an Stelle deiner Ahnen oder Eltern treten. So kannst du deine Wurzeln klären, ohne das Gefühl zu haben, dich verbiegen zu müssen.

Das Element Wasser wird dem großen Yin zugeordnet. Das bedeutet, dass die weibliche, introvertierte Kraft in ihrem vollen Potenzial ist. Es ist die Zeit der Ruhe, des bewussten Nichtstuns, des Kräftesammelns und der Reflexion. Das Pendel des Lebens kommt fast zum Stillstand, um sich dann wieder in Bewegung zu setzen. Wenn wir uns mit unseren introvertierten Anteilen wohlfühlen, strahlen wir Gelassenheit, Ruhe und Selbstvertrauen aus.

Der Winter, der auch dem Element Wasser zugeordnet wird, offenbart wichtige Eigenschaften, die für Ruhe und Innehalten stehen, und symbolisiert daher als Jahreszeit das Element Wasser. In dieser Zeit zieht sich die Natur zurück, verharrt in Stille und sammelt Kräfte, um im Frühling in voller Pracht erblühen zu können. Für uns Menschen kann dies eine Quelle der Inspiration sein. Wenn wir im Winter die Zeit nutzen, um uns zu erholen (geistig, körperlich und seelisch), haben wir im Frühling die Kraft, unsere Vorhaben mühelos umzusetzen. Diese Energie brauchen wir, um das Leben mit all seinen Herausforderungen bewusst zu genießen und unsere Möglichkeiten voll auszuschöpfen. In dieser ruhigen Zeit kann aus dem fast völligen Stillstand eine neue Intention wahrgenommen werden, die mit unserem Lebensplan übereinstimmt. Wenn Ziele oder Intentionen aus dieser inneren Kraft hervorgehen, können wir sicher sein, dass wir über die Energie verfügen, sie umzusetzen. Leider missachten wir immer häufiger den Fluss der Harmonie und hetzen von einer Aktivität zur anderen. Gerade um die Weihnachtszeit wird dies besonders stark spürbar. Viele Menschen sind erschöpft und sehnen sich intuitiv nach Ruhe und Rückzug, was uns durch die zahlreichen Aktivitäten, Verpflichtungen und Vorbereitungen erschwert wird. In der Weihnachtszeit kaufen wir Geschenke, backen und dekorieren, und hetzen oft von einer Feier zur nächsten. Viele Menschen bemerken, dass etwas nicht stimmt. Jetzt ist die Zeit für Besinnlichkeit gekommen. Wir benötigen Ruhe, um Kraft zu schöpfen und diese besondere Zeit mit Familie und Freunden genießen zu können. Jedoch folgen wir oft dem Trubel der hyperaktiven Feierlichkeiten, wodurch die besinnlichen und ruhigen Momente zu kurz kommen. Wir fühlen uns dadurch noch gestresster und ausgelaugter als sonst.

Kürzlich las ich einen Spruch dazu: Sind die besinnlichen Tage vorüber, wird es auch wieder ruhiger. Der Satz hinterließ einen schalen Nachgeschmack in mir. Wenn wir die ruhigen Momente, die uns durch die karge Natur und die langen Nächte geboten werden, ungenutzt verstreichen lassen, zehren unsere inneren Kräfte aus. Die Grundenergie der Niere entleert sich und wir fühlen uns schneller überfordert von Aufgaben oder Herausforderungen.

Es gibt zwei Herausforderungen im Element Wasser, die zu einem Ungleichgewicht führen können. Wenn wir zu sehr der nach innen gerichteten Kraft folgen (Yang-Mangel), verlieren wir uns in unserer Innenwelt, in unseren Gedanken, Gefühlen und Ängsten. Dann können depressive, lethargische, ängstliche oder hoffnungslose Stimmungen auftreten. Wir werden antriebslos und haben keine Lust mehr, uns auf das Abenteuer Leben einzulassen. Die zweite Herausforderung ist, wenn wir unsere introvertierte, nach innen gerichtete Energie völlig ablehnen. Dann fehlen uns die innere Balance und der Kontakt zu unserer Bestimmung. Wir orientieren uns dann an äußeren Maßstäben und haben unsere eigenen Ressourcen nicht mehr im Blick. Die Gefahr der Erschöpfung liegt auf der Hand.

Auch die Kälte wird dem Element Wasser zugeordnet. Es besteht ein Zusammenhang zwischen einer ausgeprägten Abneigung gegen Kälte und einer Disposition für das Element Wasser. Die Farbe Schwarz wird als Farbe für dieses Element genannt. In der Philosophie des Yin und Yang wird das Yin mit der Farbe Schwarz assoziiert, welche ebenfalls mit der Nacht und der stillen Zeit in Verbindung gebracht wird. Gemäß der Traditionellen Chinesischen Medizin (TCM) sind auch die Ohren ein Indikator für das Element Niere. Große Ohren deuten auf ein reichliches Vorhandensein von Yuan-Qi hin und können als Hinweis auf Langlebigkeit betrachtet werden. In der buddhistischen Tradition wird der Buddha deshalb oft mit großen Ohren dargestellt, da er zahlreiche positive Merkmale des Elements Wasser aufweist, wie beispielsweise Weisheit, Ruhe und Gelassenheit.

DAS YIN – EIN WICHTIGER BEREICH

Das Wasserelement wird auch mit Angst oder Ängstlichem in Verbindung gebracht. Diese Zuordnung wird verständlich, wenn man die Niere als wichtige weibliche Kraft betrachtet (großes Yin). Yin steht für Substanz, Ruhe und nährende Energie. Wenn keine Energie oder Ressourcen mehr vorhanden sind, verfallen wir in den Zustand der Hoffnungslosigkeit. Es gibt nichts und niemanden mehr, der unsere Gefühle beruhigen kann. Wir fühlen uns oft verloren und ängstlich. Konflikten, Verantwortungen und Herausforderungen gehen wir aus dem Weg, weil wir befürchten, dass unsere Ressourcen möglicherweise nicht ausreichen, um diese zu bewältigen.

Wenn unsere Grundenergie, um unsere Herausforderungen zu bewältigen, ausgebrannt ist, spricht man auch von einem Burn-out oder einer Erschöpfungsdepression. Wir sind nicht mehr in der Lage, unsere Aufgaben zu bewältigen und fühlen uns sogar bei geringer Anstrengung (körperlich, seelisch oder geistig) am Rande unserer Kräfte.

VISUALISIERUNGEN ZUR STÄRKUNG

Um das Element Wasser zu stärken, ist es von zentraler Bedeutung, das Urvertrauen erneut zu finden oder zu stärken. Aus diesem Urvertrauen entstehen Weisheit, Vertrauen, Gelassenheit, Mut und Zuversicht.

Du läufst gemütlich am Meer entlang und lässt die Weite und Größe des Ozeans auf dich wirken. Die Luft riecht leicht salzig und das Rauschen der Wellen hat eine beruhigende Wirkung auf dich. Ein Sonnenstrahl berührt sanft deine Haut und schenkt dir Wärme und Energie. Du betrachtest das Meer und spürst, wie sich die Energie des Ozeans positiv auf dich auszuwirken beginnt. Wenn du willst, kannst du ins Wasser eintauchen, dich vom Salzwasser tragen und von den Wellen wiegen lassen. Du kannst aber auch nur auf das Meer schauen und den beruhigenden Rhythmus der Wellen beobachten.

Wenn du magst, kannst du nun dein Krafttier rufen. Vielleicht ist es eine Schildkröte, ein Wal oder ein Delfin. Nach einer Weile erscheint es auf der Wasseroberfläche. Wenn du möchtest, kannst du dich ihm nähern, aber du kannst auch nur Augenkontakt halten. Wenn du willst, kannst du dich mit deinem Krafttier austauschen. Vielleicht gefällt es dir aber auch besser, seine Energie und die Verbundenheit zwischen euch zu spüren. Dein Krafttier schenkt dir Mut, Vertrauen und Zuversicht. Auf diese Ressourcen kannst du jederzeit zurückgreifen und an diesem Ort Kraft schöpfen.

Du befindest dich in einer wunderschönen Landschaft. Du siehst vor dir einen Fluss, der sich sanft durch die Landschaft schlängelt. Du folgst dem Flussverlauf eine kleine Weile lang und gelangst so zu einem kleinen Wasserfall, der in einen tiefblauen See mündet. Dieser Anblick ist kraftvoll und beruhigend zugleich. Setz dich auf einen großen Stein am Ufer des Sees und atme tief durch. Nimm dir einen Moment Zeit, um die kraftvolle und harmonische Landschaft auf dich wirken zu lassen. Dieser zauberhafte Ort lädt dich ein, dich wieder mit deiner Urkraft zu verbinden, und so rufst du nun dein Krafttier. Vielleicht ist es eine Schildkröte oder ein Wasserwesen. Nach einer Weile taucht dein Krafttier, dein Wasserwesen auf und du begrüßt es. Dein Krafttier oder Wasserwesen teilt dir mit, dass es jederzeit für dich da ist und dich unterstützt. Diese konstante und sichere Unterstützung stärkt dich und schenkt dir Vertrauen ins Leben. Wenn du möchtest, kannst du auch in einen Dialog mit deinem Krafttier (Wasserwesen) treten. Es wird dir deine Fragen beantworten und dich mit Gesten oder Blicken unterstützen. Du kannst so lange an diesem Ort verweilen, wie du möchtest. Vielleicht kannst du bereits jetzt die heilende Kraft der Landschaft und des Krafttiers spüren. Dieser Ort birgt wertvolle Inspiration, Sicherheit, Zuversicht und Weisheit. Du kannst ihn jederzeit aufsuchen. Dein Krafttier soll dich in herausfordernden Situationen unterstützen.

Natürlich gibt es nicht nur Krafttiere, sondern auch Wesen aus deinem Glaubenssystem, wie zum Beispiel ein Engel oder Gott, Elfen, Feen, Trolle, ein weiser innerer Anteil, deine Ahnen oder dein höheres Selbst, die dich unterstützen können. Wichtig ist, dass diese Verbindung dir Kraft, Sicherheit und Vertrauen schenkt. Höre auf dein Inneres, es wird dir den Weg weisen.

Affirmationen zur Stärkung des Elements Wasser

- Ich bin sicher und verwurzelt in mir selbst und in der universellen Liebe (Gott, Gaia, Buddha, Universum, spirituelles Team).
- Gott, die Ahnen, mein spirituelles Team unterstützen mich, damit ich mutig durchs Leben gehen kann.
- Ein ganzes Universum steht hinter mir, damit ich mich stark und sicher fühle.
- Mein Krafttier, die Schildkröte (oder der Delfin, das Meerwesen), schenkt mir Weisheit, Vertrauen und Gelassenheit.
- In mir leben Weisheit und Vertrauen. Ich bekomme jeden Tag die Kraft, diese Attribute zu leben.

DAS KRAFTTIER: DIE SCHILDKRÖTE

Die Schildkröte steht für Ruhe, Weisheit, Gelassenheit, Urvertrauen und Langlebigkeit. Die spirituelle Bedeutung des Krafttieres ist zeit-

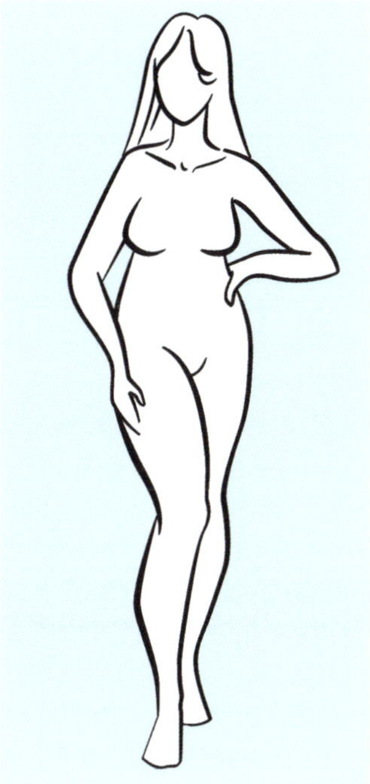

◂ Der Körper ist eher rund, massig und wuchtig.

▾ Der hintere Teil der Zunge ist dem Element Wasser zugeordnet. Auffälligkeiten in diesem Bereich deuten auf ein Ungleichgewicht im Element Wasser hin. Die Ohren meist groß, Schwellungen unter den Augen, unterschiedliche Gesichtshälften.

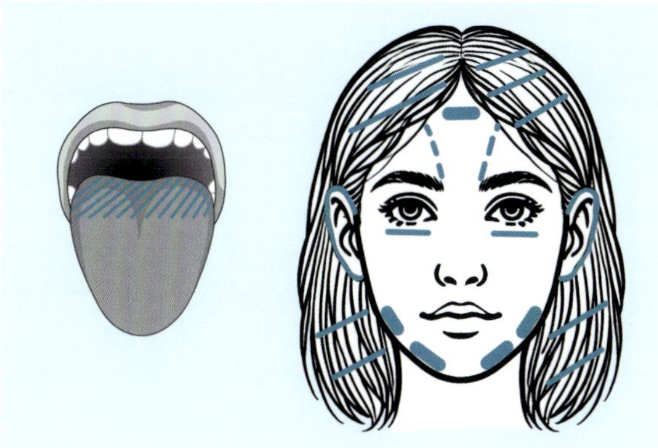

weiliger Rückzug, Beständigkeit und überlegtes Handeln.

Wenn du keine Verbindung zu einem Krafttier hast, kannst du dich auch mit deinen Ahnen, deinem spirituellen Team, mit Gott oder dem Universum verbinden. Im Zentrum steht die Verbindung zu einem Wesen, das für Weisheit und Urvertrauen steht.

Weitere Möglichkeiten für ein Krafttier zur Stärkung des Elements Wasser könnten ein Delfin, ein Wal oder ein Wesen aus dem Meer sein.

PHYSIOGNOMISCHE MERKMALE

Menschen mit einer starken Energie im Element Wasser weisen physiognomische Merkmale auf, die sich in einem eher runden, massigen Körper und teilweise auffallend unterschiedlichen Gesichtshälften zeigen. Im Gegensatz zu den Menschen mit dem Element Erde besitzen sie einen wuchtigeren Körperbau und meist größere Ohren.

Schütteres und dünnes Haar oder akuter Haarausfall können auf einen Mangel im Element Wasser hinweisen. Akuter Haarausfall oder das Ergrauen über Nacht weisen auf eine akute Entleerung der Nierenenergie hin. Oft treten sie nach einer sehr strengen Geburt/Schwangerschaft, einem Trauma oder einem besonders belastenden Ereignis auf.

Die Befindlichkeit des Wasserelements kann durch Schatten, Schwellungen oder andere Auffälligkeiten unterhalb der Augen erkannt werden. Diese Symptome deuten auf eine Dysbalance der Niere hin. Schatten zeigen auf, dass man über seine Kräftemöglichkeiten lebt und dringend eine Pause braucht. Schwellungen unter den Augen bedeuten eine Nieren-Yang-Schwierigkeit, welche durch einen Mangel an wärmender aktivierender Energie bedingt ist. Eine Ernährung mit wenig Salz und ausreichend Bewegung kann helfen.

Ödeme (Schwellungen) im Gesicht deuten auf das Wasserelement hin, mit Ausnahme der Schwellung des Oberlids, welche dem Erdelement zugeordnet wird. Große Ohren deuten auf eine starke Nierenenergie hin und können bei guter Ressourcenbewirtschaftung auf ein langes Leben hinweisen. Probleme mit den Zähnen, wie schlechte Zähne seit dem Kindesalter oder auffällig große Zähne, können dem Wasserelement zugeordnet werden. Mangelhafte Zähne deuten auf zu wenig Nieren-Yin (substantielle Energie) hin, und zu große Zähne können auf ein Thema mit dem Nieren-Yang (Antrieb) hinweisen.

Die Blase zeigt sich seitlich oberhalb der Augenbrauen (durch eine gestrichelte Linie markiert) sowie seitlich am Kiefer. Wenn Auffälligkeiten in diesen Bereichen auftreten, können sie darauf hinweisen, dass deine Blase Unterstützung benötigt. Wenn Auffälligkeiten an den beiden zentralen Stellen des Kinns auftreten, weist dies auf eine Dysbalance im Nierensystem hin. Bei Auffälligkeiten ist es immer ratsam, eine Fachperson zu konsultieren.

Der hintere Teil der Zunge ist dem Urogenitalbereich zugeordnet, einschließlich der Niere, Blase, des Dünndarms und Dickdarms. Risse auf der Zunge deuten auf einen Mangel oder eine Schwäche hin, dessen Ursache vor langer Zeit erfolgt sein kann und noch nicht geheilt wurde, falls die Risse noch sichtbar sind. Ruhe, Schlaf und Erholung sowie gesunde Ernährung werden dir helfen. Ein weißer Belag zeigt an, dass Kälte in diesen Bereich eingedrungen ist. Wärmende und aromatische Kräuter aus diesem Element werden dich unterstützen. Ein gelber Belag bedeutet Hitze, was gleichbedeutend mit einem entzündlichen Prozess im Körper ist. Ausleitende, bittere und kühlende Kräuter aus diesem Element werden dir helfen.

KÖRPERLICHE BEFUNDE

- Vorzeitiges Altern
- Auffällige Abneigung gegen Kälte, Kälteempfinden, kalte Knie
- Haarausfall, Glatzenbildung vor dem 50. Lebensjahr, schütteres Haar, vorzeitiges Ergrauen
- Knieprobleme, Knieschmerzen
- Häufige oder chronische Probleme, z.B. Osteoporose oder Missbildungen der Knochen
- Auffällige Wassereinlagerungen in den Beinen oder unterhalb der Augen, Lipödeme in den Beinen
- Schwerhörigkeit, chronische Probleme mit den Ohren,
- Tinnitus mit tiefem Ton
- Häufige oder chronische Probleme im unteren Rückenbereich, wie Ischialgie, Bandscheibenvorfall, müder Rücken, Leeregefühl oder Kältegefühl
- Nachtschweiß
- Lustlosigkeit, Frigidität, Impotenz, Unfruchtbarkeit oder überbordende Sexualität
- Auffälligkeiten in der Wachstumskurve oder bei der Knochenentwicklung
- Häufige oder chronische Zahnprobleme, Zahnverlust, Karies

Seelische Befunde Angst, Antriebslosigkeit, chronische Erschöpfung, Erschöpfungsdepression, Überarbeitung, innere Unruhe verbunden mit mangelndem Vertrauen, Panikattacken, Scham, Schlafstörungen durch mangelndes Vertrauen, sich überfordert fühlen, Unsicherheiten durch mangelndes Vertrauen, Gefühl der Wurzellosigkeit

Seelisch positiv Entschlossenheit, Urvertrauen, weiser Umgang mit den Ressourcen, Gelassenheit und innere Ruhe, Mut, Weisheit

Seelisch negativ Angst vor Verantwortung, Hemmungen, Scham, Gefühl, über zu wenig Kräfte zu verfügen, Ängste, Vermeiden von Herausforderungen, Mühe, Verantwortung zu übernehmen

Feng-Shui Aktiviere den Wohnbereich im Norden mit Wasserakzenten, z.B. einem Zimmerbrunnen oder einem Wasserbild und der Farbe Blau.

ÜBUNG

KÖRPERÜBUNGEN ZUR STÄRKUNG DES ELEMENTS WASSER

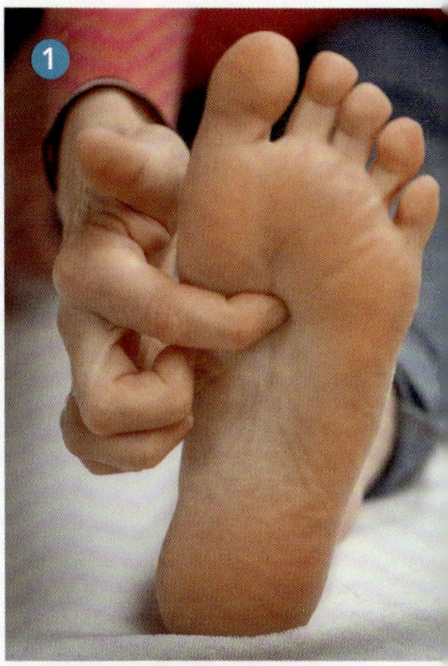

1 **Niere/sprudelnde Quelle:** Unter der Fußsohle in einer Vertiefung zwischen dem zweiten und dritten Mittelfußgelenk. Beim Zusammenziehen des Fußes entsteht eine Vertiefung am Übergang vom vorderen zum mittleren Drittel. Das ist die Niere 1.
Du kannst diesen Punkt immer wieder in Gedanken aufsuchen. Das beruhigt den Geist, stärkt das Vertrauen und belebt das Bewusstsein. Um die Übung zu vertiefen, kannst du dir vorstellen, dass dieser Punkt (Niere 1) eine Wurzel gräbt, die tief in die Erde reicht und dich über diese Wurzel mit dem reinen Wesen des Wassers verbindet.

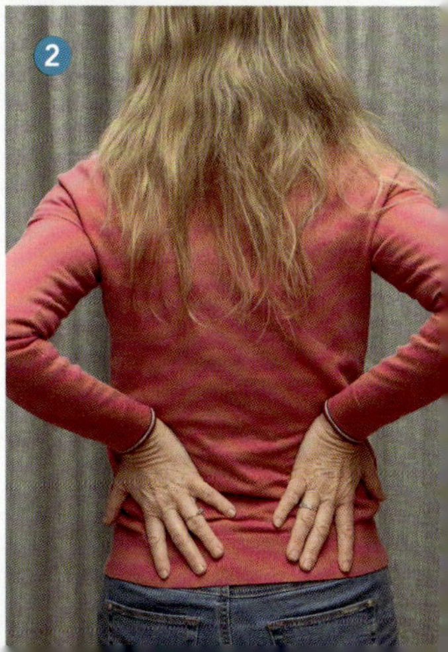

2 **Bl23 und Tor des Lebens:** Die Blase 23 befindet sich auf dem Rücken seitlich neben der Wirbelsäule in Höhe des Bauchnabels. Das Tor des Lebens befindet sich in Höhe des Bauchnabels an der Wirbelsäule.
Beide Punkte aktivieren das Nieren-Yang, d.h. die aktive Kraft der Niere, und sind daher sehr gut bei Lustlosigkeit, Antriebslosigkeit oder Schockzuständen. Man aktiviert die Punkte durch kräftiges Reiben, eine Wärmflasche, ein Wärmekissen oder wärmende Kräuterpflaster.

MÄRCHEN

Das Märchen »Das Wasser des Lebens« ist ein Märchen der Gebrüder Grimm, welches auf die mystischen Qualitäten des Wassers hinweist. Im Märchen ist der König so krank, dass sein Tod vermutet wird. Die Lösung soll, gemäß der Geschichte, im Finden des Wassers des Lebens liegen. Der König hat drei Söhne, die sich nun aufmachen, das Wasser des Lebens für ihren Vater zu suchen. Zwei der Prinzen sind zu stolz, um Unterstützung von einem Zwerg anzunehmen, und landen in einer Sackgasse. Der dritte Prinz akzeptiert die gebotene Hilfe und findet das Wasser. Im Verlauf der Erzählung muss er sich immer wieder seinen Ängsten stellen und beweisen, ob er auch in schwierigen Situationen seinem inneren Wesen treu bleibt. Er widersteht allen Versuchungen und meistert tapfer jede Herausforderung. Am Ende des Märchens gewinnt er und erhält die Hand der schönen Prinzessin.
Dieses Märchen könnte von einem chinesischen Erzähler stammen, da alle wichtigen Komponenten des Elements Wasser vorhanden sind. Der Prinz überwindet seine Ängste, erkennt sein Potenzial, tritt allen Widerständen rechtschaffen entgegen und verteidigt seine inneren Werte. Er vertraut darauf, dass sich alles zum Guten wenden wird, und siegt am Ende.

Geschmacksrichtung zur Stärkung dieses Elements: salzig

Salzig hat eine reinigende, belebende Wirkung und fördert durch Anregung des Yang (Aktivität) die Niere. Salz in Verbindung mit Wasser hat eine aufbauende Wirkung und begünstigt die Körperfeuchtigkeit. Eine Ernährung mit zu viel Salz kann jedoch folgende negative Auswirkungen auf den Körper haben:

- Schwächt die Milz und beeinträchtigt die optimale Aufnahme von Mineralstoffen aus der Nahrung.
- Fördert die Unruhe und Schlafstörungen, da es das Yang, die Aktivitätsenergie fördert.
- Begünstigt einen zu hohen Blutdruck.
- Erhitzt den Magen und kann dadurch Magensäure erzeugen.
- Fördert Ödeme (Wassereinlagerungen).

Sprüche und Philosophisches

Es geht mir an die Niere Die Redewendung »Etwas geht mir an die Nieren« reicht, gemäß der Gesellschaft für deutsche Sprache, bis ins Mittelalter zurück, als die Niere als Sitz der Lebenskraft bekannt war. Die Bedeutung ist, dass mich eine Sache auf einer äußerst existentiellen Ebene beschäftigt.

Wasser als Urelement Wasser als Urelement wird in unserer Kultur als Schöpfungskraft betrachtet und spielt eine bedeutende Rolle bei der Suche nach Planeten, auf denen Leben möglich ist.

Wasser als Sinnbild für neues Leben Bei der Taufe wird Wasser verwendet, um ein neues Leben zu symbolisieren, in dem das Vergangene hinter uns gelassen wurde und wir als neuer Mensch auferstehen dürfen.

Auf dem Trockenen sein Dieser Spruch drückt aus, dass uns die nötige Kraft fehlt, um weiterzukommen. Er zeigt erneut, wie wichtig Wasser für unser Überleben ist.

Abtauchen und Untergehen Manchmal neigen wir dazu, uns zu sehr in unseren inneren Welten, Gefühlen und Gedanken zu verlieren. Wir grenzen uns von der Außenwelt ab und schlagen dargebotene Hilfe aus. Wenn das Wasserelement aus dem Gleichgewicht gerät und dominanter wird, kann es unser inneres Feuer, welches für Lebensfreude und Aktivität steht, löschen. Dies kann zu Depressionen, Ängsten und Resignation führen. Passende Sprüche hierfür wären: untergehen, versinken, abtauchen oder die Welle schlägt über mir zusammen.

Stärkende Nahrungsmittel für das Element Wasser

Getreide: Die meisten Getreidesorten sind nährend und aufbauend (Qi, Blut und Yin). Hirse, Mais, Langkornreis, Sojamehl, Buchweizen, Amaranth und Quinoa enthalten kein Gluten.

Hirse: kühl, süß, salzig. Sie stärkt Haare und Nägel, wirkt beruhigend und hilft bei chronischem Durchfall mit Müdigkeit. Hirse ist reich an Magnesium und Vitamin B_6.

Zubereitung: Aufkochen und zugedeckt 20 Minuten köcheln lassen. Danach 15 Minuten quellen lassen.

Getreideauszüge sind die Essenz des Korns und daher besonders schonend und gut verwertbar für den Körper. So wird ein Getreideauszug hergestellt: 1 Tasse Getreide mit 12 Tassen Wasser ca. 90 Minuten köcheln lassen. Das Getreide abseihen. Die verbleibende Flüssigkeit nennt man Getreideextrakt oder Getreidemilch. Er ist im Kühlschrank einige Tage haltbar.

Obst wie Oliven, Goji-Beeren

Hülsenfrüchte wie Adukibohnen, Mungobohnen, Schwarze Bohnen, Kichererbsen, Linsen, Sojabohnen, Tofu

Milchprodukte wie Parmesankäse, rezenter Käse

Fleisch wie Schweinefleisch, Fleisch: gepökelt, gesalzen

Fisch wie Forelle, Crevetten, Hummer, Kaviar, Lachs, Sardellen, Thunfisch, Tintenfisch, geräucherte Fische

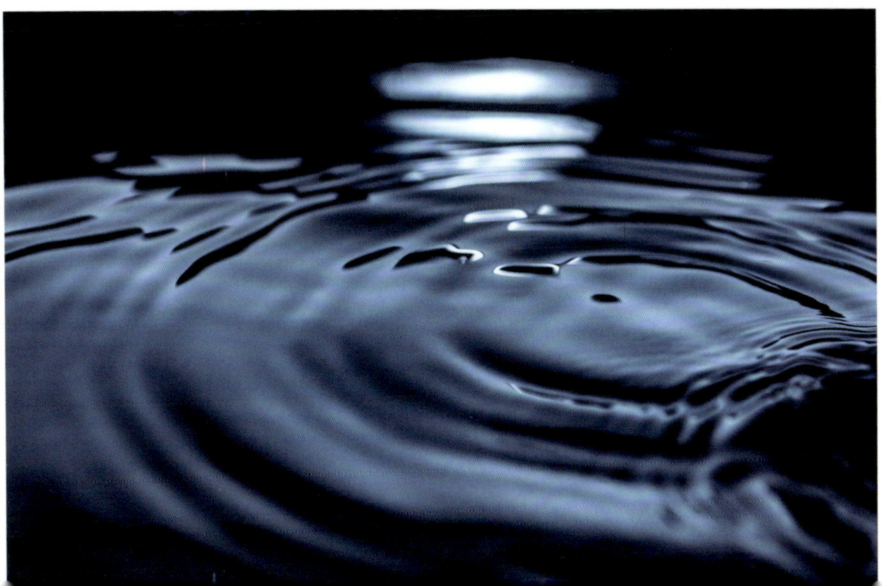

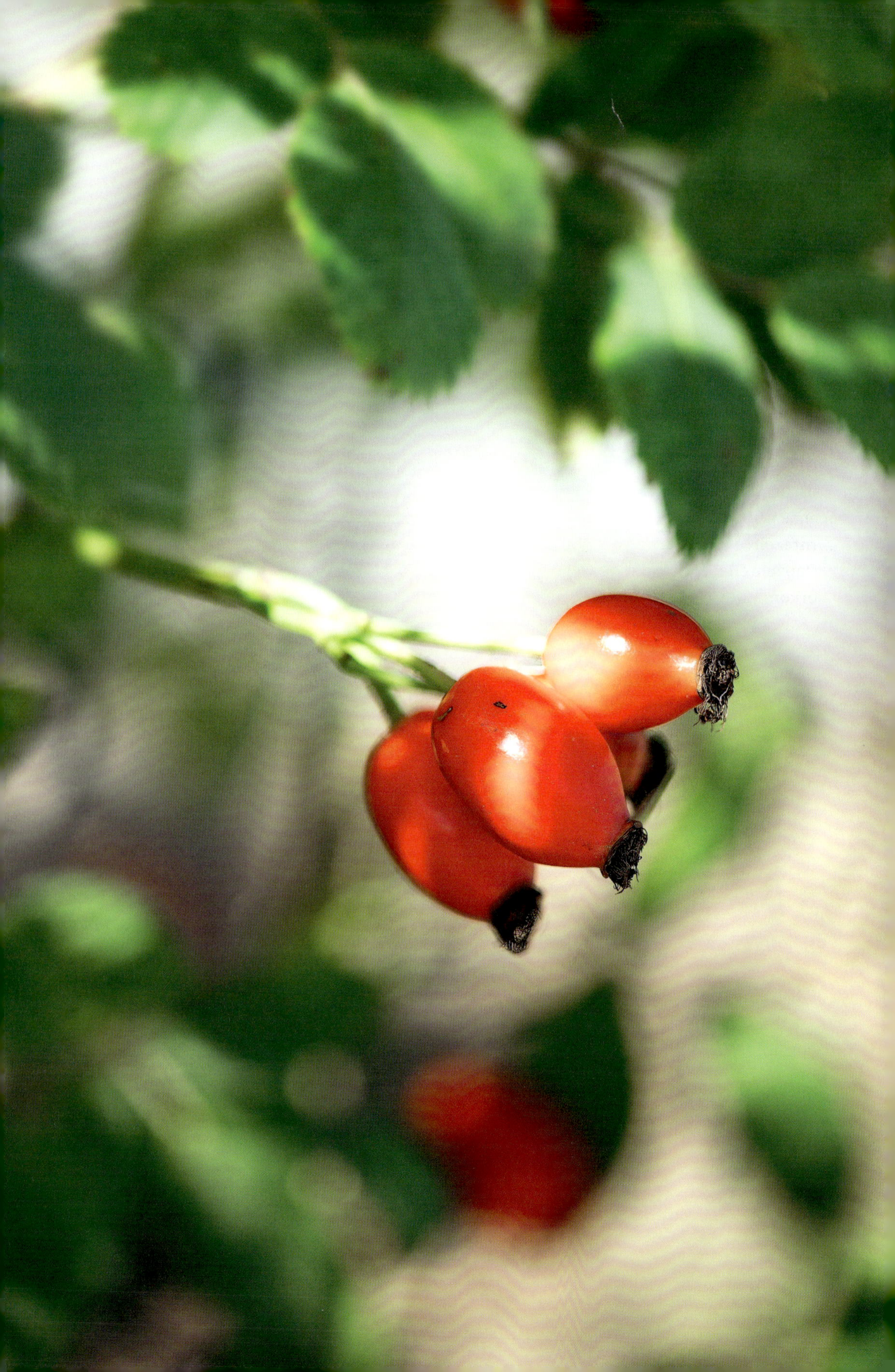

Wichtige Kräuter für das Element Wasser

Bärentraube *Arctostaphylos uva-ursi*

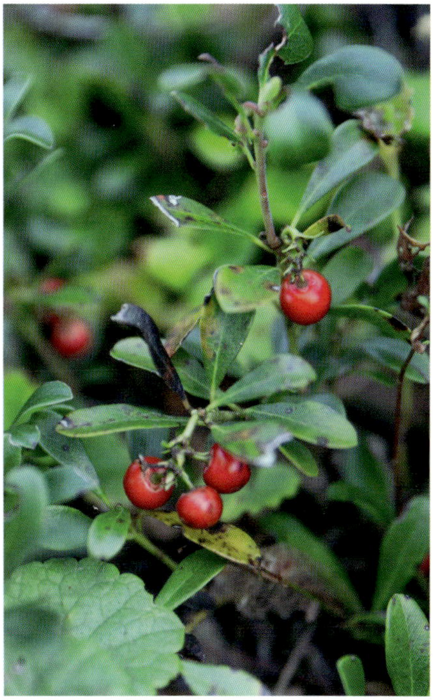

▲ Typische rote Beeren

Wirkung: kalt, etwas bitter, adstringierend
Adstringierend beschreibt eine zusammenziehende Wirkung.
Erntezeit: Mai–September
Pflanzenteile: Blätter
Vorkommen: Die Bärentraube wächst bevorzugt in Kiefernwäldern sowie auf Moor- und Heideboden. Sie gedeiht in Höhenlagen von bis zu 2500 Metern. Da es sich um eine geschützte Pflanze handelt, ist eine wilde Ernte untersagt. Die Preiselbeere gleicht der Bärentraube nicht nur im Aussehen, sondern auch in ihrer Wirksamkeit.

In meiner über zwanzigjährigen Arbeit mit Klienten habe ich oft Frauen mit chronischen oder akuten Blasenentzündungen behandelt. Wenn man zu lange wartet, bleibt oft nur der Griff zu Antibiotika, um den heftigen Schmerz einer Blasenentzündung zu lindern. Eine kleine und unscheinbare Pflanze hat in diesem Bereich bereits oft Wunder vollbracht. Bärentraubenblätter wirken schnell und nachhaltig. Zur Vorbeugung von Blasenentzündungen empfehle ich Frauen, getrocknete oder frische Bärentraubenblätter zu Hause zu haben. Bärentraubenblätter helfen, wenn die Entzündung durch Kälte (Sitzen auf kalten Gegenständen, Baden im kalten Wasser oder den Verzehr von zu kalten Getränken oder Speisen) verursacht wurde. Falls die Entzündung durch sexuelle Probleme (z.B. dem Ausbleiben des Orgasmus oder Frustration im Sexualleben) ausgelöst wurde, ist Melisse hilfreich. Bei Melisse muss ich immer ein wenig schmunzeln und an den Klosterfrau-Melissengeist denken – in einem Kloster war die Melisse bestimmt sehr hilfreich. Auch bei Prostataentzündungen entfalten die Bärentraubenblätter ihre Heilwirkung.

Beinwell/Wallwurz
Symphytum officinale

Wirkung: neutral, aromatisch, adstringierend
Erntezeit: Spätherbst, Ende Oktober–November
Pflanzenteile: Wurzeln
Vorkommen: in ganz Europa auf Wiesen, an Gewässerufern, in Torfmooren und auf anderen nährstoffreichen Böden. Er liebt halbschattige bis sonnige Standorte. Er bevorzugt nährstoffreiche, feuchte Böden.

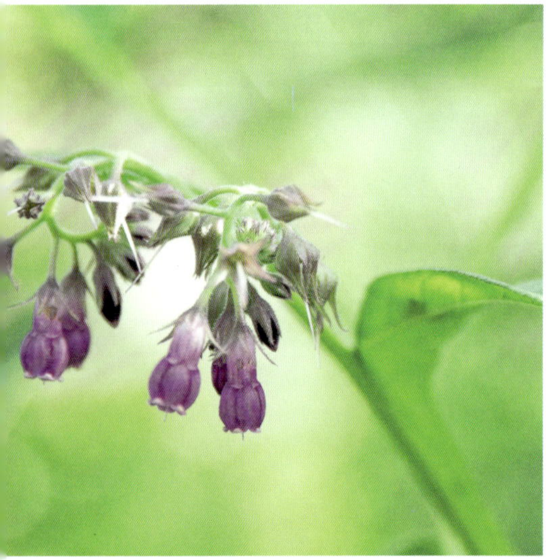

▴ Blüten rot bis weiß

Der Name Beinwell leitet sich tatsächlich von der Wirkung der Pflanze ab: Beine well, also gut für die Beine. Ich bin immer wieder dankbar für Begegnungen mit Menschen, die eine lange Erfahrung mit Kräutern haben. Wir wohnen auf dem Land, direkt neben einem Bauernhof, und die Bäuerin hat ein großes und fundiertes Kräuterwissen. Von ihr habe ich meine erste Wallwurz bekommen. Die Wallwurz darf nur äußerlich angewendet werden, da die Inhaltsstoffe bei längerer Einnahme bedenklich sind. Ich verwende sie äußerlich als Creme, aber auch als Wallwurz-Tinktur (siehe S. 156, Tinkturen) ist sie sehr hilfreich. Wallwurz wirkt aufbauend auf Knochen und Gewebe. Wallwurz löst auch sogenannte Qi-Blutstauungen, d.h. Blockaden, die tiefer liegen und schon länger bestehen. Bei rheumatischen Beschwerden, Osteoporose, eiternden Wunden, Quetschungen, Furunkeln, Hämorrhoiden, Insektenstichen, Knochenbrüchen, Knochenhautentzündungen und Juckreiz.

Ehrenpreis/Veronika
Veronica officinalis

Wirkung: kühl, bitter, adstringierend
Erntezeit: Mai–Juni
Planzenteile: ganzes Kraut
Vorkommen: überall in Europa, bevorzugt sonnige, windgeschützte Lagen mit lehmigem Boden

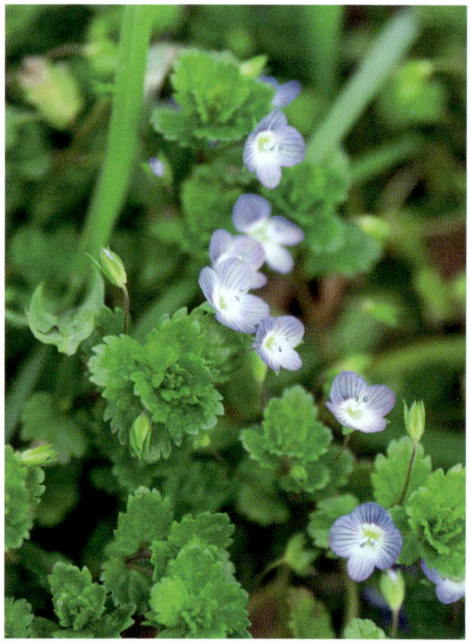

▴ Hilfe bei Nierensteinen

Alle Ehrenpreisarten haben eine heilende Wirkung und sind häufig in der näheren Umgebung anzutreffen. Der Name »Ehrenpreis« weist auf die frühere Wertschätzung der Pflanze hin. Der Name Ehrenpreis wurde in Anlehnung an »des Preises aller Ehren würdig« gewählt. Die große Beliebtheit des Ehrenpreises in früheren Zeiten ist wahrscheinlich auf seine wundheilende Wirkung zurückzuführen. Bei Schusswunden und anderen eitrigen Verletzungen wirkte Ehrenpreis wahre Wunder. Ich verwende Ehrenpreis gern bei Hautausschlägen wie Neurodermitis, bei Blasenreizungen/-entzündungen sowie bei Husten und chronischer Bronchitis. Ehrenpreis wirkt schleimlösend bei Erkältungen mit gelbem Auswurf und hilft bei allergischem Asthma. In der TCM wird Ehrenpreis als antitoxisches Kraut verwendet. Außerdem wirkt Ehrenpreis harntreibend und hilft bei Nierensteinen.

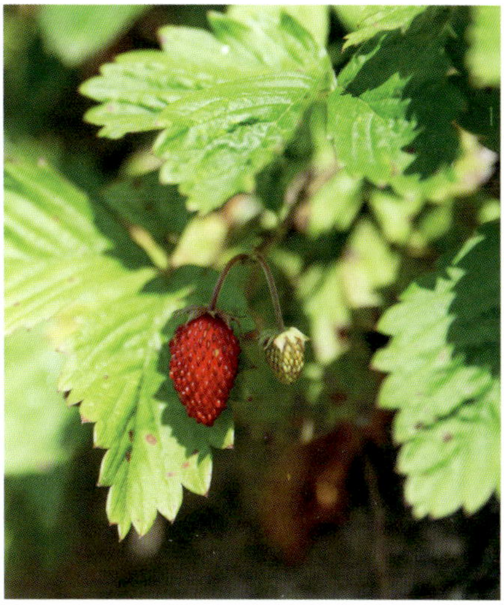

▲ Reich an Vitamin C

Erdbeere/Walderdbeere

Fragaria vesca

Wirkung: kühl, süß, aromatisch
Erntezeit Früchte und Blätter: Mai–Juli
Pflanzenteile: Früchte, Blätter
Vorkommen: weit verbreitet in der gemäßigten Zone der Nordhalbkugel. Sie wächst oft in lichten Laub- und Nadelwäldern oder an Waldrändern. Sie breitet sich ebenfalls häufig in Gärten mit nährstoff- und humusreichen Böden aus.

Die Walderdbeere gehört in vielerlei Hinsicht zu den Superfoods. Die kultivierte Erdbeere hat die gleichen Indikationen, ist aber etwas schwächer. Die Erdbeerfrucht enthält mehr Vitamin C als Zitrusfrüchte und ist reich an Kalium, Eisen, Magnesium und Kalzium. Aber nicht nur die Frucht ist reich an wertvollen Inhaltsstoffen, auch die Blätter können als heilsamer Tee verwendet werden. Die Blätter wirken unterstützend bei Blasen- und Nierenentzündungen, bei Blasen- und Nierensteinen, Scheidenentzündungen (hier auch äußerlich sehr hilfreich), Hämorrhoiden, Diabetes mellitus Typ II, bei Übergewicht, Durchfall und Hepatitis (Leberentzündung). Sie wirken harntreibend und blutreinigend. Die Erdbeere galt in der Antike als Symbol vieler Liebesgöttinnen, wie zum Beispiel Freya oder auch Venus. Infolgedessen wurde sie im Volksglauben häufig als Symbol für sexuelle Lust oder als Ausdruck von Sinnlichkeit betrachtet.

Fenchel

Foeniculum vulgare

Wirkung: warm, süß, aromatisch
Erntezeit: Juli–September
Pflanzenteile: Samen (Früchte)
Vorkommen: Die Heimat des Fenchels ist der Mittelmeerraum. Er wächst auch hervorragend in unseren Gärten an sonnigen Standorten. Er benötigt Böden, die tiefgründig, nährstoffreich und kalkhaltig sind.

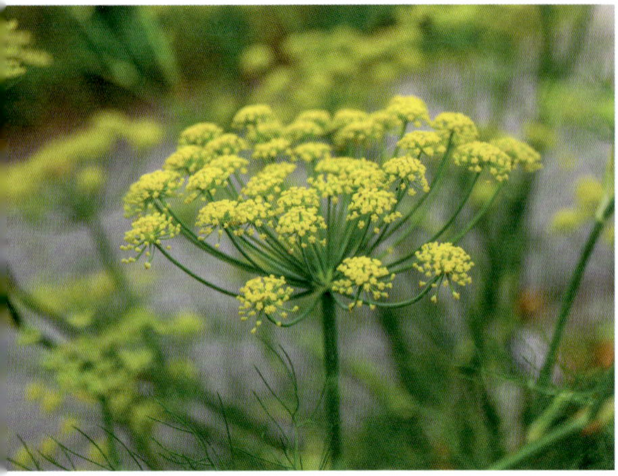

▲ Kommt aus dem Mittelmeerraum

Fenchelsamen stärken das Nieren-Yang. Das bedeutet, dass unsere Urkraft und unser Urvertrauen aktiviert werden. Die aromatische Wirkung der Pflanze hilft zudem, Blockaden auf tiefster Ebene zu lösen. Wie bereits erwähnt haben aromatische Kräuter eine öffnende Wirkung, welche uns unterstützen kann, um festgehaltene Spannung zu lösen und den inneren Energiefluss zu aktivieren.
Ich bin ein großer Fan dieses Heilmittels und verwende es vielseitig. In Bezug auf das Wasserelement empfinde ich es äußerst hilfreich bei weißem Genitalausfluss. Dieser deutet darauf hin, dass die Beckenregion zu kalt ist, was auch zu Menstruationsschmerzen, mangelnder Menstruation oder Frigidität/Impotenz führen kann. Fenchelsamen sind auch wunderbar zur Milchbildung während der Stillzeit geeignet. Die körperliche Belastung der Mütter ist enorm, und es kann hilfreich sein, Fenchelsamen einzunehmen.
Die Wirkung der Fenchelsamen ist der von Anis sehr ähnlich. Gern werden sie auch zusammen bei folgenden Problematiken verwendet: schmerzhafte Menstruation (falls der Grund Kälte in der Mitte und im Becken ist), Blähungen (ohne Geruch), Durchfall (ohne Geruch), »kalter Magen«, Eierstockzysten, Verdauungsschwierigkeiten.

Frauenmantel

Alchemilla vulgaris

Wirkung: kalt, bitter, adstringierend
Adstringierend beschreibt eine zusammenziehende Wirkung, die besonders bei starken Blutungen hilfreich sein kann.
Erntezeit: Mai–September
Pflanzenteile: Blüten und Blätter
Vorkommen: Der Frauenmantel ist eine eher anspruchslose Pflanze, die häufig auf feuchten Wiesen und an Bachufern wächst und auch im Gebirge oft zu finden ist.

Der Frauenmantel erfreut sich wieder zunehmender Beliebtheit und Bekanntheit. Er ist besonders wirksam bei Beschwerden im Urogenitalbereich. Symptome wie PMS (Prämenstruelles Syndrom), schmerzhafte Regel-

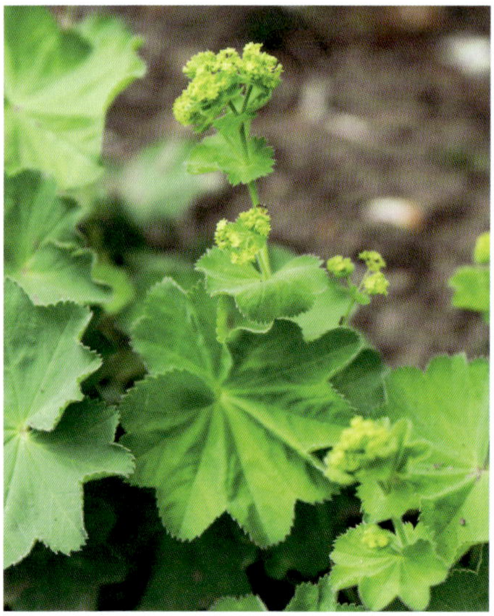

▲ Hilft bei Beschwerden im Unterleib

blutungen, Gebärmutterblutungen oder Stimmungsschwankungen im Zusammenhang mit dem Hormonstatus. Frauenmanteltee kann auch für eine möglichst leichte Geburt verwendet werden.

In erster Linie ist der Frauenmantel eine Heilpflanze, die den Qi-Fluss fördert und durch ihre adstringierende Wirkung Blutungen stillen kann. Wenn unser Qi, unsere Energie, wieder frei fließen kann, verschwinden alle Symptome, die ein solcher Stau hervorruft. Gerade unser Hormonsystem ist ein so fragiles Gebilde, dass es hier schnell zu Stauungen kommen kann. Unser oft stressiger Alltag wirkt sich negativ auf unsere Hormone aus, und viele Frauen finden es »normal«, unter Schmerzen während oder vor der Menstruation zu leiden. Das muss nicht sein. Ein entspannterer Alltag, mehr Pausen und eine gute Selbstfürsorge vor und während der Menstruation sowie 3–6 Teelöffel Frauenmantel auf 3–6 dl Wasser können hier sehr gut Abhilfe schaffen.

Hagebutte oder Hundsrose

Rosa canina

Wirkung: kühl, sauer, adstringierend
Adstringierend beschreibt eine zusammenziehende Wirkung, die aufbauend wirkt.
Erntezeit: September–November (vor dem ersten Frost)
Pflanzenteile: Früchte und Samen
Vorkommen: Die Hundsrose, so wird die Hagebutte auch genannt, ist in unseren Breiten häufig anzutreffen. Sie wächst an Waldrändern, Wegrändern oder auch in Gebüschen und liebt sonnige Standorte und nährstoffreiche Böden.

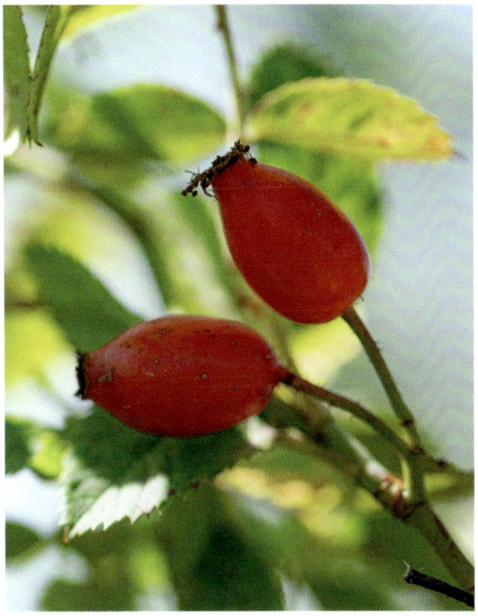

▲ Hoher Vitamin-C-Gehalt

Die Hagebutte hat einen sehr hohen Vitamin-C-Gehalt, der höchste unter unseren heimischen Früchten, und ist daher gut für unser Immunsystem. Außerdem enthält die Hagebutte viel Vitamin A, Vitamin B, Kalzium, Magnesium und Eisen. Damit gehört die Hagebutte zu den Superfoods unter den heimischen Pflanzen. Kein Wunder also, dass sie zu den Aufbaupflanzen zählt und bei Müdigkeit und Erschöpfung empfohlen wird. Ich empfehle jeden Frühling, oder auch nach einer Krankheit, eine kleine Hagebuttenkur durchzuführen: Täglich eine Tasse mit 3 Teelöffeln mit 3 dl kochendem Wasser übergießen und 5–10 Minuten ziehen lassen. Diese Kur empfehle ich 1–3 Wochen lang durchzuführen. Hagebuttensamen wirken heilsam bei Blasenentzündungen und entlasten die Nieren. Auch bei Ischiasbeschwerden können die kleinen Kerne helfen.

Hamamelis/Zaubernuss

Hamamelis virginiana

Wirkung: kühl, bitter, adstringierend
Adstringierend beschreibt eine zusammenziehende Wirkung, die besonders bei starken Blutungen hilfreich sein kann.

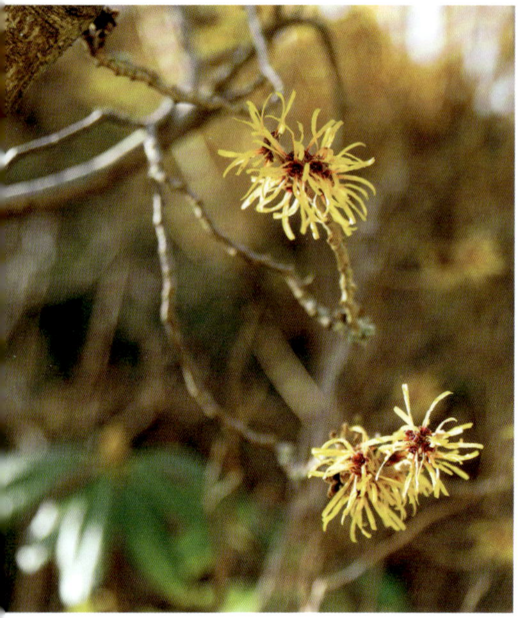

▲ Auch äußerlich anwendbar

Erntezeit: August–Ende September
Pflanzenteile: Blätter und Rinde
Vorkommen: Die Zaubernuss stammt ursprünglich aus Nordamerika. Mittlerweile ist sie aber auch in vielen europäischen Gärten zu finden. Die späte Blütezeit von Dezember bis März macht die Pflanze besonders attraktiv. Sie bevorzugt einen sonnigen bis halbschattigen Standort und einen feuchten, lockeren Gartenboden.

Die Sprache in der TCM ist immer aussagekräftig, damit ein Kraut richtig eingesetzt werden kann. Wenn man von Qi-Stau, also Energiestau spricht, ist das ein eher unproblematisches Symptom, welches die meisten Menschen betrifft. Die wenigsten Menschen haben einen Körper und einen Geist, der einfach frei dem inneren Fluss folgt. Aus diesem Grund sind Kräuter für Qi-Stau häufig und können über einen langen Zeitraum angewendet werden. Wenn ein Kraut für Blutstau verwendet wird, und das ist bei Hamamelis der Fall, liegt die Blockade auf einer tieferen Ebene. Sozusagen auf der Blutebene. Die Symptome können dann Myome, anhaltende Uterusblutungen, starker Juckreiz, Couperose, Hämorrhoiden, Neurodermitis und alle juckenden und nässenden Hautausschläge, Akne, Krampfadern und venöse Durchblutungsstörungen sein. Die Rinde hat eine stärkere Wirkung als die Blätter. Meistens empfehle ich eine Mischung aus beiden, zu gleichen Teilen. Man kann Hamamelis auch äußerlich anwenden, als Creme oder als Hamamelis-Wasser. Letzteres kann man wie folgt herstellen:
5–10 g Hamamelis-Rinde mit 250 ml Wasser 10 Minuten kochen. Danach die Pflanzenteile abseihen und die Flüssigkeit abkühlen lassen. Gut verschlossen ist sie einige Wochen im Kühlschrank haltbar.

Hirtentäschel, volkstümlicher Name Blutwurz *Capsella bursa-pastoris*

Wirkung: kalt, süß, adstringierend
Adstringierend beschreibt eine zusammenziehende Wirkung, die besonders bei starken Blutungen hilfreich sein kann.
Erntezeit: Juni–August
Pflanzenteile: ganzes Kraut
Vorkommen: Das Hirtentäschel wächst gern auf Äckern- und/oder Schuttflächen, in Gärten oder an Wegen. Es tritt häufig auf, auch in Höhen von bis zu 2000 m.

Hirtentäschel ist ein wirksames Kraut bei Uterusblutungen. In der chinesischen Medizin wird oft eine blumige Sprache verwendet, ähnlich wie bei unseren alten Kräuterkundigen. Bei Hirtentäschel wird davon gesprochen, dass es die Hitze im Blut klärt. Es lindert starke Menstruationsblutungen, Zwischenblutungen im Kli-

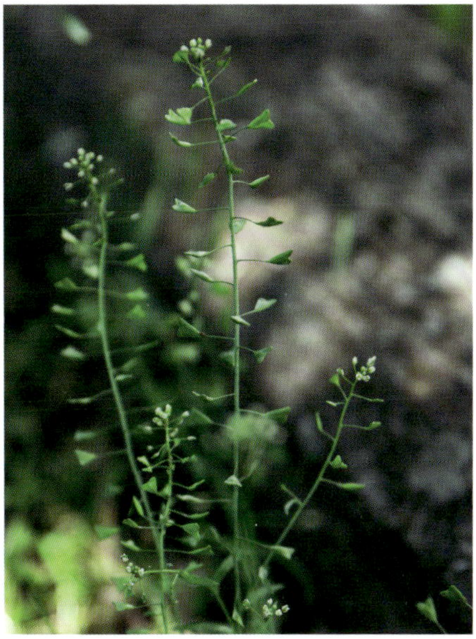

▲ Klärt die Hitze im Blut

makterium, Myome und Blutungen nach einer Geburt. Darüber hinaus hilft Hirtentäschel auch bei juckenden, nässenden Ekzemen. Zudem hat Hirtentäschel eine aufbauende, nährende Wirkung und hilft bei Neurodermitis.

Holunder

Sambucus nigra

Wirkung: kühl, scharf, süß, bitter
Erntezeit: Mai–Juli
Pflanzenteile: Blüten
Vorkommen: Der Holunder wächst in den gemäßigten, subtropischen und kühleren tropischen Gebirgsregionen. Er liebt nährstoffreiche Böden und kommt auf Waldlichtungen, an Waldrändern oder in Mischwäldern vor.

Holunder ist eine sehr vielseitige Pflanze. Einige kennen und lieben wahrscheinlich den Holundersirup. Die schwarzen Beeren enthalten viel Vitamin C und helfen bei Grippe und Husten mit gelbem Auswurf. Die Blüten sind heilsam bei wiederkehrenden Blasenentzündungen, Blasenreizungen, vermehrtem oder juckendem Ausfluss und bei Menstruationsbeschwerden. Holunderblüten unterstützen die Milchbildung/Laktation während der Stillzeit. Sie wirken stauungslösend im Beckenbereich, schweißtreibend, harntreibend und befreien den unteren Erwärmer (Beckenbereich) von zu viel Feuchtigkeit und Wärme. Dies kann sich durch Juckreiz im Genitalbereich, Herpes genitalis, Pilzerkrankungen im Genitalbereich oder Hämorrhoiden äußern. Im Volksglauben ist verankert, dass sich in Holunderbäumen gute Hausgeister verstecken.

Der Name »Holunder« stammt von den Germanen. Die Überlieferung erzählt, dass die Erdgöttin Holla sich gern in dem Strauch aufhielt und im Frühling die Blüten vom Baum schüttelte. Diese Erzählung diente später als Vorlage für das Märchen von Frau Holle. Betrachtet man die vielfältigen Wirkungen des Baumes, so ist diese bildhafte Sprache, dass der Baum für die meisten Menschen nützlich ist, sehr verständlich.

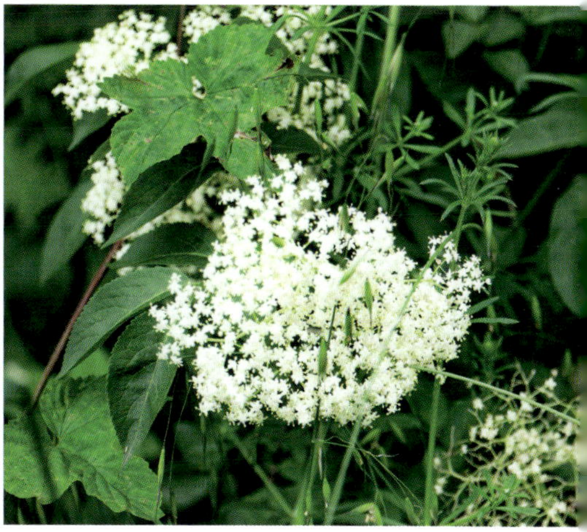

▲ Sucht die Nähe zum Menschen

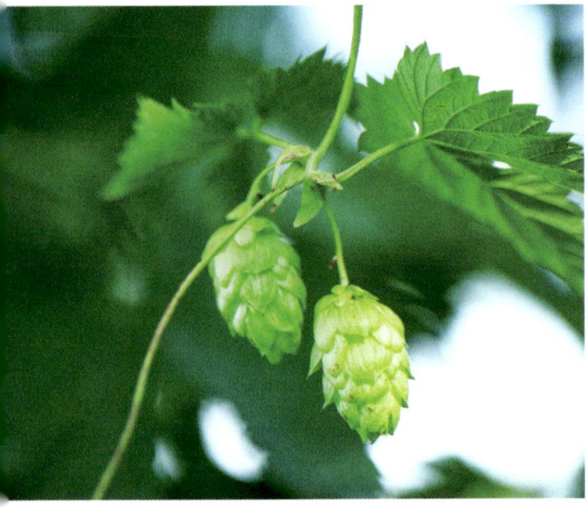

▲ Wirkt beruhigend und nährend

Hopfen

Humulus lupulus

Wirkung: kühl, bitter, adstringierend, scharf
Erntezeit: August–September
Pflanzenteile: Früchte bzw. Fruchtzapfen
Vorkommen: In Europa gedeiht der Wildhopfen am besten auf stickstoffreichen Böden, z.B. an Ufern, Waldrändern und Hecken.

Die meisten Menschen kennen Hopfen vom Biertrinken. Der Hopfen gibt dem Bier seinen bitteren Geschmack.
Hopfen hat eine sehr beruhigende und nährende Wirkung und hilft daher bei folgenden Beschwerden: Schlafstörungen, innere Unruhe, Anspannung, nervöse Zustände, nervöse Herzbeschwerden, nervöse Magenbeschwerden und Angstzustände. Aufgrund seiner Phytoöstrogene wirkt Hopfen auch gut bei Haarausfall, wenn ein Östrogenmangel die Ursache ist. In den Wechseljahren besteht anfangs meist ein Progesteronmangel, weshalb Frauenmantel, Yamswurzel oder Mönchspfeffer zu Beginn der Wechseljahre besser geeignet sind. Ein Östrogenmangel kann sich durch trockene Schleimhäute, Stimmungsschwankungen und andere Symptome bemerkbar machen. Bei Auffälligkeiten im Hormonsystem lohnt sich eine Hormonanalyse bei einer Fachperson.

Kapuzinerkresse

Tropaeolum majus

Wirkung: warm, scharf, leicht bitter
Erntezeit: Juni–Oktober
Pflanzenteile: Blüten und Blätter
Vorkommen: Die Kapuzinerkresse stammt ursprünglich aus Mittel- und Südamerika. In ihrer Heimat blüht sie mehrjährig und ist eine traditionelle Heilpflanze. In Europa liebt sie sonnige und geschützte Standorte, an denen sie auch ihre Blütenpracht zeigt. An schattigen Orten kann es sein, dass sich die Blüten nicht zeigen.

Die Kapuzinerkresse wirkt antibiotisch und enthält viel Vitamin C. Sie wird gern bei Harnwegserkrankungen wie Blasenentzündungen eingesetzt. Auch bei Erkältungen, Nasenneben-

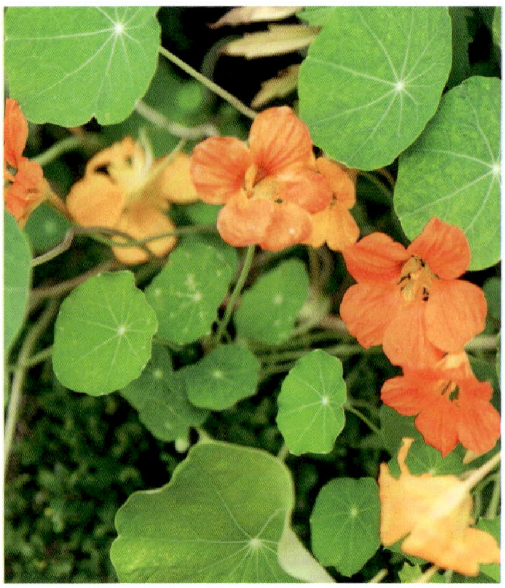

▲ Hilft bei chronischen Beschwerden

höhlenentzündungen, Husten und grippalen Infekten hilft die Kapuzinerkresse. Nach der TCM ist sie ein Yang-tonisierendes, d.h. aktivierendes, kräftigendes Kraut, leitet Kälte und Feuchtigkeit aus und löst Qi-(Energie) und Blutstauungen. Energiestauungen sind oberflächliche Themen, bei Blutstauungen sind oft auch tiefer liegende seelische oder körperliche Beschwerden betroffen. Viele Menschen leiden an chronischen Blasenentzündungen, weil sie innerlich unterkühlt und blockiert sind. Chemische Antibiotika hindern die Bakterien zwar an der Teilung, können sie aber nicht beseitigen. Das so kultivierte Klima im Körper ist eine unterschwellige Brutstätte für Viren und Bakterien. Ich bin kein Gegner von Antibiotika. Richtig eingesetzt können sie Leben retten und viel Heilung bringen. Aber bei chronischen Beschwerden empfehle ich zusätzlich pflanzliche Mittel, um die Grundlage der Krankheit zu beseitigen.

Mönchspfeffer

Vitex agnus-castus

Wirkung: kühl, süß, bitter
Erntezeit: September–Oktober
Pflanzenteile: Früchte
Vorkommen: Mönchspfeffer wächst wild häufig nah an Gewässern, an windgeschützten sowie sonnigen Stellen. Ursprünglich ist er vor allem in den Mittelmeerländern bis nach Zentralasien beheimatet. Deshalb liebt er in unseren Breiten warme, sonnige Standorte.

Im Mittelalter wurde der Mönchspfeffer, ähnlich wie die Melisse, gezielt in Klöstern angebaut. In großen Mengen erleichtert er die Abstinenz, in kleinen Dosen wirkt Mönchspfeffer aphrodisierend.
Heute wird der Mönchspfeffer vor allem in der Frauenheilkunde häufig eingesetzt. Vor allem bei Beschwerden, die mit einem Ungleichgewicht im Hormonhaushalt (Östrogen, Progesteron) einhergehen. Das Hormon Progesteron hilft uns, Situationen entspannter zu empfinden. Mönchspfeffer hilft hervorragend bei PMS (Prämenstruelles Syndrom), Menstruationsbeschwerden, Wechseljahrbeschwerden und bei Prostata- und Hodenentzündungen.
Mönchspfeffer enthält Inhaltsstoffe, die dem körpereigenen Botenstoff Dopamin ähneln. Dopamin senkt den Prolaktinspiegel, der oft für Schmerzen vor oder während der Menstruation verantwortlich ist.

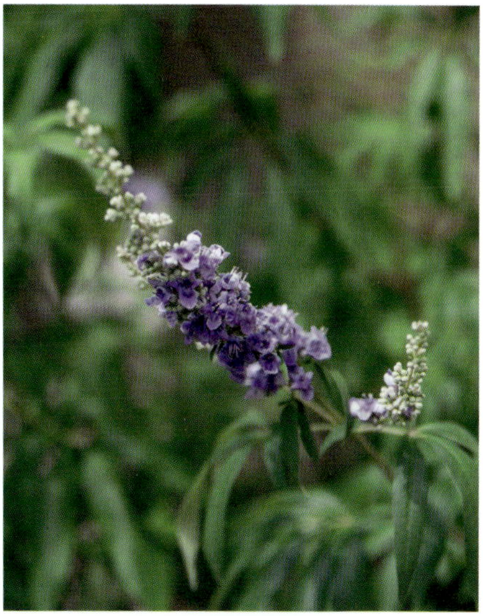

▲ Wichtiges Kraut in der Frauenheilkunde

Mutterkraut

Tanacetum parthenium

Wirkung: kalt, bitter
Erntezeit: Kurz vor der Blüte besitzen die Blätter die meiste Kraft (ca. April–Juni).
Pflanzenteile: Blätter
Vorkommen: Das Mutterkraut stammt ursprünglich aus dem östlichen Mittelmeerraum. Inzwischen ist es auch in Mitteleuropa häufig

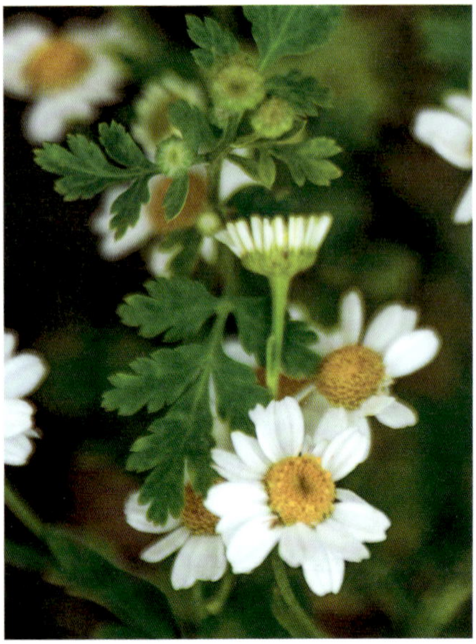

▲ Hilft bei Menstrationsbeschwerden

verwildert anzutreffen. Es liebt lehmige, nährstoffreiche Böden.

Mutterkraut ist ein Heilmittel, das schon in alten Zeiten verwendet wurde, aber in Vergessenheit geraten ist. Es sieht der Kamille sehr ähnlich, hat aber eine ganz andere Wirkung. Mutterkraut hilft bei Menstruationsbeschwerden, prämenstruellen Symptomen, erleichtert die Geburt und fördert die Ablösung der Plazenta. Eine weitere sehr wichtige Wirkung hat das Mutterkraut bei Migräne.

Liebstöckel/Maggikraut

Levisticum officinale

Wirkung: warm, aromatisch
Erntezeit: Mai–August
Pflanzenteile: ganzes Kraut
Vorkommen: in ganz Europa. Liebstöckel ist ein winterhartes, pflegeleichtes Kraut, welches sich gern rasch ausbreitet.

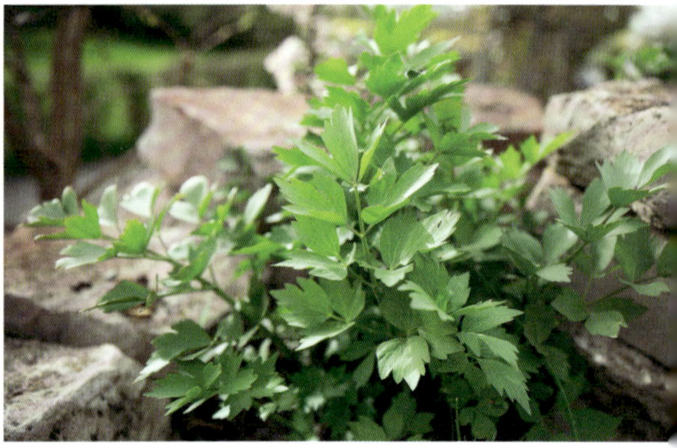

▲ Gestautes und zu Kaltes im Bauch kommt in Bewegung.

Liebstöckel besitzt verschiedene heilsame Wirkungen. Insbesondere für Frauen, die oft frieren, ist dieses Kraut ein »Muss«. Liebstöckel bewegt die Energie des »Qi«, Qi ist die chinesische Bezeichnung für Energie, im Becken- und Bauchbereich. Aufgrund seiner aromatischen Wirkung bringt es »Gestautes« und »zu Kaltes« im Bauch und Beckenraum in Bewegung. Dadurch ist Liebstöckel hilfreich bei Darmträgheit, geruchlosen Blähungen, Ausbleiben der Menstruation (wenn Kälte oder Feuchtigkeit stauen), bei Frigidität oder Impotenz und auch bei Kinderwunsch. Zudem besitzt Liebstöckel harntreibende und anregende Eigenschaften und wirkt gegen Ödeme.

Nachtkerze

Oenothera biennis

Wirkung: kühl, süß, leicht bitter
Erntezeit Blätter: Juni–Oktober
Erntezeit Wurzeln: Herbst
Erntezeit Samen: Spätsommer–Herbst
Pflanzenteile: Samen, Blätter und Wurzeln
Vorkommen: ursprünglich aus Nordamerika. Mittlerweile in fast ganz Europa an sonnigen, steinigen Stellen und an Wegrändern

Die Nachtkerze trägt ihren Namen aufgrund ihrer Fähigkeit, auch bei Dunkelheit zu blühen, mit Stolz. Die leuchtend gelben Blüten der Nachtkerze sind bei geschultem Auge in der Dunkelheit zu erkennen. Aus dem Arzneimittelbereich sind vor allem die Samen dieser Pflanze bekannt, welche einen hohen Anteil an Gamma-Linolensäure enthalten. Diese Substanz gehört zu den essenziellen Fettsäuren, die unser Körper nur von außen zu sich nehmen kann. Gamma-Linolensäure enthält Prostaglandine, die den Aufbau und die Reparatur von Gewebe sowie den Fettstoffwechsel unterstützen. Diese Eigenschaft ist in den Wechseljahren, aber auch bei starken Ekzemen und nach einer langen, kräftezehrenden Krankheit sehr hilfreich. In der chinesischen Medizin spricht man bei aufbauenden Prozessen von der Stärkung des »Yin«. So ist diese Pflanze sehr hilfreich, um unser Nieren-Yin (Essenzielles) und Lungen-Yin (Haut, Schleimhaut) aufzubauen. Auch die Wurzeln wirken aufbauend. Die Blätter haben eine leicht blutdrucksenkende Wirkung.

Preiselbeere/Cranberry

Vaccinium vitis-idaea

Wirkung: kühl, adstringierend, bitter
Erntezeit: Juli–September
Pflanzenteile: Beeren, seltener Blätter. Die Blätter haben eine ähnliche Wirkung wie die der Bärentraube, enthalten aber weniger Wirkstoffe.
Vorkommen: in Mitteleuropa bevorzugt in Kiefern- oder Fichtenwäldern, Hochmooren oder im Gebirge

Die Preiselbeere ist heute meist als Saft erhältlich. Dieser hat neben Vitamin C, Vitamin B und verschiedenen Mineralstoffen eine wohl-

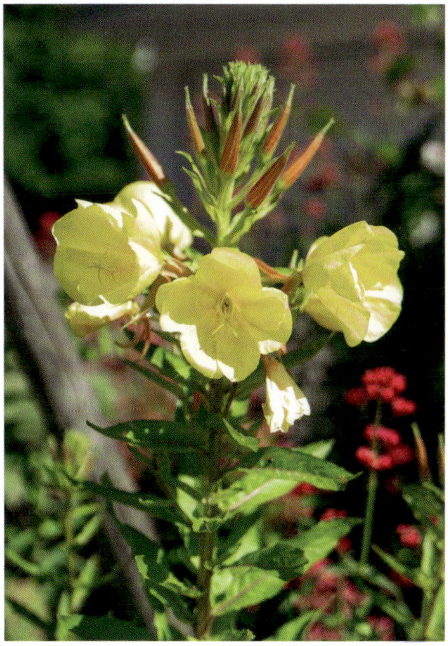

▲ Samen wie Wurzeln werden verwendet.

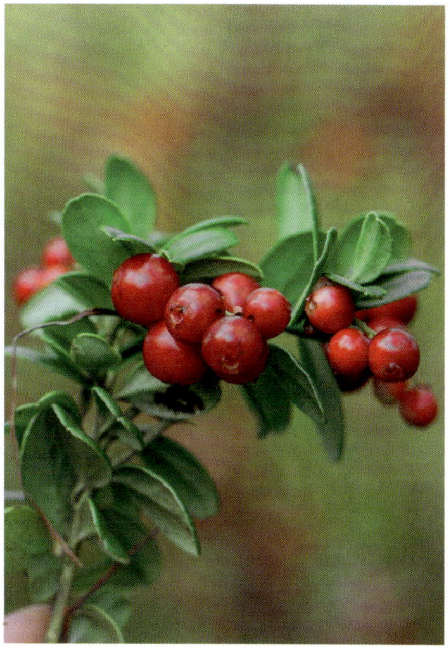

▲ Preiselbeersaft wirkt bei Blasenleiden.

tuende Wirkung auf die Blase, die Nieren und den Cholesterinspiegel. Preiselbeersaft hilft daher bei Blasenentzündungen, Bettnässen, Blasensteinen und Blasenkrämpfen. Er wirkt harntreibend und senkt den Cholesterinspiegel. Die Preiselbeerblätter haben eine ähnliche Wirkung wie die Bärentraubenblätter, sie helfen also ebenfalls bei Nieren- und Blasenleiden, sind in ihrer Wirkung jedoch schwächer. Zudem stärkt die Preiselbeere das Immunsystem.
Wenn du immer wieder Probleme mit der Blase oder den Nieren hast, empfehle ich dir, vorbeugend Preiselbeersaft zu trinken. Eine Kur von etwa einem Monat hilft, die Blase wieder ins Gleichgewicht zu bringen.

Wacholder

Juniperus communis

Wirkung: heiß, süß, aromatisch
Erntezeit: Ende August–November
Pflanzenteile: Beeren
Vorkommen: weit verbreitet auch in Europa, er mag trockene und eher lichte Böden.

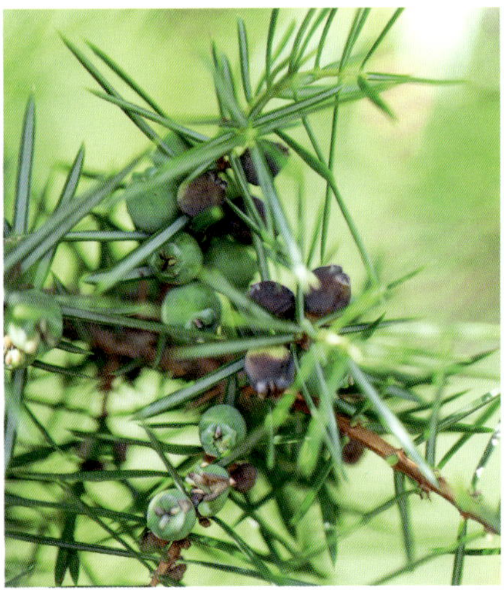

▲ Unterstützt bei rheumatischen Beschwerden.

Die Wacholderbeere hat eine wärmende Wirkung. Gerade deshalb ist sie im Winter so nützlich. Sie stärkt die wärmende und anregende Kraft in uns (Yang). Sie unterstützt uns bei allen rheumatischen Beschwerden, die bei Kälte schlimmer werden. Außerdem hilft uns die Wacholderbeere bei Müdigkeit, Blähungen, Durchblutungsbeschwerden und stärkt unser Immunsystem. Sie hat auch eine aphrodisierende Wirkung und kann deine Menstruation wieder zum Fließen bringen, wenn du stark auf Kälte reagierst.

Zimtrinde

Cinnamomum verum

Wirkung: heiß, aromatisch, süß
Die Zimtrinde ist kein heimisches Kraut. Sie wird häufig verwendet und hat eine hohe Heilwirkung, weshalb sie hier ihren Platz findet.
Pflanzenteile: Rinde
Vorkommen: Cassia-Zimt stammt aus China und wird aus dem chinesischen Zimtbaum gewonnen. Ceylon-Zimt hingegen stammt aus Sri Lanka, wird heute aber auch in anderen Ländern mit tropischem Klima wie Madagaskar angebaut. Ceylon-Zimt ist bekömmlicher, da er kaum Cumarin enthält. Cumarin ist ein Wirkstoff, der in großen Mengen die Leber belasten kann. Beim Kauf von Zimtrinde ist es wichtig, darauf zu achten, wie das Produkt deklariert wird.

Zimtrinde wirkt durch die Kombination warm und aromatisch bei vielen Beschwerden, die mit Kälte und Blockaden zu tun haben. Auf der psychischen Ebene können dies Ängste, Blockaden, Unsicherheit oder Panik sein, besonders wenn man vom Grundtyp her viele Komponenten im Wasserelement hat. Auf der körperlichen Ebene hilft die Zimtrinde bei Durchblutungsstörungen, Energielosigkeit,

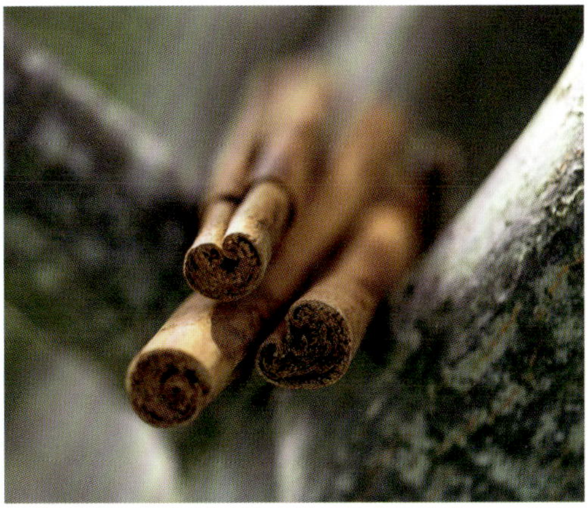

▲ Hilfreich bei Kältegefühl und wenig Energie

Kältegefühl im Körper, Erkältungen, Kinderwunsch, sexueller Unlust, Menstruationsbeschwerden, ADS, aber auch bei Blähungen und Völlegefühl, wenn die »Mitte« unterkühlt ist. Der süße Geschmack der Zimtrinde unterstützt auch bei Heißhungerattacken auf Süßes.

Zinnkraut/Ackerschachtelhalm

Equisetum arvense

Wirkung: kühl, süß
Erntezeit: Mai–August
Pflanzenteile: ganzes Kraut
Vorkommen: in Europa und Nordasien. Zinnkraut wächst vorwiegend an Waldrändern, auf Wiesen oder in der Nähe von Äckern (Achtung: Verwechslungsgefahr mit dem Sumpfschachtelhalm).

Zinnkraut, auch als Katzenschwanz oder Ackerschachtelhalm bekannt, wächst an vielen verschiedenen Orten und ähnelt seinem Verwandten, dem Sumpfschachtelhalm. Daher sollte es nur mit entsprechender Fachkenntnis selbst geerntet werden. Zinnkraut ist reich an Kieselsäure, weshalb es auch als »Silicea-Bombe der Natur« bezeichnet wird. Die Kieselsäure ist besonders wichtig für die Gesundheit von Haaren, Knochen, der Haut und Knorpel des Menschen. Da unser Körper kein Silizium selbst produzieren kann, müssen wir es über die Nahrung aufnehmen. Zinnkraut ist eines der wenigen Kräuter, das seine Wirkung durch längeres Ziehen im heißen Wasser entfaltet. Je länger das Zinnkraut im Wasser bleibt, desto mehr Silicea kann gelöst werden. Wenn Haare, Haut, Nägel, Knochen oder Gewebe müde, schwach oder kraftlos werden, ist Zinnkraut angezeigt. Es stärkt unsere Substanz und ist eine Wohltat für unseren Körper. Außerdem hilft Zinnkraut bei Arteriosklerose (Arterienverkalkung), Schmierblutungen, bei chronischen Erkrankungen und nach Bestrahlungen zur Wiederherstellung der Energie.

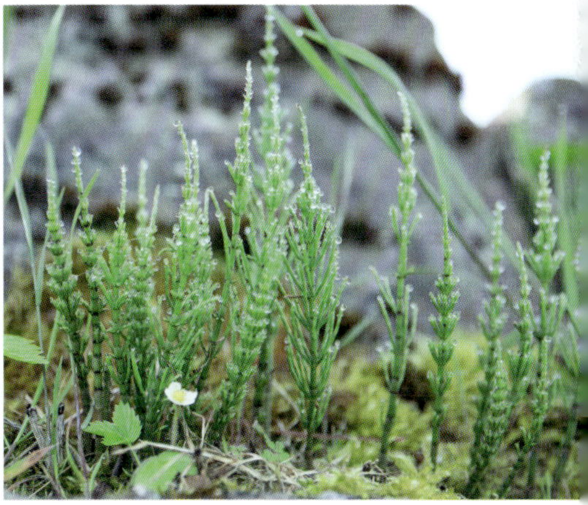

▲ Die Silicea-Bombe aus der Natur

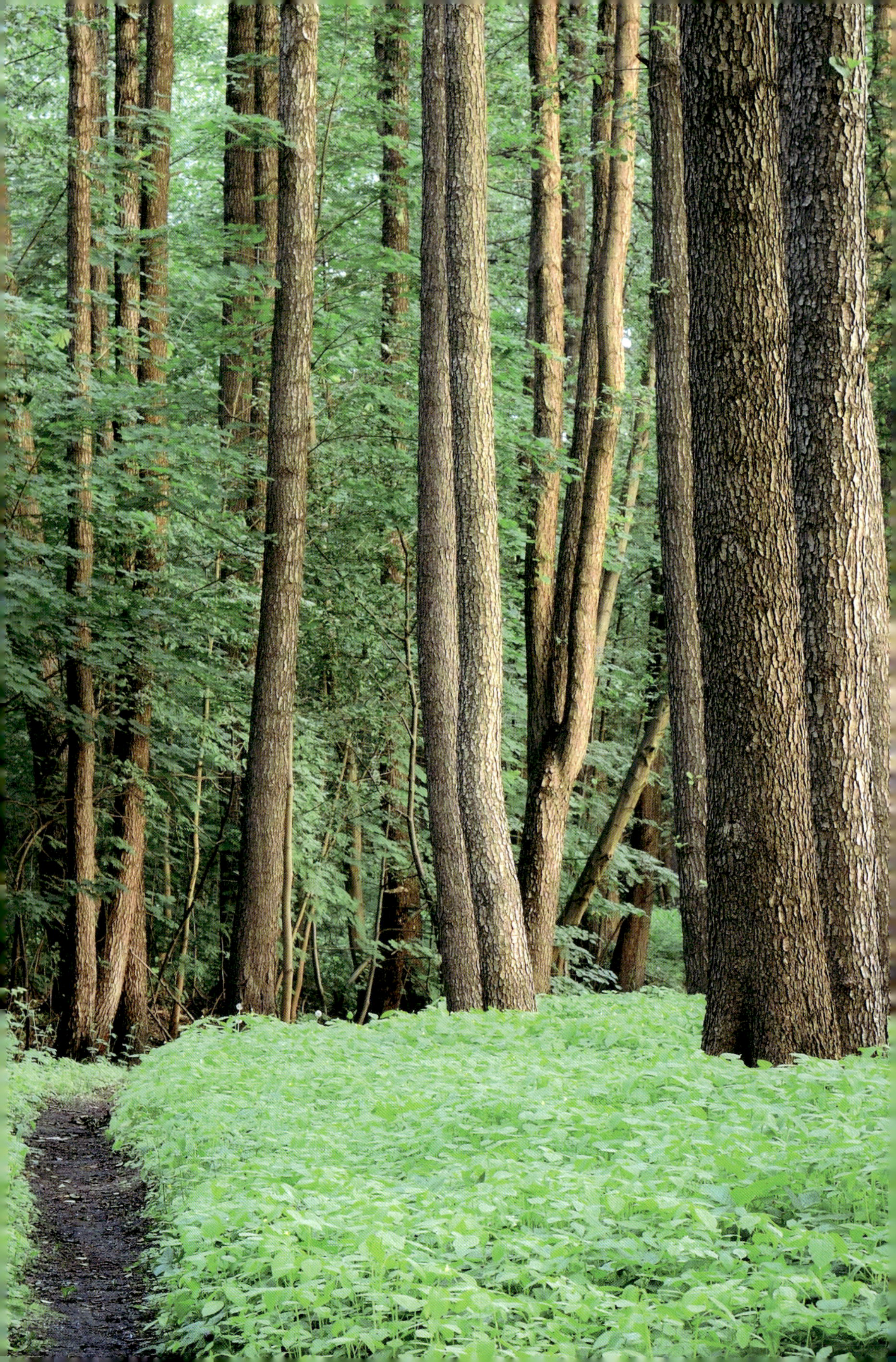

Das Element Holz

Die Energie will sich frei bewegen, entfalten und Erfahrungen kreieren. Aktivität, Kreativität und Flexibilität kennzeichnen dieses Element. Die eigene Kraft wird eingesetzt, um Lebensziele zu erreichen und Erfahrungen zu kreieren.

ÜBERBLICK

Yang-Organ/Fu-Organ (resorbiert, trennt, verteilt und scheidet Energie aus): die Gallenblase

Yin-Organ/Zang-Organ (speichert Energie): die Leber

Die Gallenblase Die Gallenblase speichert die Gallenflüssigkeit und gibt sie an den Darm ab, falls fettreiche Nahrung verdaut werden muss. Wenn die Gallenblase operativ entfernt werden musste, fließt die gesamte in der Leber produzierte Gallenflüssigkeit ohne Zwischenspeicherung direkt über den Gallengang in den Dünndarm.

Die Leber Die Leber ist das zentrale Stoffwechselorgan des Körpers und erfüllt lebenswichtige Aufgaben. Sie verstoffwechselt die drei Grundbausteine der Nahrung (Kohlenhydrate, Fette und Eiweiße). Beim Fettstoffwechsel können die Leberzellen Fette abbauen und so Energie gewinnen. Außerdem können Fette umgewandelt und gespeichert werden. Durch den Kohlenhydratstoffwechsel trägt die Leber dazu bei, den Blutzuckerspiegel konstant zu halten. Steigt der Blutzuckerspiegel an, zum Beispiel nach dem Essen, nimmt die Leber den Zucker über die Pfortader auf und speichert ihn als Glykogen. Auch Vitamine und die Mineralstoffe Eisen und Kupfer kann die Leber speichern und bei Bedarf wieder an das Blut abgeben.

Zuordnung Dem Element Holz werden traditionell der Osten, Sonnenaufgang, Neubeginn, Tagesanbruch und Frühling zugeordnet. Der verbale Ausdruck des Holzelements ist der Ärger.

Organzeit Am einfachsten lässt sich dieses Element in der folgenden Zeitperiode stärken:

23.00–1.00 Uhr	Gallenblase
1.00–3.00 Uhr	Leber

In dieser Zeit regenerieren sich Gallenblase und Leber, deshalb sollte man zwischen 23.00–3.00 Uhr auf Alkohol oder fettes Essen verzichten. Wenn du nicht gerade auf einer Party bist, wirst du um diese Zeit wahrscheinlich schlafen. Wenn du um diese Zeit aufwachst, ist das ein Zeichen, dass dein Holzelement um Unterstützung bittet. Entweder hat es zu wenig Energie oder es ist blockiert.

Potenzial Ein starkes Holzelement ermöglicht es dir, dein Leben dynamisch zu gestalten und deine Ziele zu erreichen. Du bist auf allen Ebenen flexibel, und es fällt dir leicht, dich zu bewegen – sowohl körperlich als auch geistig. Deine Gedanken verweilen nur so lange an einem Ort, wie es für dich und deine Lebensbestimmung hilfreich ist. Du hast dein Ziel im Visier, ohne dich stur darauf zu fixieren. Du kannst zwischen wichtigen und unwichtigen Dingen unterscheiden und deine Stärken gut einschätzen. Kreativität und Schöpferkraft sind deine Freunde und Vertrauten. Du bist offen und flexibel, ohne dabei deine Integrität zu verlieren. Dein Blick ist klar auf das Gute gerichtet und deine muskulären und nervlichen Systeme sind genährt und im Einklang. In Konflikten kannst du für dich und deine Lebensbestimmung einstehen, bis eine neue Harmonie erreicht ist.

Herausforderungen Wenn unsere Freiheit zu stark eingeschränkt wird, wird die nach außen gerichtete Kraft des Holzelements an seiner Entfaltung gehemmt. Die Holzenergie möchte sich voll entfalten und den Samen des Yin (des Wasserelements) sichtbar machen. Diese kraftvolle Energie, unser Lebensimpuls, sollte nicht zurückgehalten, sondern unterstützt und in die richtigen Bahnen gelenkt werden. Andernfalls können seelische oder körperliche Beschwerden entstehen.

Wenn du deine Holzenergie blockierst, ist es, als würdest du mit angezogener Handbremse durchs Leben fahren. Du hältst zu lange an Dingen fest, drehst dich im Kreis und siehst keine Möglichkeit für einen Ausweg oder es bleibt nur ein kleiner Tunnelblick übrig. Oft bleiben körperliche oder seelische Symptome wie Wut, Ärger, Frustration, Menstruationsbeschwerden, schnell wechselnde körperliche Symptome, Süchte, depressive Stimmungen, Stimmungsschwankungen, Kloßgefühl und Schmerzen

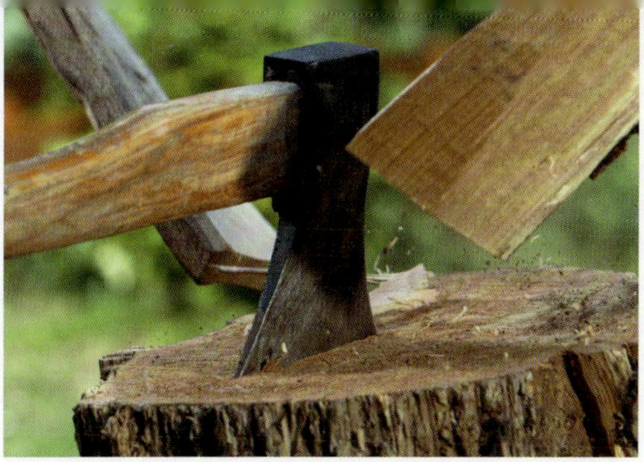

im Rippenbogen zurück. Hält die Störung im Energiefluss längere Zeit an, kann sie sich auch in starren »hölzernen« Bewegungsabläufen oder einem verspannten Nacken äußern. Wenn uns in der Entwicklung ein stures oder sehr dominantes Gegenüber geführt hat, kann es auch vorkommen, dass wir im Holzelement sehr dominant werden und Schwierigkeiten haben, Widersprüche zu akzeptieren. Möglicherweise reagiert man in diesem Fall mit Wutausbrüchen und aggressivem Verhalten.

Der Hang zum Konsum von Suchtmitteln stellt eine weitere Herausforderung für ein disharmonisches Holzelement dar. Dies kann zwei Ursachen haben: Eine Suche nach Neuem, Herausforderndem oder Visionärem kann außer Kontrolle geraten, wenn ihr keine Grenzen gesetzt werden. Es besteht die Gefahr einer endlosen Suche nach dem nächsten »Kick«, die zur Sucht werden kann. Statt Erfüllung hinterlässt dieses Verhalten nur ein flüchtiges und kurzes Hochgefühl. Die zweite Ursache ist eine zu enge Begrenzung im Inneren oder Äußeren, die zu einem massiven inneren Druck oder sogar Zwang führen kann. Oftmals fehlt den betroffenen Menschen eine Perspektive. Ihnen erscheint der Griff zu stimulierenden Substanzen oder das Einhalten von noch engeren Grenzen, in Form von Zwangsverhalten wie Ritzen, Essstörungen oder anderen Zwängen, als einziger Ausweg, um den inneren Druck loszuwerden.

Qi-Stau, der Energiestau in den Organen Leber oder Galle, stellt eine der häufigsten Störungen im menschlichen Körper dar. Dies ist nicht überraschend, da gerade bei diesem Element eine freie Ausbreitung des individuellen Selbst konstitutiv ist. Bewegung und ein freier Fluss sind für das Wohlbefinden von großer Bedeutung, sowohl auf mentaler als auch auf körperlicher Ebene. Leber und Galle sind Organe, die oft von Stauungen betroffen sind und bei denen diese Aspekte besonders gewichtet werden sollten. Ich persönlich kenne niemanden, der vollständig frei von Leber- oder Gallen-Qi-Stau ist. Zeitweise fühlen wir uns alle eingeengt oder blockiert, sei es durch die Gesellschaft, Beziehungen oder eigene Vorstellungen und Gedanken. Es ist hilfreich, sich dessen bewusst zu sein und Maßnahmen zur Förderung des Leber- und Gallenflusses zu ergreifen. Besonders die unterstützenden Kräfte von Kräutertees und Bewegung können hier hilfreich sein.

Der auf wenig Bewegung ausgerichtete Alltag und der Konsum von fettigem und süßem Essen belasten natürlich auch Leber und Galle. Der Bewegungsmangel hat in den letzten Jahren stark zugenommen, und durch die steigende Menge an fettigem Essen wird es für das Individuum immer schwieriger, Belastungen für die Leber zu meiden.

Allgemein Das Holzelement ist das Element, das dem kleinen Yang, also der Aktivität in der Entfaltung, zugeordnet wird. Unsere Yang-Energie steckt in den Kinderschuhen, will sich ausdehnen, Erfahrungen sammeln und wachsen. Daher wird diese Phase der Kindheit, der Jugend, der Kreativität, der Schöpferkraft und der Bewegung zugeordnet. In dieser Phase sollte man vor Energie und Tatkraft strotzen und in seiner Neugierde bekräftigt werden. Die meisten Kinder leben dieses Element auch mit Freude aus. Setze dich einmal in die Nähe eines Spielplatzes und genieße es, den Kindern beim Spielen, Bewegen und Entdecken zuzuschauen. Sie lassen sich vom Hinfallen nicht bremsen, sondern versuchen, daraus zu lernen, und starten erneut. Manch Erwachsener könnte etwas aus diesem Verhalten lernen und damit sein eigenes Leben transformieren.

Das Holzelement ist das erste Element, welches sich nach außen orientiert, also extravertiert ist. Es lässt die vollkommene Einheit hinter sich und versucht sich als »ICH« in der Welt zurechtzufinden.
Eine gesunde Holzenergie bedeutet, dass du dich den aktuellen Situationen flexibel anpassen kannst. Der Bambus wird oft als Symbol für das Holzelement verwendet. Falls ein starker Wind bläst, lässt er sich vom Wind beugen, ohne dass er bricht. Zieht der Wind weiter, steht er wieder gerade und aufrecht da. Ein Mensch, bei dem das Holzelement aus der Harmonie gefallen ist, verhält sich starr, stur und unflexibel. Übertragen gleicht er einem dürren Holz, welches bricht, wenn der Wind an ihm zerrt. Die flexible Seite des Holzelements hat nichts mit einem labilen Charakter zu tun, der sich einfach der aktuellen Meinung anpasst. Es zeigt vielmehr Charakterstärke, weil ein starker Charakter sich der Umgebung anpassen kann, ohne sich dabei selbst zu verlieren. In diesem Spannungsfeld erlangt der Holzcharakter seine Erfüllung.
Im Holzelement steckt die Kraft des Lebensimpulses, die uns für ein schöpferisches Leben befähigt. Dies kann manchmal auch bedeuten, dass wir uns Konflikten stellen müssen und unserem Lebensimpuls vertrauen dürfen. Ansonsten wird sich unser Holzelement durch Wut, Frustration, Ärger oder Depression wehren.
Unser Charakter und unser Gefühl für unsere Einzigartigkeit wachsen an den Erfahrungen, die wir in unserem Leben machen dürfen, und wie wir sie bewerten. Werden wir in einer Umgebung groß, in der Fehler und Erfahrungen als Chance gewertet werden, wird sich dieses Element großartig entwickeln können. Wir wer-

den resilient, schätzen unsere Einzigartigkeit und bringen unsere Fähigkeiten zur Entfaltung. Eine Person mit einem harmonisch entwickelten Holzelement kennt das Geheimnis des Handelns zum richtigen Zeitpunkt. Wie ein geübter Bogenschütze sammelt der Mensch seine Kraft, kennt sein Ziel und trifft es genau. Er setzt seine Kraft nicht mehr sinnlos ein, sondern bündelt sie, damit seine Taten sein innerstes Wesen reflektieren. Diese Eigenschaft macht das Holzelement zum idealen »General«. Es weiß, was gerade wichtig ist, verliert sich nicht im Detail, kann das große Ganze im Blick bewahren und schätzt seine und die Kräfte seiner »Truppe« richtig ein. Die Truppe könnte auch sinnbildlich für unseren Körper, unsere mentale Stärke und unsere Lebensumstände stehen.

Die Farbe, die dem Holzelement zugeordnet wird, ist grün. Falls du dieses Element stärken möchtest, ist es ratsam, viel Zeit im Wald oder auf der Wiese zu verbringen. Du kannst die Orte, an denen du dich oft aufhältst, ebenfalls mit Pflanzen aufwerten, Grün tragen oder dir einen grünen Stein kaufen, welcher dich anspricht.

In meiner Kindheit waren Wandtapeten sehr »in«. Mein Bruder und ich durften uns beide eine aussuchen. Ich suchte mir das Bild eines Waldes aus und schlief von da an sozusagen im Walde. Die großen Bäume und das satte Grün hatten und haben einen heilenden Einfluss auf mich. Ich könnte mir ein Leben ohne Grün und Pflanzen gar nicht vorstellen. Nicht allen tut Grün gut. Ich kenne viele Menschen, die mir mitteilen, dass sie unbedingt einmal im Jahr ans Wasser müssen oder sich in der Nähe des Wassers am besten erholen. Ich hoffe, dass du am Ende dieses Buches ein Gefühl (und Wissen) dafür bekommen hast, welches Element dich am stärksten nährt und welches für dich eher eine Herausforderung darstellt.

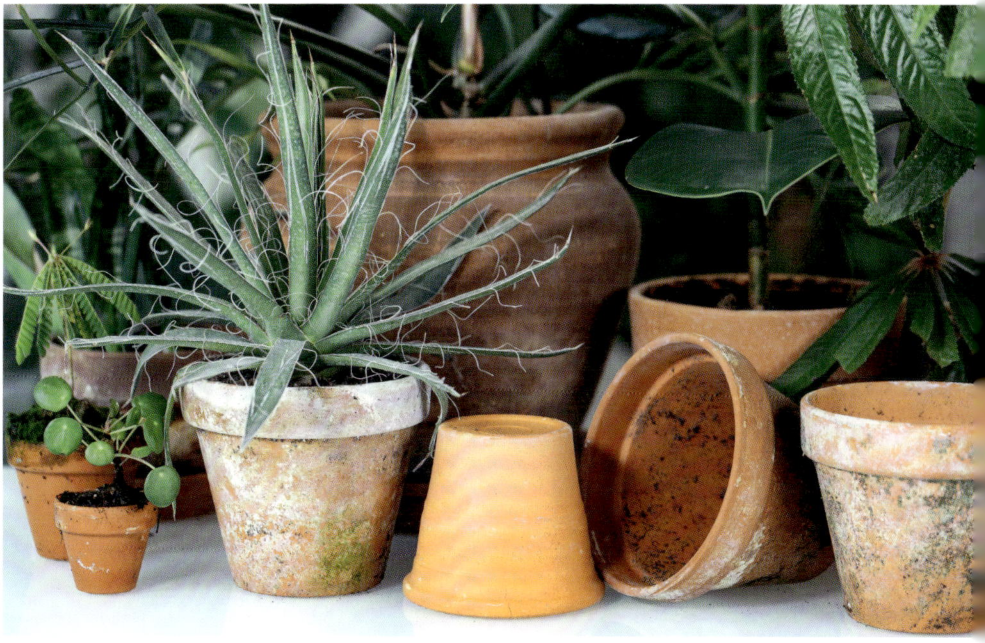

▲ Zimmerpflanzen können nährend wirken.

Der Wind wird ebenfalls dem Holzelement, im speziellen der Leber zugeordnet. Wie bereits in der Geschichte mit dem Bambus erwähnt, hat der Wind eine bewegende Wirkung und kann einige Menschen aus dem Gleichgewicht bringen.

Ich kenne viele Personen, von denen ich weiß, dass sie Probleme mit der Galle oder Leber haben, die sehr empfindlich auf Durchzug oder Wind reagieren. Falls dies bei dir auch der Fall ist, könnte es ein Indiz sein, dass du dich gut um dieses Element kümmern solltest. Manchmal spricht man in der chinesischen Medizin auch vom inneren Wind, und damit sind nicht Blähungen gemeint. Man spricht vom inneren Wind, wenn jemand häufig zittert oder eine innerliche Unruhe empfindet. Dies kann sich auch äußerlich zeigen, zum Beispiel durch das Zittern von Augenlidern oder anderen Körperteilen.

Der Wind hat die Kraft, in jede kleine Ritze einzudringen und so für Veränderung zu sorgen. Die beständige Kraft des Windes, das sanfte Vorwärtsdrängen in Richtung der Lebensbestimmung ist die heilende Kraft der Leber.

Der Donner als männlicher Gegenpol zum Wind ist lauter und gewaltiger. Manchmal braucht es aber eine Erschütterung, einen Donner, einen lauten Gong, einen Knall, damit unsere eingefahrenen Muster in Bewegung kommen oder in sich zusammenfallen und unser wahres Wesen aus der Starre befreit wird.

Auf der körperlichen Ebene werden die Sehnen und Bänder dem Element Holz zugeordnet. Gerade sie sind darauf angewiesen, dass wir unser Spannungsfeld gut erkennen. Zu starre Sehnen und Bänder melden sich häufig durch Schmerzen. Es fehlt ihnen an Geschmeidigkeit, sie können rissig werden und leicht zerren. Sind unsere Sehnen und Bänder zu lose, fehlt uns die Spannung, aufrecht und voller Kraft dazustehen. Auch in unseren Breitengraden spricht man von einem sehnigen Typ, diese Typenbeschreibung deckt sich mit der Sicht der 5 Elemente.

»Die Leber öffnet sich in den Augen«, heißt es in der chinesischen Medizin. Wie wir die Welt sehen und auf was wir unseren Blick richten, hat einen großen Einfluss auf unsere Gesundheit. Wurde uns in unserer Jugend die Möglichkeit zur Entfaltung genommen, haben wir vielleicht angefangen, missgünstig auf das Schöne zu blicken, oder wir fingen an, unsere schwierigen Aspekte in den Vordergrund zu stellen und ständig an uns herumzunörgeln. Durch dieses Verhalten »trocknen« unsere Leber und unsere Augen aus und wir tun gut daran, uns selbst nachzuerziehen und einen positiveren Blick auf uns selbst und die Welt zu kultivieren.

Laotse war ein großer Kenner der Elemente und schrieb diesen wunderbaren Text:

Schmiegsam und geschmeidig ist der Mensch, wenn er geboren wird,
starr, störrig und steif, wenn er stirbt.
Biegsam, weich und zart sind Kräuter und Bäume im Wachstum,
dürr, hart und stark im Entwerden.
Darum gehören Starre und Stärke zum Tode, Weichheit und Zartheit zum Leben.
Der Mensch tritt ins Leben weich und schwach,
er stirbt hart und stark.

Laotse, Philosoph, Begründer des Taoismus
(China, 571 vor Christus)

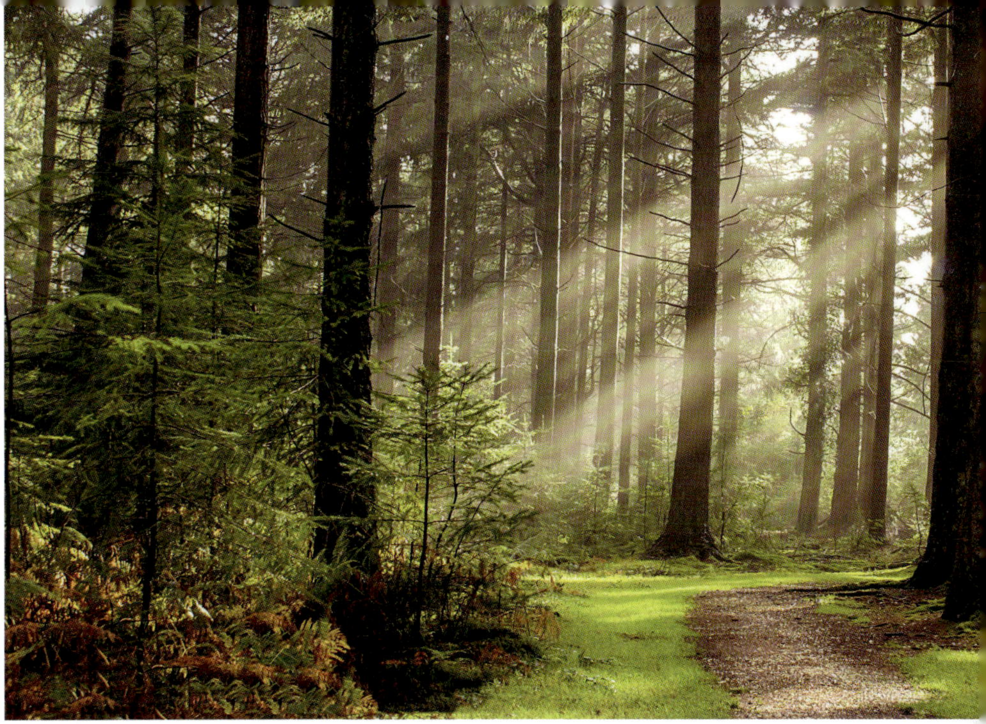

▲ Lichtungen sind magische Orte.

VISUALISIERUNGEN ZUR STÄRKUNG

Wenn du magst, schließe deine Augen und nimm ein paar tiefe Atemzüge. Stelle dir vor, dass du dich auf einer grünen Wiese befindest. Du beobachtest, wie der Wind die Gräser sanft hin und her wiegt, und staunst, wie viel Energie die Natur besitzt. Vielleicht hast du den Impuls, es deiner Umgebung gleichzutun und dich auch ein wenig hin und her zu bewegen. Diese Bewegung bringt dein Qi in Fluss. Falls ja, gib diesem Impuls einfach nach. Fokussiere dich nun wieder auf die schöne grüne Wiese. Du möchtest deine Energie im Holzelement stärken, und als Hilfe dient dir hierfür der Drache. Falls du seine Hilfe möchtest, kannst du ihn einfach rufen. Nach einer Weile siehst du ihn durch die Luft auf dich zufliegen und kraftvoll auf der Wiese landen. Der Drache ist der Hüter der Holzenergie, welche sich kraftvoll entfalten möchte, damit dein Seelenplan verwirklicht werden kann. Wenn du magst, kannst du auf den Rücken des Drachens steigen und so zur Drachenreiterin, zum Drachenreiter werden. Du kannst deinen Drachen über deine Gedankenkraft oder mittels sanfter Bewegungen lenken. Selbstverständlich kannst du auch mit deinem Drachen sprechen und ihn um Rat bitten. Er wird dir helfen, deine Energie positiv zu lenken und dein Leben aktiv zu gestalten. Wenn du möchtest, kannst du nun losfliegen. Fühle die Drachenkraft in dir. Du kannst so lange, wie du möchtest, an diesem Ort mit deinem Drachen bleiben und jederzeit zurückkommen. Denke daran, du bist freie Schöpferkraft.

Wenn du magst, schließe deine Augen und nimm ein paar tiefe Atemzüge. Stell dir vor, dass du dich in einem wunderschönen, magischen Wald befindest. Du atmest die frische Waldluft ein, hörst das Rascheln der Blätter, welche durch den Wind bewegt werden, und fühlst den weichen Waldboden unter deinen Füßen. Meist wirkt eine so wunderschöne Umgebung belebend und nährend. Du wanderst nun eine Weile durch diesen wunderschönen, magischen Wald, bis du eine kleine Lichtung erreichst. Inmitten der Lichtung siehst du Elfen, Tiere und Trolle, die zur Musik des Waldes tanzen. Nun entdecken sie dich und sie freuen sich sehr, dass du hier bist. Sie laden dich ein, mit ihnen zu den Klängen des Waldes zu tanzen. Du fängst an zu tanzen und kannst fühlen, wie die Bewegung dir hilft, deine Energie zum Fließen zu bringen.

Die freie und unterstützende Atmosphäre im Wald bei den Elfen, Tieren und Trollen schenkt dir Zuversicht, dich deinem kindlichen Teil zuzuwenden. Kinder lieben es, sich zu bewegen und zu tanzen. So geht es bestimmt auch deinem inneren Kind. Die Elfen und Trolle ermutigen nun dein inneres Kind, sich zu bewegen und zu tanzen. Sie unterstützen es dabei zu fühlen, wohin sich seine Energie bewegen möchte. Sie helfen deinem inneren Kind auch zu erkennen, was sein Potenzial und seine Aufgaben sind und wie es diese umsetzen kann. Sie ermutigen es, Chancen zu ergreifen und Rückschläge als wichtige Lernprozesse zu sehen. Sie laden es ein, neugierig zu sein und seine Möglichkeiten zu erforschen. Eine der Elfen bläst nun ein wenig Feenstaub in deine Richtung, damit deine Blockaden aus dem inneren Gefängnis befreit werden und du deine schöpferische Kraft entdeckst. Du bist die Schöpferin deiner Gedanken und Gefühle. Du hast die Macht, sie in die richtige Richtung zu lenken. Mehr und mehr werden sich Freiheit, Energie und Schöpferkraft in dir, deinem Körper, deinem Geist und deiner Seele ausbreiten. Dein Leben wird immer selbstbestimmter, kraftvoller, und du verfolgst deine Ziele mit Leichtigkeit.

Du kannst so lange, wie du möchtest, an diesem Ort bleiben, und wann immer du möchtest zurückkommen. Die Elfen, Tiere und Trolle sind hier und warten auf dich.

DAS KRAFTTIER: DER DRACHE

In der chinesischen Medizin steht der Drache für die wichtigen Eigenschaften des Elements Holz. Er behält den Überblick, setzt sein Feuer gezielt ein und ist sich seiner Kraft bewusst. In der westlichen Kultur hat der Drache oft eine negative Bedeutung, in der östlichen Tradition ist dies anders. Eine Ausnahme ist der keltische Drache, der als Symbol für Weisheit und Gerechtigkeit gilt und als Wächter über das Dasein eingesetzt wird.

Affirmationen zur Stärkung des Elements Holz

- Ich bin, ich gebe meinem wahren ICH freien Ausdruck.
- Ich zeige mich so, wie ich bin.
- Ich unterstütze mich dabei, neue Erfahrungen zu erleben.
- Mein drittes Auge ist frei und offen für die Möglichkeiten des Lebens.
- Ich setze meine Kraft kreativ und schöpferisch ein.

Ich finde den Drachen als Krafttier für das Element Holz sehr passend. Er besitzt eine enorme Kraft, die, wenn sie falsch gelenkt wird, zerstörerisch sein kann. Wird sie aber für das Gute und Schöpferische eingesetzt, können die Kraft und das Feuer heilsam sein.

Wenn du keine Verbindung zu einem Krafttier hast, kannst du dich auch mit deinen Ahnen, deinem spirituellen Team, mit Gott oder dem Universum verbinden. Im Zentrum steht die

Verbindung zu einem Wesen, das für Freiheit und schöpferische Kraft steht.
Weitere Möglichkeiten für ein Krafttier für das Element Holz könnten der Bär, der Puma, das Pferd, der Adler oder der Wolf sein.

PHYSIOGNOMISCHE MERKMALE

Typisches Merkmal eines Menschen mit viel Energie im Holzelement ist ein starker, sehniger und schlanker Körper. »Holztypen« haben oft breite Schultern und einen sehr geraden Rücken. Die Bewegungen sind entweder athletisch, wenn das Holzelement in Harmonie ist, oder etwas hölzern und starr, wenn das Element aus dem Gleichgewicht geraten ist.
Auch in unserem Gesicht werden Zonen der Galle oder Leber zugeordnet. Zum Beispiel die Zornesfalte zwischen den Augenbrauen oder eine Gelbfärbung des Augenweißes (Sklera). Das Wegspritzen der Zornesfalte entspannt leider noch keine Leber. Auch eine leicht gelbliche Gesichtsfarbe kann auf eine Disharmonie der Galle oder Leber hinweisen. Die Zonen werden in der untenstehenden Abbildung verdeutlicht. Es ist vorteilhaft, diese Bereiche regelmäßig zu massieren oder mit einem Gua-Sha-Stein und Gesichtsyoga zu entspannen. Eine regelmäßige Behandlung dieser Zonen kann dazu beitragen, dass der Leber- und Gallenfluss angeregt wird.
Die Zunge gibt Aufschluss über den Zustand des Elements Holz. Sind an den Rändern der Zunge Abdrücke von Zähnen zu erkennen, weist dies auf eine gestaute Leber- oder Gallenenergie hin (Leber- oder Gallen-Qi-Stau). Es handelt sich um ein häufiges Symptom. Ein blasser Zungenkörper kann auf einen Eisenmangel hindeuten. Bei Verdacht auf Eisenmangel empfehle ich, eine fachliche Abklärung durchzuführen.

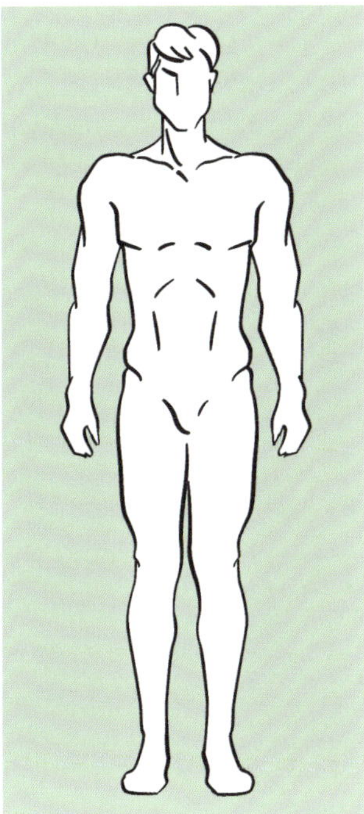

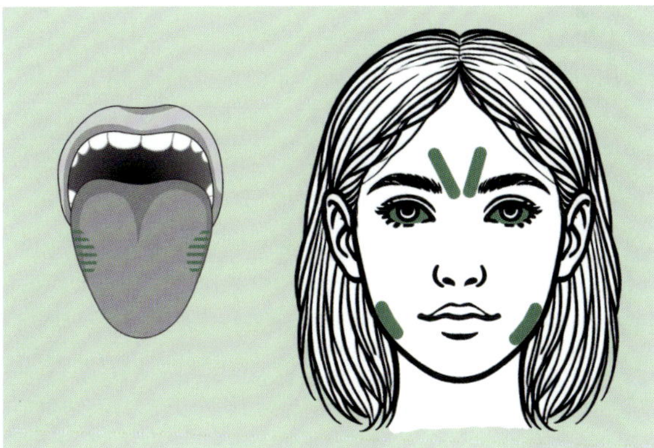

▲ Typische Zonen sind die Zungenseiten, Merkmale im Gesicht die Wangen sowie der Bereich zwischen den Augenbrauen.

◀ Starke und athletische Körper sind Anzeichen des Holztypen.

KÖRPERLICHE BEFUNDE

- Augenprobleme
- Bitterer Mundgeschmack
- Blutarmut
- Bluthochdruck (Leber-Yang, Wut, Hitze steigt nach oben)
- Empfindlichkeit gegen Wind und Zugluft
- Häufig wechselnde körperliche Beschwerden
- Kloßgefühl im Hals
- Migräne
- Mouche volantes (sich bewegende Flecken sehen)
- Nackenschmerzen
- Prämenstruelles Syndrom
- Probleme mit den Sehnen und Bändern
- Seitlich lokalisierbare Kopfschmerzen
- Tinnitus und Schwindel (falls Zorn oder Frustration unterdrückt wurden)

Seelische Befunde Depression aufgrund mangelnder innerer Möglichkeiten, Frustration, Launenhaftigkeit, schnelle Stimmungsschwankungen, Mutlosigkeit, weil die innere Freiheit, die Selbstentfaltung unterdrückt wurde, Reizbarkeit, Süchte, Ticks, Unterdrückung von Frustration und Wut – kann in eine Depression führen, Wut und Aggression, Zwänge

Seelisch positiv Flexibilität, Führungsqualitäten, Handeln zum richtigen Zeitpunkt, Offenheit für Möglichkeiten, Kreativität, schöpferisch, neugierig, Veränderungsbereitschaft, zielstrebig, zielorientiert

Seelisch negativ Wut, Zorn, Aggressionen, Sturheit, Neigung zu innerer Starre, Zwängen und Ticks, Neigung zu Süchten, Neigung zu Depression aufgrund innerer Frustration und mangelndem Selbstausdruck

Feng-Shui Wenn du das Holzelement unterstützen möchtest, kannst du den Osten deiner Wohnung oder deines Hauses mit grünen Accessoires, Pflanzen oder Bildern von Pflanzen, Korbwaren, Holz sowie Bambus aktivieren.

Geschmacksrichtung zur Stärkung dieses Elements: sauer

Ein saurer Geschmack zieht die Muskeln im Mund zusammen und regt den Speichel an. Durch den sauren Geschmack bildest du Feuchtigkeit. Dies kann durch das Beißen in eine Zitrone nachvollzogen werden. Vermutlich ziehen sich bereits beim Gedanken daran die

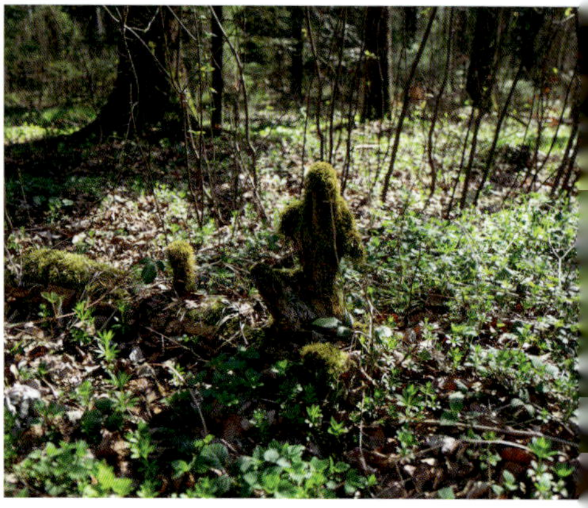

▲ Der Wald bietet eine unterstützende Atmosphäre

ÜBUNG

KÖRPERÜBUNGEN ZUR STÄRKUNG DES ELEMENTS HOLZ

Rippenbogen streichen: entlastet Leber und Galle
Mit der rechten Hand streicht man vom Rücken in Richtung Bauch zwischen den Rippenbögen (Zwischenrippenmuskeln) nach vorne. Kleine Kinder fangen bei dieser Übung oft an zu lachen, weil sie die innere Spannung löst. Die gleiche Bewegung kann auf der anderen Seite mit der linken Hand durchgeführt werden. Optimal sind 7–12 Streichungen auf einmal.

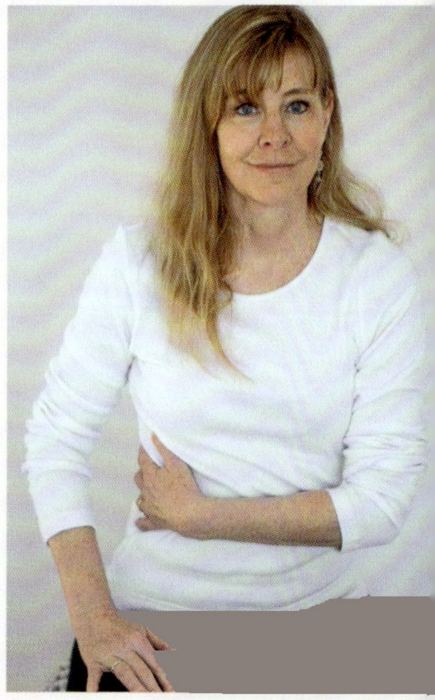

Die folgende Übung entlastet vor allem die Galle und damit Frustration und innere Anspannung: Streiche an der Außenseite der Beine, etwa dort, wo sich die Seitennaht einer Jeans befindet, von der Hüfte bis zu den Knien oder bis zum Unterschenkel. An empfindlichen Stellen kann man kreisende Bewegungen machen, um das Qi zum Fließen zu bringen.

Muskeln in deinem Mund zusammen und es bildet sich Speichel. Menschen mit niedrigem Eisenwert, blassen Lippen, brüchigen Nägeln, trockener Haut oder Haaren können von feuchtigkeitsspendenden Nahrungsmitteln oder Kräutern profitieren. Falls Ödeme (Feuchtigkeitsansammlungen unter der Haut) oder eine akute Infektion vorliegen, sollten saure Nahrungsmittel vermieden werden. Die meisten sauren Nahrungsmittel haben eine kühlende Wirkung, ziehen Energie nach innen und verhindern die Ausscheidung von Schadstoffen. Glücklicherweise ist Vitamin C auch in vielen neutral schmeckenden Lebensmitteln enthalten, wie zum Beispiel in Gemüse wie Brokkoli oder Fenchel.

Sprüche und Philosophisches

Welche Laus ist dir über die Leber gelaufen? Diese Redewendung hat ihren Ursprung im Altertum und im Mittelalter. Damals glaubte man auch in Europa, dass die Leber der Sitz des Temperaments Zorn sei. Diese Auffassung findet sich ebenfalls in der Traditionellen Chinesischen Medizin. Frei übersetzt bedeutet diese Redewendung: Was verärgert dich oder macht dich wütend?

Mir kommt die Galle hoch! Diese Redewendung stammt von den alten Griechen und besagt, dass die Galle für ein cholerisches oder zorniges Temperament verantwortlich ist. Die Übereinstimmung von Organ und Temperament weltweit ist erstaunlich. Es scheint, als ob es ein kollektives Unbewusstes gegeben hat, das erstmals von C.G. Jung (1875–1961) erwähnt wurde.

Gift und Galle spucken Dieses Sprichwort beschreibt eine Person, die einen starken Ärger empfindet und dies auch offen zeigt. Ursprünglich stammt dieser Ausdruck aus der Antike, etwa dem 18. Jahrhundert. Zu dieser Zeit wurde die Viersäftelehre in der Medizin anerkannt, und es wurde behauptet, dass Menschen mit einem aufbrausenden und zornigen Temperament eine übermäßige Menge an gelber Galle im Körper haben. Ähnliches findet sich auch in der Traditionellen Chinesischen Medizin. In der TCM wird Menschen mit einer disharmonischen »Holzenergie« ein zorniges und cholerisches Temperament zugeschrieben.

Hinfallen, aufstehen, Krönchen richten, weitergehen Das Motto der Resilienz und auch das des Holzelements lautet: Herausforderungen

MÄRCHEN

Das Element Holz, oft symbolisiert durch den Wald, spielt in vielen Märchen eine bedeutende Rolle. Im Wald kann man sich verirren, Schutz suchen oder Fabelwesen treffen. Allerdings sehe hier nur wenig Synchronizität mit dem mystischen Ursprung des Holzelements. Möglicherweise könnte man noch Pinocchio, die kleine Holzfigur, als Märchenfigur für das Holzelement gelten lassen.

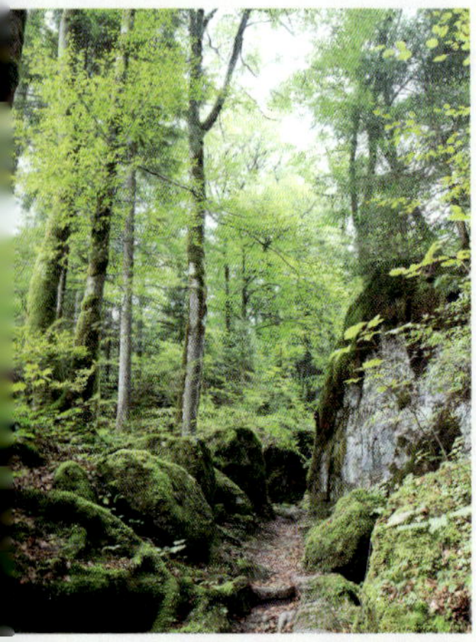

Die hölzerne, steife Art sich zu bewegen, wird als typisches Merkmal eines Menschen beschrieben, welcher sein Holzelement nicht in Harmonie lebt. Wenn man sehr viel Fantasie hat (und die habe ich), könnte man interpretieren, dass Pinocchios Weg zur Ehrlichkeit durch seine Beweglichkeit beeinflusst wurde. Es ist jedoch weit hergeholt.

Ein weiteres, sehr wichtiges Attribut des Holzelements ist der Umgang mit dem Zorn. Märchen bieten hierfür eine Vielzahl von symbolischen Beispielen. In den meisten Fällen wird der Zorn negativ dargestellt, abgesehen von Ausnahmen wie der Königstochter, die den Frosch an die Wand knallt und dadurch einen Prinzen bekommt. Rumpelstilzchen dagegen reißt sich vor Wut in zwei Teile und viele Bösewichte im Märchen lassen ihre Umgebung mindestens einmal spüren, wie wütend sie sind. Wut, egal ob in Märchen oder modernen Filmen verpackt, wirkt meist zerstörerisch. Die ihr innewohnende Kraft kann jedoch dazu führen, dass man Berge versetzen kann und vorankommt.

annehmen, ausprobieren und daraus lernen! Fehler als Chance begreifen. Dieser Spruch ist eine moderne Version der Redewendung: Es ist nicht entscheidend, ob man fällt, sondern, ob man wieder aufsteht!

Es gibt nichts Gutes, außer man tut es Diese kleine Weisheit stammt aus der Feder von Erich Kästner. Für mich bedeutet sie, dass man aus dem Grübeln, Hadern und ängstlichen Abwarten herauswachsen und einfach handeln soll. Wenn man es nicht tut, wird nichts passieren.

Stärkende Nahrungsmittel für das Element Holz

Getreide Die meisten Getreidesorten sind nährend und aufbauend (Qi, Blut und Yin). Hirse, Mais, Langkornreis, Sojamehl, Buchweizen, Amaranth und Quinoa enthalten kein Gluten.

Grünkern (gerösteter Dinkel): warm, süß, sauer Grünkern eignet sich hervorragend zur Entschlackung von Galle und Leber. Grünkern ist in unserer heutigen Welt, in der wir zu oft und zu viele belastende Nahrungsmittel zu uns nehmen, sehr wichtig. Grünkern enthält Magnesium, Eisen, Kalium, Kalzium und Phosphor. Zubereitung: 1 Stunde kochen und 1 Stunde quellen lassen.

Getreideauszug Grünkern, Getreideauszüge sind die Essenz des Korns und deshalb besonders schonend und für den Körper gut absorbierbar.

Zubereitung: 1 Tasse Getreide mit 12 Tassen Wasser ca. 90 Minuten köcheln lassen. Das Getreide abseihen. Die verbleibende Flüssigkeit nennt man Getreideauszug oder Getreidemilch. Sie ist im Kühlschrank einige Tage haltbar.

Getreide wie Grünkern, Dinkel, Couscous, Weizen

Gemüse wie Tomaten, Sprossen, Sauerkraut

Obst wie Ananas, Apfel, Beeren, Granatapfel, Kirsche, Kiwi, Rhabarber, Zitrusfrüchte

Milchprodukte wie Jogurt, Frischkäse, Sauermilch, Sauerrahm, Kefir

Fleisch wie Geflügel, Ente

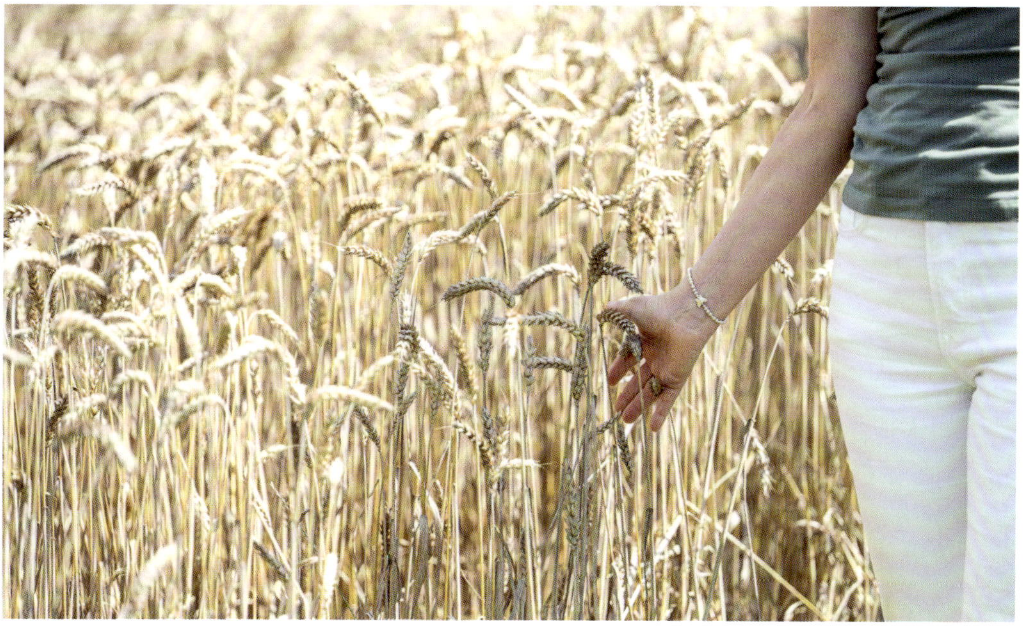

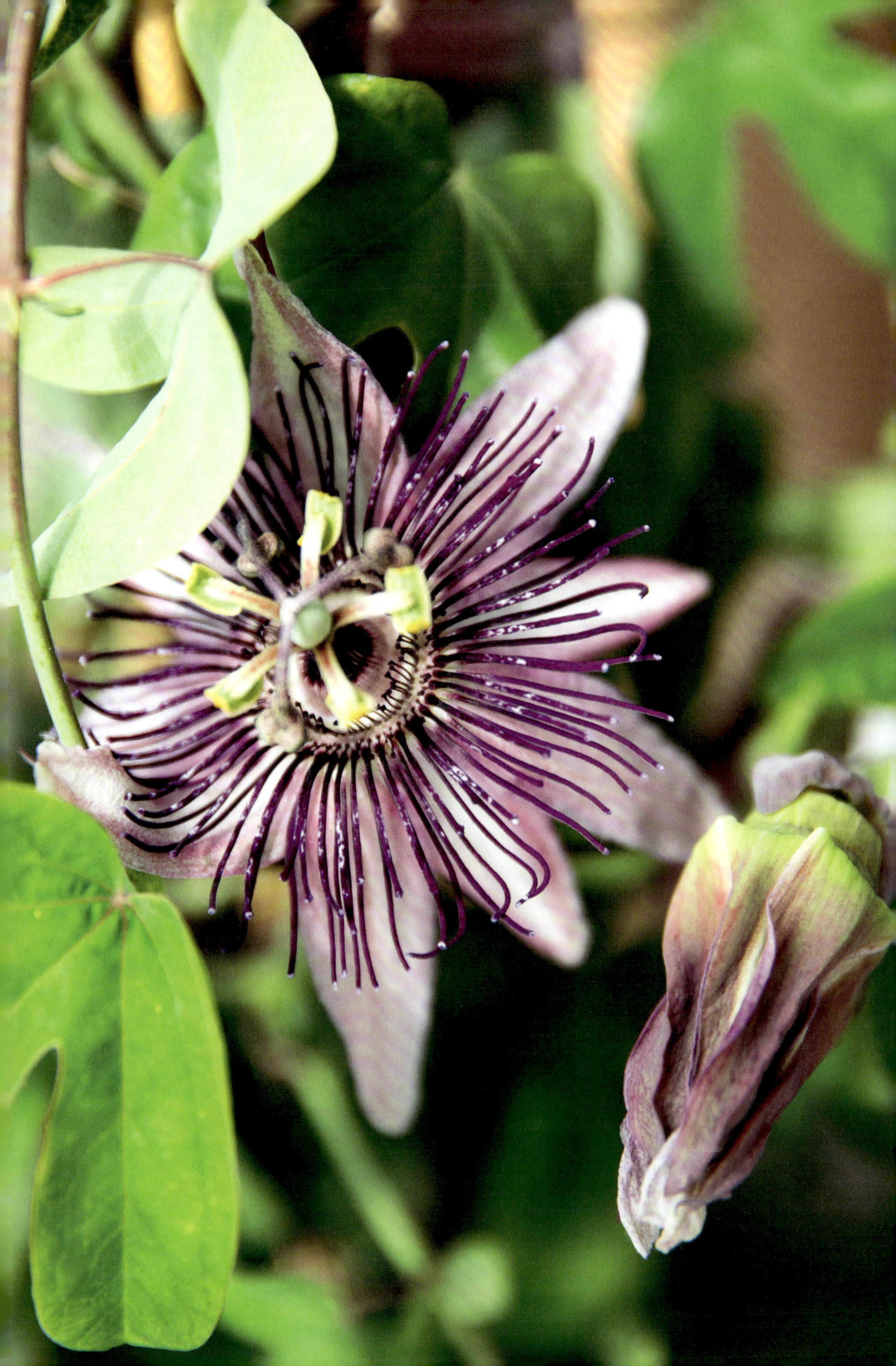

Wichtige Kräuter für das Element Holz

Arnika

Arnica montana

Wirkung: warm, bitter, scharf
Erntezeit: Mai–August
Pflanzenteile: Blüten
Vorkommen: Arnika kommt in den höheren Gebirgslagen Europas vor und wächst auf Wiesen, trockenen Mooren, lichten Nadelwäldern oder Heiden.

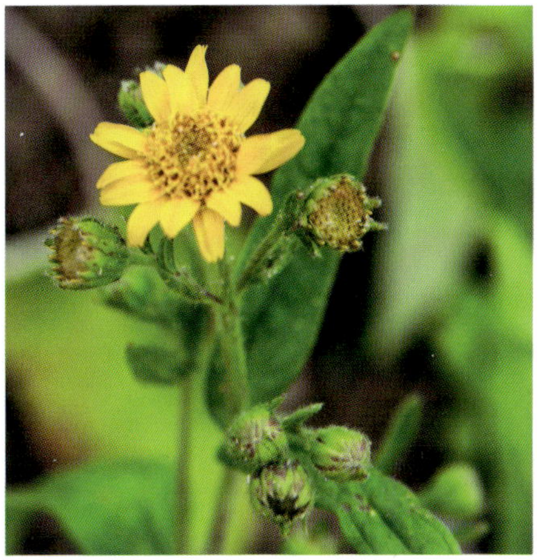

▲ Stellt das Gleichgewicht nach einem Schock wieder her

Arnika ist vielen Menschen als homöopathische Behandlung nach Unfällen oder Operationen bekannt. Das frische oder getrocknete Kraut wirkt positiv auf emotionale und physische Traumata, hilft bei der Reduzierung von Narben (insbesondere in Form von Creme), bei Muskelkater sowie bei Prellungen und Verstauchungen. Infolgedessen fördert es auch die Durchblutung. Arnika fördert den Qi-Fluss und kann auch gut bei Arthrose und Angina pectoris eingesetzt werden. Angesichts meiner großen Wertschätzung für diese Pflanze habe ich sie in meinem Garten angebaut. Obwohl ich nicht in den Bergen lebe, erscheint mir die Arnika gelegentlich als zwei oder drei kleine Blumen und erfreut mich.
Zusammenfassend kann ich die Wirkung der Arnika wie folgt beschreiben: Wenn etwas mit Gewalt aus dem Gleichgewicht gebracht wurde und einen Schock erlebt hat, kann Arnika helfen, dieses Gleichgewicht wiederherzustellen. Das Gefühl des Eingefrorenseins und des Stillstands ist besonders für das Element Holz ein schmerzhafter Zustand, da es extravertiert ist. Daher sind eine gute Selbstfürsorge und Unterstützung nach einem Schock oder Unfall wichtig, um dem Körper und der Psyche zu ermöglichen, das Erlebte zu verdauen und auch einzuordnen.

Artischocke

Cynara scolymus

Wirkung: etwas kalt, bitter
Erntezeit: Juni–September
Pflanzenteile: Blätter
Vorkommen: Die Artischocke stammt ursprünglich aus dem Mittelmeerraum und ande-

ren südlichen Regionen. Mittlerweile gedeihen Artischocken aber auch an vielen Orten bei uns in Mitteleuropa.

Artischockenblätter sind aufgrund ihrer gesundheitsfördernden Wirkung in der heutigen Zeit sehr wertvoll. Sie können dazu beitragen, die negativen Auswirkungen unserer Überflusskultur auszugleichen. Insbesondere bei Leberbeschwerden ist eine Artischockenblätter-Kur sehr empfehlenswert. Die Blätter haben eine reinigende Wirkung, können bei Übergewicht, erhöhten Cholesterinwerten, Bluthochdruck und Diabetes Typ II helfen. Falls du noch keine dieser Beschwerden hast, solltest du dennoch nach Festtagen darauf achten, schädliche Stoffe zu vermeiden und stattdessen Artischockenblätter-Tee zu trinken. Artischockenblätter helfen ebenfalls bei Arteriosklerose, Blasen- und Nierensteinen, rheumatischen Beschwerden und Gelenksentzündungen. Eine übermäßige Belastung der Leber kann unsere Lebensenergie bremsen oder uns sogar aggressiv machen. Um deine Ziele kraftvoll zu erreichen, kann es hilfreich sein, sich auf Bewegung, gesundes Essen, Kräutertee und gesunde Intentionen zu konzentrieren.

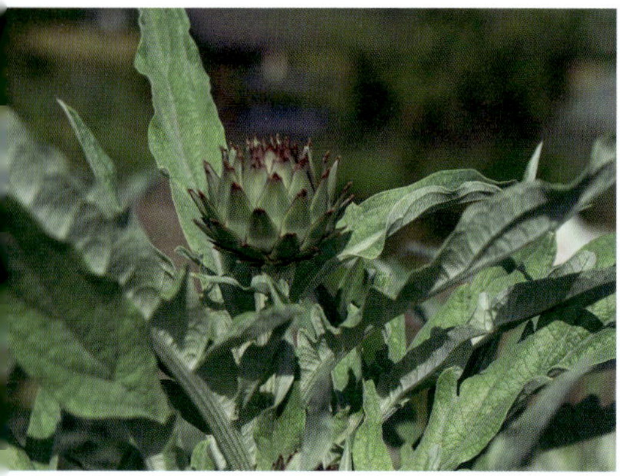

▲ Wirksam bei Beschwerden der Leber

Beeren

Eine gesunde und leistungsstarke Leber ist frei von Belastungen und verfügt über ausreichend Energie. Beeren, saure Früchte sowie Gemüse mit einem hohen Eisenanteil wie beispielsweise Linsen, Kichererbsen, Bohnen, Spinat, Feldsalat und Erbsen stärken nicht nur die Leber, sondern auch unser Blut, welches in der chinesischen Medizin als Leber-Blut bezeichnet wird. Es kann am ehesten mit einem guten Eisenwert verglichen werden. Die Früchte von schwarzer Johannisbeere, Brombeere, Heidelbeere und Himbeere sowie die Schale von Äpfeln fördern die Leber- und Gallenfunktion auf wunderbare Weise. Ein hausgemachter Früchtetee ist nicht nur eine leckere Alternative, sondern bringt auch die Energie der Leber in Schwung.

Birke

Betula pendula

Wirkung: kühlend, etwas bitter
Erntezeit: März–Anfang Mai
Pflanzenteile: Blätter und Saft
Vorkommen: im mitteleuropäischen bis nordeuropäischen Raum

Wie Artischocken- gehören auch Birkenblätter zu den »Detox-Tees«. Die Birkenblätter reinigen und entgiften die Leber und Galle und können helfen, alle Krankheiten und Beschwerden zu lindern, die durch eine belastete Leber verursacht werden können. Dazu zählen erhöhte Cholesterin- und Harnsäurewerte, Diabetes Mellitus (Typ II), Bluthochdruck und Übergewicht. Wenn Leberbelastung der Grund für rheumatische Krankheiten ist, können sie auch bei diesen Beschwerden sehr gut helfen.
Der Saft der Birkenblätter gibt der Leber Kraft und Vitalität. Dies kann besonders bei Symptomen der Frühjahrsmüdigkeit, der Abgeschla-

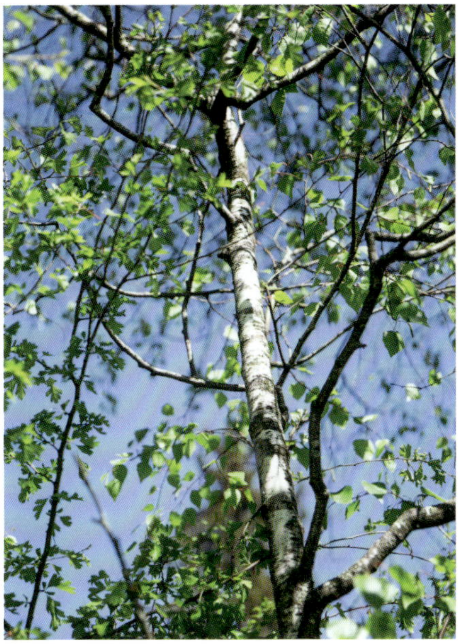

◂ Birkenblätter wirken entgiftend.

▾ Die Brennnessel hilft bei Nierensteinen.

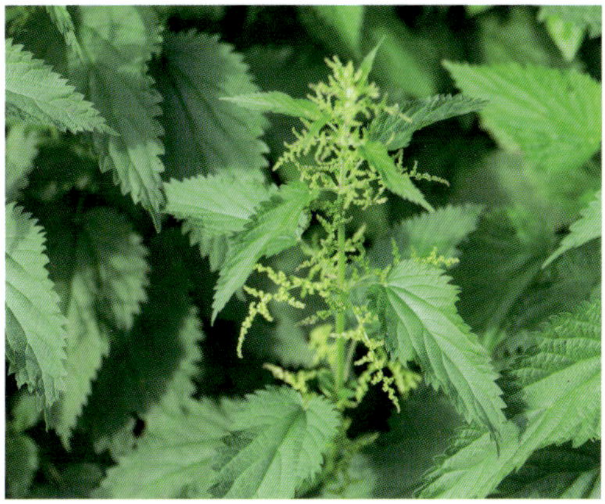

genheit, bei trockener Haut, spröden Haaren oder Augen helfen. Auch wenn du Energie für ein besonders wichtiges Lebensprojekt brauchst und bemerkst, dass dir dafür der nötige Fokus fehlt, kann Birkenwasser von Nutzen sein.

Brennnessel

Urtica dioica

Wirkung: kalt, süß
Erntezeit: Juni–Oktober
Pflanzenteile: Blätter und Samen
Vorkommen: weit verbreitet auf der nördlichen Erdhalbkugel

Die Brennnessel ist eine Pflanze mit vielfältigen gesundheitsfördernden Eigenschaften. Sie stärkt die Leber und hat gleichzeitig eine entgiftende Wirkung. Vor allem in unserer Region, in der oft zu viel und das Falsche gegessen wird, empfiehlt sich der regelmäßige Verzehr der Brennnessel. Zudem hilft die Brennnessel bei Akne, rheumatischen Gelenksbeschwerden, bei Nierensteinen und Blasenentzündungen. Auch die Brennnesselsamen sind als »Superfood« zu bezeichnen. Sie enthalten eine große Menge an Eiweiß, Magnesium, Kieselsäure, Vitamin E und gesunden Fettsäuren, was zu einer vitalisierenden und stärkenden Wirkung führt. Ein Spaziergang durch die Natur kann sich lohnen, um Ausschau nach Brennnesseln zu halten. Sie helfen ebenfalls bei Anämie, Eisenmangel.
Die Brennnessel und insbesondere die Brennnessel-Tinktur haben eine bemerkenswerte Wirkung auf die Konzentration und den Fokus. Falls du zu denen gehörst, die unter Konzentrationsschwierigkeiten leiden, solltest du dies unbedingt ausprobieren. Ich empfehle 20–30 Tropfen bei starker Konzentrationsschwäche, ADS oder ADHS und 10–30 Tropfen bei leichter Konzentrationsschwäche. Das Rezept für die Tinktur findest du auf Seite 156.

Echtes Eisenkraut

Verbena officinalis

Wirkung: warm, bitter
Erntezeit: Mai–Oktober
Pflanzenteile: ganzes Kraut
Vorkommen: in ganz Europa bis etwa Mitte Schwedens verbreitet. Es gedeiht an Wegrändern, Waldrändern, Böschungen und auf Wiesen.

Das echte Eisenkraut ist ein wichtiges Heilmittel für Menschen, die unter starkem Druck stehen. Dieser Druck kann geschäftlicher, privater oder psychischer Natur sein. Eisenkraut unterstützt die Leberreinigung und ist daher wirksam bei allen Krankheiten und Beschwerden, die mit einer belasteten Leber einhergehen, wie zum Beispiel: Aggressionen, Frustrationen, Depressionen (insbesondere im Zusammenhang mit bipolarer Störung), manische Zustände, Menstruationsbeschwerden, Schwankungen der Stimmung, Mundgeruch, Zahnfleischentzündungen, Durchfall, Feuchte Hitze (mit starkem Geruch), Hepatitis und als Mundspülung bei Entzündungen im Mund.
Eisenkraut wird auch als Managerkraut bezeichnet, da es bei Menschen eingesetzt wird, die viel Verantwortung tragen und häufig organisieren müssen, um den Überblick zu behalten. Diese Eigenschaften sind typisch für ein gesundes Holzelement. Der innere General sollte die Fähigkeit besitzen, zwischen wichtigen und unwichtigen Dingen zu unterscheiden und seine Kräfte gut einzuschätzen. Hierfür sind Intuition, Flexibilität und Fokus notwendig. Eisenkraut unterstützt dabei, diese Fähigkeiten zu erreichen.

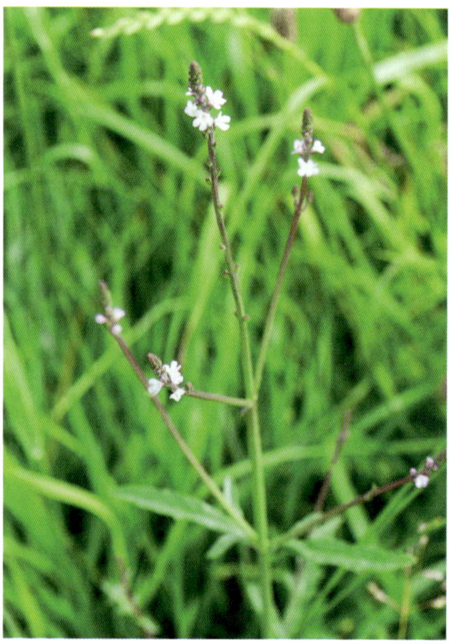

▲ Wird auch als Managerkraut bezeichnet

Esche, Wundholz

Fraxinus excelsior

Wirkung Blätter: kühl, etwas bitter
Wirkung Rinde: kalt, bitter
Erntezeit Blätter: Juni
Erntezeit Rinde: April
Pflanzenteile: Blätter und Rinde
Vorkommen: Die Esche liebt feuchte Standorte und ist in Europa oft anzutreffen. Sie wächst bis in Höhen von 1500 m.

Die Blüten und Blätter einer Heilpflanze haben meist eine mildere Wirkung als die Rinde oder die Wurzeln der entsprechenden Art. So ist es auch bei der Esche. Wenn unsere Energie nicht frei fließen kann, kommt es besonders häufig zu Blockaden in den Gelenken, die auf Dauer zu chronischen Schmerzen oder rheumatischen Erkrankungen führen können. Die Esche wirkt entzündungshemmend und harntreibend. Dadurch bewegt sie unsere Energie und leitet Schadstoffe aus. Besonders wirksam ist die Esche bei rheumatischen Beschwerden, Gicht

▸ Johanniskraut schenkt Sonnenkraft.

▾ Die Esche wirkt entzündungshemmend.

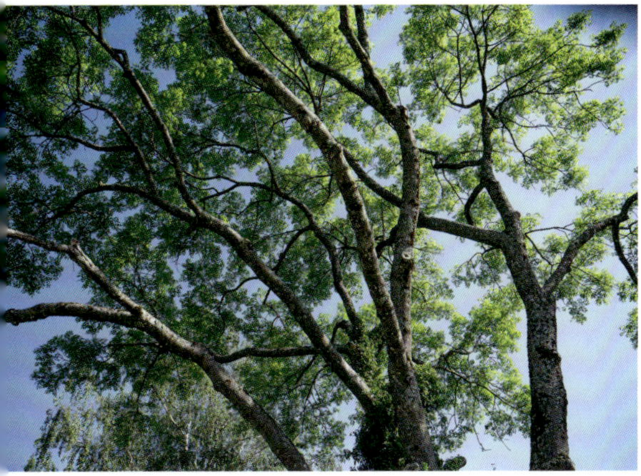

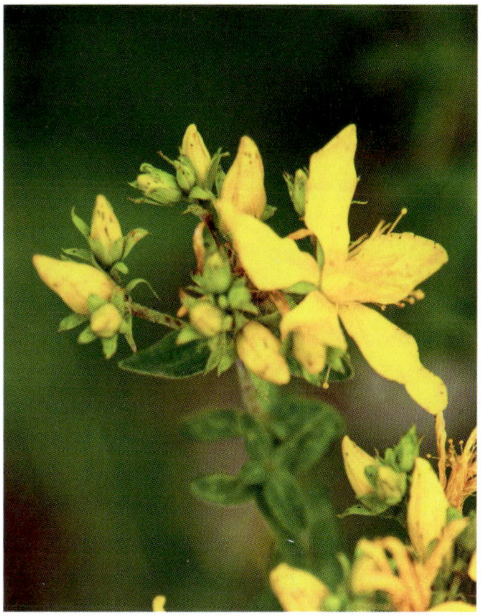

sowie Gallen- und Nierensteinen. Außerdem senkt die Esche den Cholesterin- und den Zuckerspiegel. Ich empfehle, eine Mischung aus Rinde und Blättern einzunehmen.

Johanniskraut

Hypericum perforatum

Wirkung: kühlend, bitter
Erntezeit: Juni–Oktober
Pflanzenteile: ganzes Kraut
Vorkommen: Johanniskraut ist eine Pflanze, die in Europa, Nordasien und Nordafrika beheimatet ist. Sie gedeiht bevorzugt an sonnigen, trockenen Standorten und ist an Wegrändern, Waldrändern, in Steinbrüchen und an Böschungen häufig anzutreffen. Dabei bevorzugt sie insbesondere kalkhaltigen Boden.

Die Wirksamkeit des Johanniskrauts als Heilpflanze ist vielen bekannt. Mittlerweile ist Johanniskraut in Form von Tabletten, Tinkturen oder Tees erhältlich. Diese Pflanze hat stimmungsaufhellende Wirkung bei Depressionen, lindert Ängste und Schockzustände und hilft gegen das Bettnässen. In der chinesischen Medizin wird postuliert, dass Johanniskraut die Energie des Herzens (als Sitz der Liebe) und der Gallenblase (als Quelle der Kreativität oder Frustration) wieder in Bewegung bringt. Zudem hilft Johanniskraut bei Beschwerden im Klimakterium.

Für mich ist Johanniskraut ein Naturschatz, der uns mit seiner sonnenartigen Energie erfüllt und uns hilft, inneres Licht in Seele, Geist und Körper zurückzuholen. Insbesondere im Holzelement entfaltet es seine volle Wirkkraft, wenn die Galle blockiert ist und wir depressiv werden. Eine Blockade der Galle entsteht durch zu enge Vorstellungen darüber, was uns glücklich macht und was nicht. Dabei verengt sich unser Blickfeld immer mehr, bis wir in einen Tunnelblick geraten.

Manchmal hat Johanniskraut eine Wechselwirkung mit der Sonne, der Pille oder Antidepressiva. Im Zweifelsfall den Arzt oder Apotheker fragen.

Löwenzahn

Taraxacum officinale

Wirkung: kalt, süß, bitter
Erntezeit Blätter: März–April
Erntezeit Blüten: April–Juni
Erntezeit Wurzeln: September–Oktober
Pflanzenteile: Blätter, Blüten und Wurzeln
Vorkommen: Löwenzahn ist eine anspruchslose Pflanze und gedeiht fast überall, z.B. an Wegrändern, auf Wiesen, an Schutthalden oder Straßenrändern.

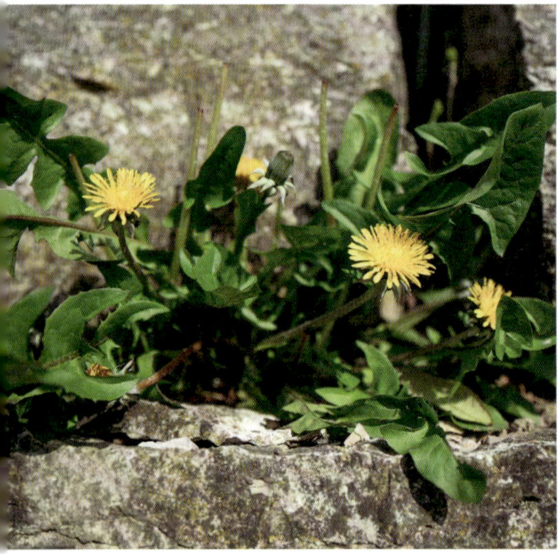

▲ Als Detox-Tee unschlagbar

Löwenzahn ist ein vielseitiges Kraut, das aufgrund seiner Bitterstoffe bei der Entgiftung der Leber und Galle hilft und für ein Gefühl von Freiheit und Frische sorgt. Darüber hinaus kann Löwenzahn bei Fieber unterstützen und auch auf schwierigere Krankheitsbilder wie Neurodermitis, Lungenentzündungen, Hepatitis, Prostata- und Brustwarzenentzündung oder Herpes genitalis eine heilende Wirkung haben. Als Detox-Tee ist Löwenzahn unschlagbar.

Mädesüß

Filipendula ulmaria

Wirkung: kühlend, süß
Erntezeit: Juni und Juli
Pflanzenteile: Blüten
Vorkommen: auf feuchten Wiesen, an Bachrändern, Ufern

Das Mädesüß wird auch Wiesenkönigin genannt. Früher wurde Mädesüß zum Aromatisieren von Met, Honigwein verwendet. Die Blüten erinnern ein wenig an Zuckerwatte und verströmen einen süßlichen Geruch, wodurch die Pflanze leicht zu erkennen ist.

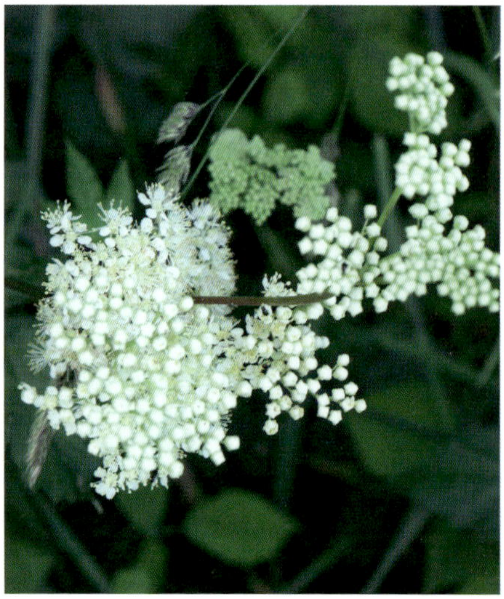

▲ Wirkt schmerzlindernd

Mädesüß enthält wie Weidenrinde Acetylsalicylsäure, die auch in Aspirin enthalten ist. Wer auf Aspirin allergisch reagiert, sollte diese Pflanze meiden. Die Ähnlichkeit mit Aspirin hat ihre guten Seiten. Mädesüß wirkt unter anderem schmerzlindernd.

Manchmal ist unsere Energie gestaut und teilweise bringt dieser Stau auch Feuchtigkeit mit sich. Dieser äußert sich in Wasseransammlungen im Gewebe wie Cellulite, Furunkeln oder Ödemen. Immer dann, wenn unser Lymphsystem überlastet ist, kann Mädesüß helfen. Außerdem hilft Mädesüß bei Gallensteinen, Gallenentzündungen, Schmerzen des Bewegungsapparates (Rheuma), bei Fieber und kann bei grippalen Infekten eingesetzt werden.

Majoran
Origanum majorana

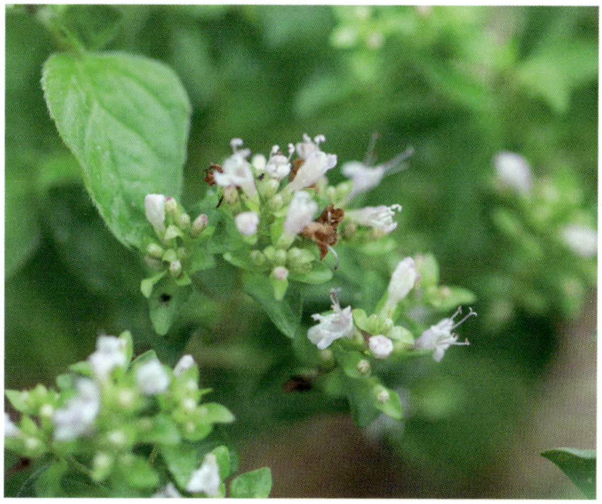

▲ Majoran macht viele Speisen leichter verdaulich.

Wirkung: warm, aromatisch, scharf
Erntezeit: Juni–August, vor der Blüte
Pflanzenteile: ganzes Kraut
Vorkommen: In ganz Europa ist der Majoran verbreitet und bevorzugt Standorte an Weg- und Waldrändern, auf Wiesen oder in lichten Eichen- und Kiefernwäldern. Die Pflanze gedeiht besser auf trockenem, kalkhaltigem Boden. Ursprünglich stammt der Majoran aus dem Mittelmeerraum und Nordwestafrika.

Majoran ist vielen als Gewürz bekannt, das schwere, deftige Speisen leichter verdaulich macht. Das Kraut beeinflusst aber auch unsere Gefühle. Aus diesem Grund kann diese unscheinbare Pflanze wunderbar bei depressiven Stimmungen, halbseitigen Kopfschmerzen (seitlich lokalisiert), Schwindel und Verzweiflung helfen. Wenn jemand unter gestauter Leber oder Galle sowie überschüssiger Feuchtigkeit im Körper (geschwollener Zungenkörper) leidet, ist Majoran das Kraut der Wahl. Falls du unsicher bist, ob deine Galle oder Leber gestaut sind, findest du Informationen zu den Symptomen unter den Rubriken »Allgemein« oder »Herausforderungen« (siehe Seite 42 und 40). Majoran kann zudem bei Beschwerden wie Blähungen, Völlegefühl, Lähmungsgefühl oder körperlicher Taubheit helfen. Es lohnt sich daher, etwas Majoran im Garten oder auf dem Balkon anzupflanzen.

Mariendistel
Silybum marianum

Wirkung: kalt, süß, bitter
Erntezeit: Mai–September
Pflanzenteile: Früchte, seltener ganzes Kraut. Mariendistel erhält man auch als Kapseln oder Tinktur.
Vorkommen: In Mitteleuropa wächst die Mariendistel manchmal verwildert. Ursprünglich ist sie aber vor allem im Mittelmeerraum verbreitet.

Die Mariendistel ist eine starke Heilpflanze, wenn es darum geht, die Leber zu reinigen und zu entlasten. Deshalb hilft sie hervorragend bei Hepatitis mit Leberschwellung, Hämorrhoiden, Hautjucken, verlängerter Menstruation, Bluthochdruck, Gallenblasenentzündung, Durchblutungsstörungen in den Beinen und bei Schlafstörungen in den Wechseljahren. Je stär-

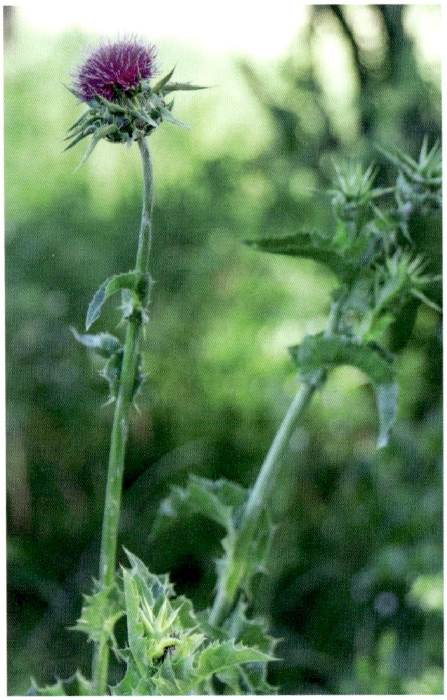

▲ Sie gehört zu den starken Heilpflanzen.

ker das Holzelement belastet ist, desto kräftiger sollte die Pflanze sein. Die Mariendistel gehört zu den starken Heilpflanzen. Wenn du keine Lust hast, die Früchte zu sammeln, es gibt sehr gute fertige Pflanzenkapseln oder Tinkturen.

Melisse

Melissa officinalis

Wirkung: kalt, aromatisch
Erntezeit: vor der Blütezeit ca. April–Juni
Pflanzenteile: ganzes Kraut
Vorkommen: überall in Europa, ursprünglich stammt die Pflanze aus Südeuropa.

Die Melisse ist eine sehr bekannte und beliebte Heilpflanze. Sie hat eine außerordentlich beruhigende Wirkung auf unser Nervensystem. Deshalb wirkt sie hervorragend bei Kopfschmerzen (vor allem seitliche Kopfschmerzen entlang des Gallenblasen-Meridians), Schlaflosigkeit, Stimmungsschwankungen, nervösen Zuständen, stressbedingten Ohrenschmerzen, Nervenschmerzen, Zahnschmerzen, Schwindel, hysterischen Zuständen und bei PMS (Schmerzen vor der Menstruation) und Menstruationsbeschwerden. In der chinesischen Medizin spricht man oft von Qi-Stau, was bedeutet, dass unsere innere Energie nicht mehr frei fließen kann. Wir

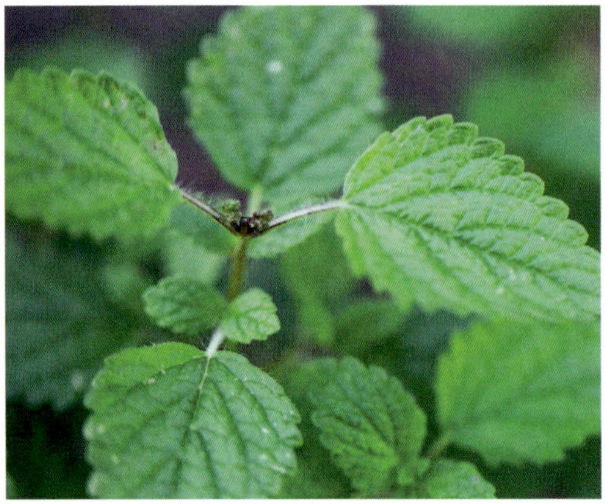

▲ Bekannt durch ihre beruhigende Wirkung

schränken uns, unsere Gedanken und unsere Weltsicht ein. Diese Lebensweise führt meist zu Stress, der sich dann in den oben genannten Symptomen äußern kann. Da Körper, Seele und Geist untrennbar miteinander verbunden sind, hilft dir die Melisse, wieder in einen inneren, freien Fluss zu kommen. Dieser Zustand ermöglicht es dir, deine Gedanken und dein Handeln zu überdenken und einen gesünderen Weg einzuschlagen.

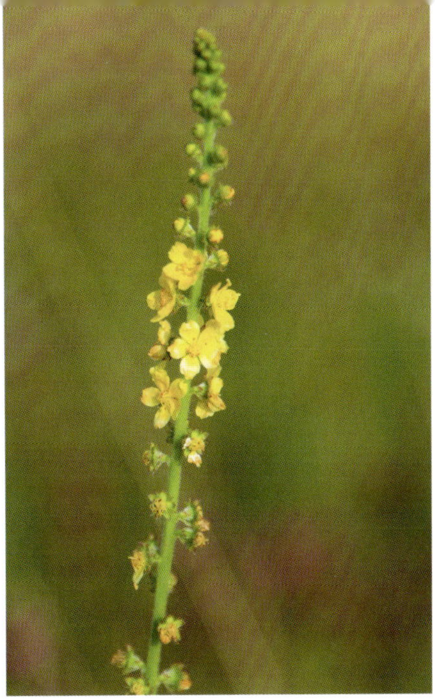

◂ Der Odermennig blüht gelb.

▾ Die Passionsblume stammt aus Amerika.

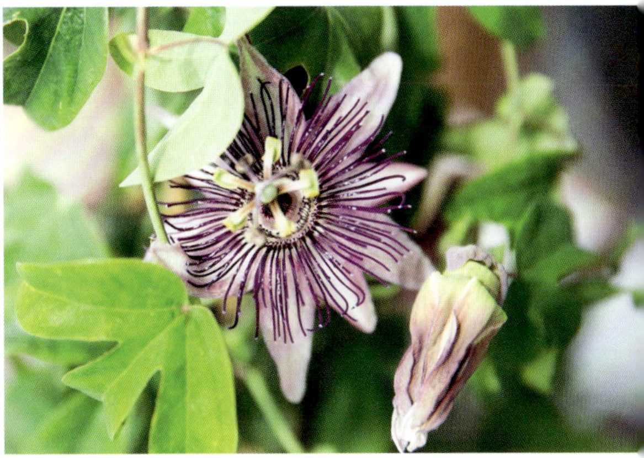

Odermennig

Agrimonia eupatoria

Wirkung: kühlend, bitter
Erntezeit: Juni–September
Pflanzenteile: ganzes Kraut
Vorkommen: in Mittel- und Nordeuropa, z.T. auch in Südeuropa. Meist auf Wiesen und an Wegrändern.

Leider ist der Odermennig etwas in Vergessenheit geraten. Dabei hat diese schöne Heilpflanze ganz außergewöhnliche Eigenschaften, vor allem wenn es darum geht, unterdrückte Gefühle in Bewegung zu bringen. Diese äußern sich oftmals durch ein Kloßgefühl im Hals oder durch Husten, der nicht viral oder bakteriell bedingt ist. Auch nächtliches Zähneknirschen und unerklärliche Gefühlsschwankungen können darauf hinweisen, dass wir Gefühle unterdrücken. Odermennig bringt Gestautes wieder in Bewegung und gibt dir so die Chance, gut für dich zu sorgen. Außerdem reguliert und reinigt Odermennig Leber und Galle, hilft bei Gallensteinen und löst Qi- und Blut-Stagnationen.

Passionsblume

Passiflora incarnata

Wirkung: kühlend, aromatisch
Erntezeit: Mai–September
Pflanzenteile: ganzes Kraut
Vorkommen: ursprünglich aus Amerika, inzwischen auch bei uns kultiviert, aber leider nicht frosthart. Deshalb oft als Zimmerpflanze oder an geschützten Stellen.

Die Passionsblume ist eine beeindruckende Pflanze. Ihre Blüten sind so außergewöhnlich, dass die Jesuiten, die sie nach Europa brachten, sie nach dem Leidensweg Jesu benannten. Die Blüte soll an die sieben Leidensstationen und an die Hingabe des Lebens aus Liebe erinnern. Passion, das englische Wort für Hingabe, ist in der Tat eine der wichtigen Eigenschaften dieser Heilpflanze. Sie lässt uns geduldiger mit unseren Herausforderungen umgehen und hilft daher sehr gut bei Einschlafstörungen, Angstzuständen mit Herzklopfen, Raucherentwöhnung, Unsicherheit, Hysterie mit Aggressionen, schmerzhafter Menstruation und Neurodermitis.

Pfefferminze

Mentha piperita

Wirkung: kühlend, sehr aromatisch
Erntezeit: Mai–Juli, vor der ersten Blüte
Pflanzenteile: Blätter
Vorkommen: vor allem in gemäßigten Klimazonen, sie breitet sich sehr rasch aus.

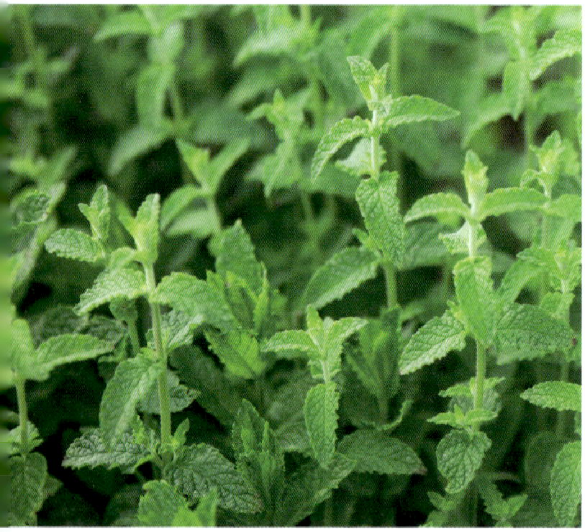

▴ Pfefferminze breitet sich sehr stark aus.

Die heilenden Eigenschaften von Pfefferminze beruhen größtenteils darauf, dass sie dazu in der Lage ist, Dinge in Bewegung zu bringen. Durch ihre aromatische Wirkung kann sie festgefahrene und gestaute Zustände aufbrechen und hilft uns, wieder offen für Neues zu sein. Diese Wirkung ist besonders heilsam bei Spannungsgefühlen in Stresssituationen, Verdauungsschmerzen mit Blähungen, Übelkeit, Stimmungsschwankungen, Bindehautentzündungen, Einschlafstörungen sowie Neuralgien (Nervenschmerzen). Pfefferminze eignet sich hervorragend, um Qi-Stau aufzulösen. Zudem enthält Pfefferminze Eisen und hilft deshalb bei Eisenmangel.

Ringelblume

Calendula officinalis

Wirkung: kühlend/süß, duftend
Erntezeit: Juni–Oktober
Pflanzenteile: Blüten und Blätter
Vorkommen: Europa, Mittelmeerraum und angrenzende Gebiete. Liebt sonnige oder halbschattige Orte und ist ansonsten sehr anspruchslos.

Die Ringelblume zeigt eine regenerierende und entlastende Wirkung auf die Leber. Insbesondere bei Erscheinungen einer belasteten Leber auf der Haut ist die Calendula (Ringelblume) äußerst hilfreich. Ihren heilenden Effekt entfaltet sie vorrangig bei den folgenden Hautleiden, sei es als Tee oder in Form von Hautbalsam: Neurodermitis, Schuppenflechte, Furunkel, rote

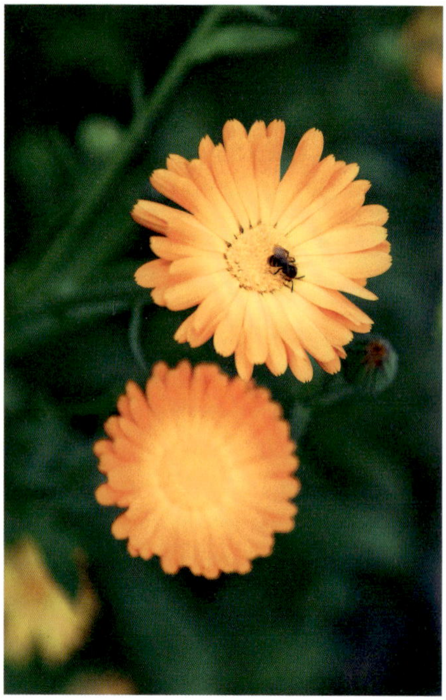

▴ Wirksam als pflegender Hautbalsam

und juckende Haut. Darüber hinaus mildert die Ringelblume auch Stimmungsschwankungen, Menstruationsbeschwerden, Frustrationen, Durchblutungsstörungen, entzündete Augen und leichte Aggressionen.

Schafgarbe
Achillea millefolium

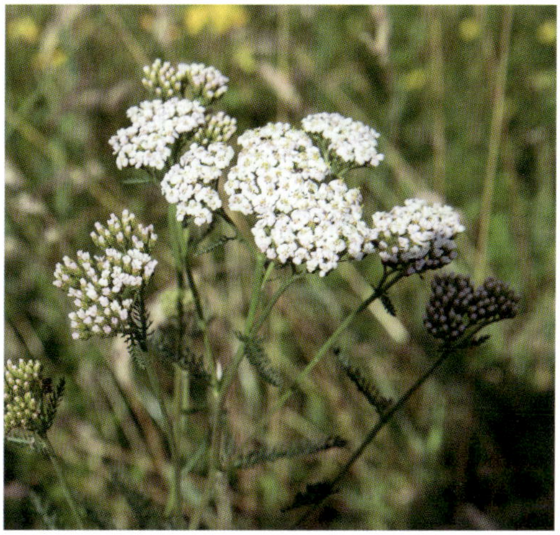

▲ Hilft speziell bei Frauenleiden.

Wirkung: kalt, bitter, aromatisch
Erntezeit: Mai–September
Pflanzenteile: ganzes Kraut
Vorkommen: Die Schafgarbe ist weitverbreitet in Europa und bevorzugt Wiesen, Weiden, trockene Hänge und Wegränder. Sie kommt bis in die Alpenregionen vor.

Viele Pflanzen ähneln der Schafgarbe, aber man erkennt sie an ihren einzigartig leicht gefiederten Blättern. Die Schafgarbe ist insbesondere bei Frauenleiden sehr wirksam und kann Schmerzen während der Menstruation, Stimmungsschwankungen vor der Menstruation sowie Spannungsgefühle im Beckenbereich lindern. Bei Blasenentzündungen sowie Nieren- oder Blasensteinen hilft die Schafgarbe ebenfalls. Die aromatische Wirkung der Schafgarbe kann auch bei gestauter Energie im Beckenbereich helfen. Das Becken ist der Bereich, in dem Frauen auf vielfältige Art empfangen, aber auch Verletzungen erleiden können. Daher empfinden viele Frauen ihr Becken nicht als locker, offen und sicher. Falls auch du zu diesen Frauen gehörst, empfehle ich dir die Verwendung von Schafgarbe.

Waldmeister
Galium moderatum

Wirkung: kühl, bitter, scharf
Erntezeit: März–April (vor der Blüte, wegen des Cumaringehalts)
Pflanzenteile: ganzes Kraut
Vorkommen: Der Waldmeister wächst in Laubwäldern und schattigen Gärten. Man findet ihn bis zu 1400 Metern Höhe in Nord- und Mitteleuropa, in den gemäßigten Zonen.

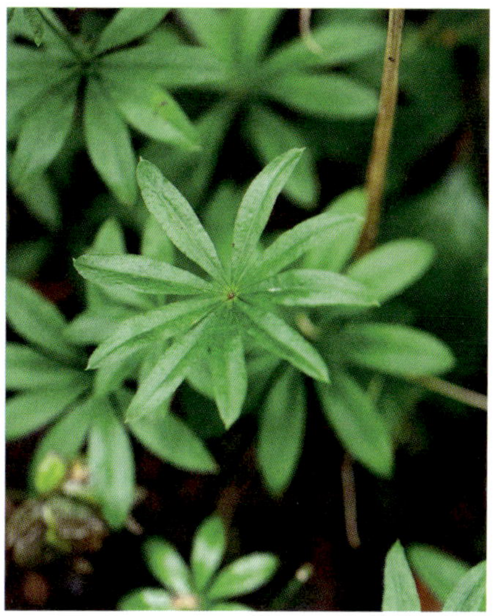

▲ Auf die richtige Dosierung kommt es an.

Waldmeister ist eine ausgezeichnete Pflanze für eine Leberkur oder bei Kopfschmerzen und Migräne. In der TCM spricht man davon, dass Waldmeister den Geist (Gedanken) beruhigt und Hitze (Wut und Aggressionen) klärt. Daher kann Waldmeister auch bei innerer Unruhe, Aggressionen, Schlafstörungen, Hepatitis, Bluthochdruck und zur Wundheilung eingesetzt werden. Waldmeister enthält Cumarin. Dieser Inhaltsstoff kann in hohen Dosen zu Drehschwindel, Erbrechen und Kopfschmerzen führen. Aus Sicherheitsgründen sollte Waldmeister nicht während der Schwangerschaft eingenommen werden. Folgende Dosierung ist unbedenklich: 3 Gramm täglich über 2 Wochen. Die Pflanze wird vor der Blüte geerntet, da sie dann weniger Cumarin enthält. An dieser Stelle möchte ich erwähnen, dass Cumarin sehr viele Heilwirkungen hat. Wie bei vielen Dingen kommt es auch hier auf die Menge an.

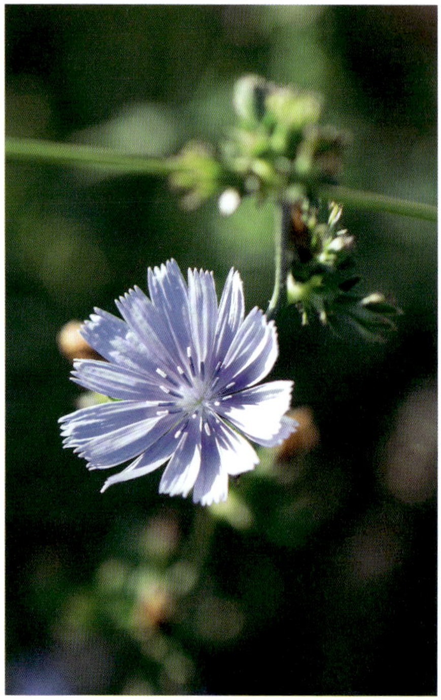

▴ An Weg- und Feldrändern und verwildert in Gärten zu finden.

Wegwarte

Cichorom intybus

Wirkung: kühl, bitter, süß
Erntezeit Wurzeln: März–April und Oktober–November
Erntezeit Blätter und Blüten: Juni–September
Pflanzenteile: ganzes Kraut
Vorkommen: Die Wegwarte ist in ganz Europa zu finden und bevorzugt sonnige Standorte mit trockenem Boden. Man findet sie an Weg- und Feldrändern, aber auch auf Schutthalden und verwildert in Gärten.

Die Wegwarte ist eine vielseitige Heilpflanze. Als Bachblütenmittel »Chicory« ist sie vielen bekannt und auch der aus den Wurzeln hergestellte Chicorée-Kaffee ist ein Begriff. Die Wegwarte enthält Inulin, das zu den Präbiotika zählt und die Verdauung fördert. Die Wegwarte hat eine reinigende und entzündungshemmende Wirkung und hilft bei folgenden Beschwerden: Gallensteine, Akne, juckende, nässende Hautausschläge, Hämorrhoiden, Milzschwellung, Verdauungsstörungen, rheumatische Beschwerden, Gicht, Appetitlosigkeit, Völlegefühl, Verstopfung, Kopfschmerzen (seitl.), als Entschlackungstee und bei Krampfadern.

Weinrebe

Vitis vinivera

Wirkung: kalt, adstringierend
Erntezeit: Mai–August
Pflanzenteile: Blätter
Vorkommen: Die Weinrebe gedeiht kultiviert auch in Mitteleuropa, ist jedoch vorrangig heimisch im Mittelmeerraum und in bekannten Weinbaugebieten.

Die Blätter der Weinrebe können zur Linderung diverser Beschwerden beitragen. Jedoch ist es von großer Bedeutung, sicherzustellen, dass die Reben nicht mit Pestiziden behandelt wurden, falls man die Blätter selbst sammelt. Es ist zu betonen, dass Weinrebeblätter kein alltäglicher Tee sind, da sie eine starke Wirkung haben. Sie können beispielsweise bei Venenentzündung, Couperose, Krampfadern, schweren und heißen Beinen, Cellulitis, Ödemen, Bindehautentzündungen, Akne, Herpes, roten Hautausschlägen und starker Menstruation hilfreich sein.

Krankheitsverläufe werden in der Traditionellen Chinesischen Medizin (TCM) oft als durch verschiedene Ebenen hindurch verlaufend beschrieben. Eine Krankheit kann zu Beginn auf der Energieebene (Qi-Ebene) auftreten und nach längerer Zeit auf die sogenannte Blutebene (dies ist sinngemäß gemeint) fortgeschritten sein. Weinrebeblätter wirken gezielt auf dieser tieferen Ebene, um Bluthitze oder Blutstau zu lösen. Wie bereits erwähnt, handelt es sich hierbei um eine Beschreibung eines Krankheitsbildes gemäß der TCM.

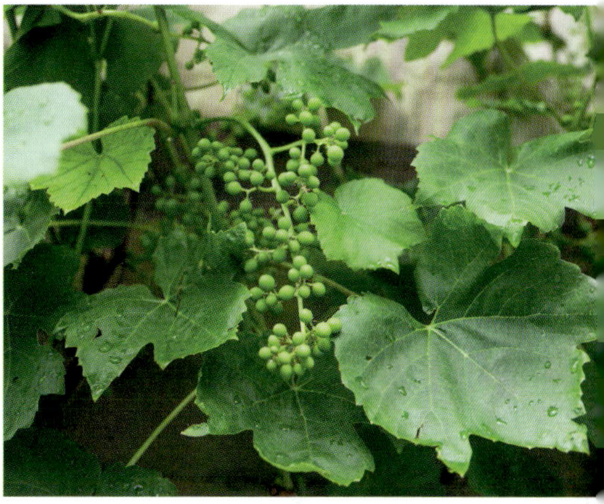

▲ Sammler sollten auf Pestizideinsatz achten.

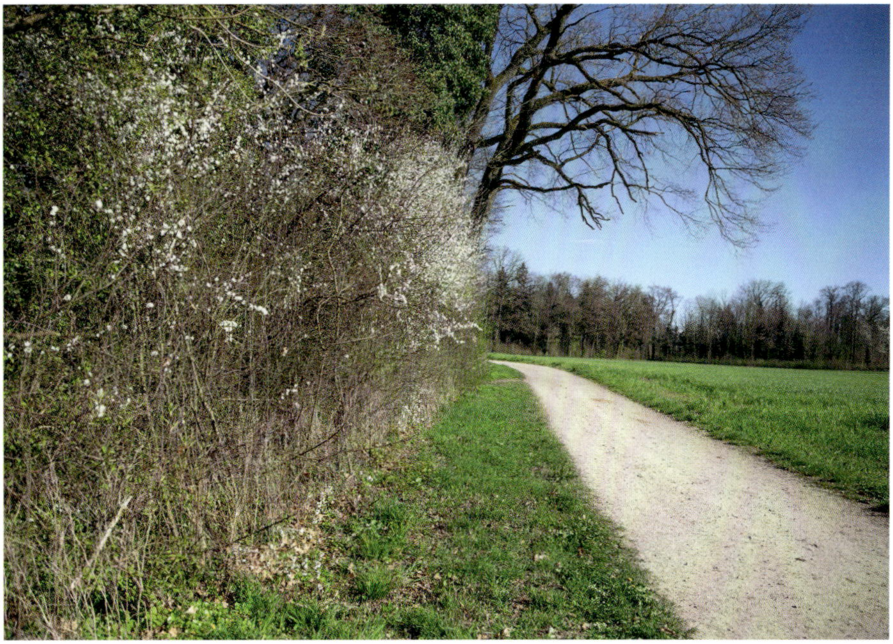

▲ An Wegesrändern lässt sich so manches Kraut finden.

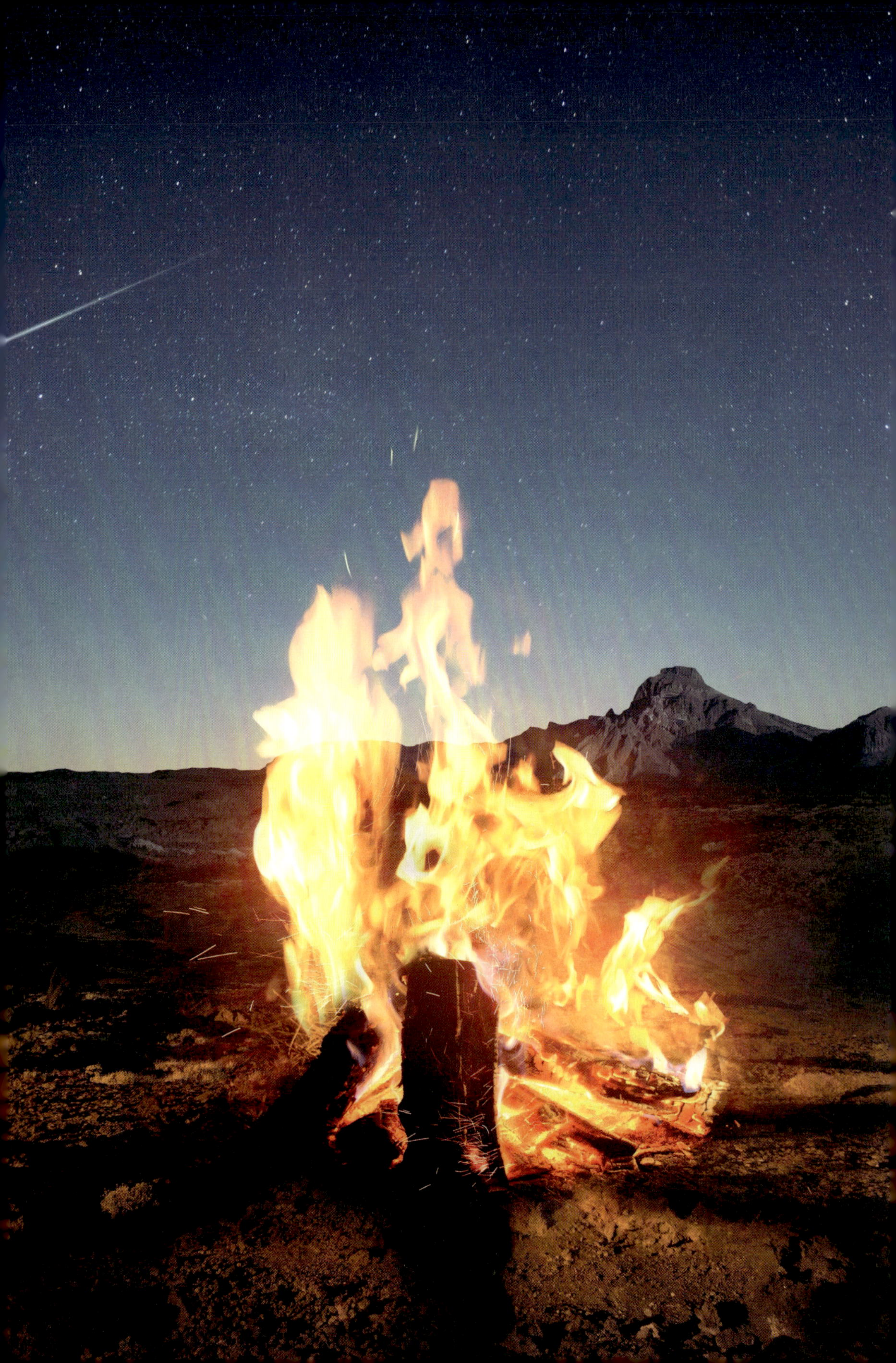

Das Element Feuer

Die Freude am Lernen, am Feiern und ein leidenschaftliches Herz prägen dieses Element. Das Erlangen von Wissen ist im Einklang mit der Spiritualität, die ebenfalls in diesem Element eine große Bedeutung hat.

ÜBERBLICK

Yang-Organ/Fu-Organ (resorbiert, trennt, verteilt und scheidet Energie aus): der Dünndarm

Yin-Organ/Zang-Organ (speichert Energie): das Herz

Das Herz Das Herz ist eines der lebenswichtigsten Organe. Es pumpt ununterbrochen unser Blut durch den Körper und stellt so die Versorgung der Organe mit Sauerstoff und Nährstoffen sicher. Das Herz hält den Blutdruck aufrecht und reguliert den Blutfluss, indem es die Herzfrequenz anpasst. In unserer Kultur wird das Herz auch oft mit der Liebe in Verbindung gebracht und in vielen Glaubensrichtungen der Seele zugeordnet. Begriffe wie »sein Herz verschließen«, »herzlos sein« oder »kein Herz haben« zeigen, dass das Herz auch in unserer Kultur mehr als nur eine Pumpe ist. Positiver und ermutigender ist es, das Herz zu öffnen, Herzchen zu sehen, herzhaft zu lachen oder vor Liebe überfließen zu lassen. Unsere Sprache ist schön und bildhaft, wenn es um die Liebe geht.

Der Dünndarm Der Dünndarm hat die Aufgabe, die durch Speichel und Magensaft vorverdaute Nahrung weiter zu verdauen und die verwertbaren Nährstoffe über die Darmschleimhaut in den Körper aufzunehmen. Der unverdaute Rest der Nahrung gelangt in den Dickdarm. Darüber hinaus ist der Dünndarm mit einem hochsensiblen Nervengeflecht ausgestattet, dem enterischen Nervensystem (kurz: ENS).
Der Dünndarm ist ein Organ, das optisch an das Gehirn erinnert. Er wird auch als Gehirn des Bauches bezeichnet.

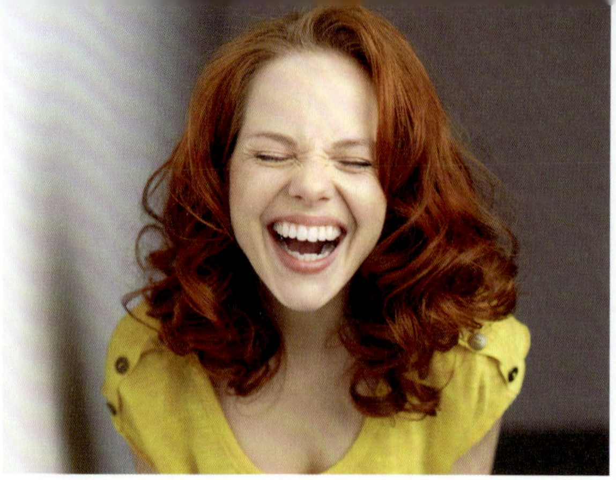

Zuordnung Das Element Feuer wird in Verbindung gebracht mit dem Süden, Hitze, dem höchsten Sonnenstand, Helligkeit und dem Sommer. Das Feuerelement drückt sich verbal durch Lachen aus.

Organzeit Die Zeit, in welcher diese Organe besonders effektiv unterstützt werden können:

11.00–13.00 Uhr	Herz
13.00–15.00 Uhr	Dünndarm

Es ist empfehlenswert zwischen 11.00 und 13.00 Uhr keinen Ausdauersport zu betreiben, sondern dem Herzen eine Pause und Entspannung zu gönnen. Im Dünndarm wird der Nahrungsbrei verdickt und es kommt zu einer sensiblen Resorption von Kohlenhydraten, Eiweißen und Fetten ins Blut. Aus diesem Grund hat die im Süden bekannte »Siesta« durchaus ihre Berechtigung.

Potenzial Personen mit einem geklärten Feuerelement besitzen oft ein attraktives Charisma. Sie zeichnen sich durch einen klaren, offenen Geist und eine verständliche Ausdrucksweise aus, die es dem Zuhörer erleichtert, das Gesagte zu verstehen. Ihre Tätigkeiten, Denkweisen und Gefühle werden von Liebe bestimmt. Mit Leidenschaft erfüllen sie ihre Lebensaufgaben, feiern und lachen gern, sind sich jedoch auch ihrer Grenzen bewusst und halten sich daran. Es fällt ihnen leicht, das Positive in Menschen und Natur wahrzunehmen und es von Herzen zu genießen. Sie schätzen das Lernen und Fühlen und sind auf natürliche Weise mit Spiritualität verbunden. Ihre Herzlichkeit und ihr Lachen sind ansteckend und authentisch.

Herausforderungen Neben der angeborenen Disposition, die jeder Mensch mitbringt, haben auch unsere Erziehung, unser Lebensstil, der Ort, an dem wir leben, und die Gemeinschaft, in der wir aufwachsen, einen Einfluss auf unser psychisches Wohlbefinden.
Eine Person mit ungeklärtem Feuer strebt nach übertriebener Aufmerksamkeit, neigt zu Überaktivität und Kontrollverhalten. Das Feuer bahnt

sich seinen Weg nach oben, und Menschen mit einer starken Veranlagung zum Feuer können manchmal von Ideen und Gedankenblitzen überflutet werden. Dies kann es schwierig machen, bei einer Sache zu bleiben. Deshalb ist es wichtig, das eigene Feuer zu klären, um zu erkennen, welche Gedankenblitze zum eigenen Lebensplan gehören. Probleme mit dem Blutdruck oder eine Veranlagung Richtung ADS und ADHS könnten mögliche Symptome sein. Menschen mit einem Überschuss an Feuerelement neigen dazu, sich auszubrennen und vorzeitig zu altern, im Sinne von »lebe schnell, stirb jung«. Im Unterschied zum Element Wasser sind hier aber die ungezügelte Leidenschaft und ein überbordendes Interesse die Auslöser.
Wenn ein »Feuermensch« jedoch einen Mangel an Feuer aufweist, neigt er zu Leidenschaftslosigkeit und Interessenmangel. Diese Menschen finden nur selten etwas, das sie begeistert, es fehlt ihnen das Herzblut. Sie wirken kühl, ohne Lebensfreude und distanziert.
Menschen, bei denen das Feuerelement im Ungleichgewicht ist, haben oft Schwierigkeiten, sich klar auszudrücken. Stottern, endlose Schleifen beim Sprechen, unklare Erzählungen oder das Nicht-auf-den-Punkt-Kommen sind einige Anzeichen dafür, dass hier etwas mit dem inneren Feuer aus dem Gleichgewicht geraten ist.
Trotz der Herausforderungen, die das Feuerelement mit sich bringt, bin ich davon überzeugt, dass ein aktives Feuerelement viel Freude und Leichtigkeit mit sich bringt.

Allgemein Das Feuerelement wird dem großen Yang zugeordnet. Die aktive, extrovertierte, männliche Energie kann nun ihr volles Potenzial entfalten, indem sie strahlt, wärmt und sich in Richtung Himmel bewegt. Sprache, Geist, Spiritualität, Leidenschaft und Freude werden ebenfalls dem Element Feuer zugeordnet.

Das Lachen als Ausdruck der Freude gibt Aufschluss über den Zustand unseres Feuerelements. Ein Kind lacht durchschnittlich 400-mal am Tag, während ein Erwachsener etwa 15-mal täglich die Mundwinkel hebt. Das Lachen aus tiefstem Herzen oder das glückliche Schmunzeln schenkt uns immer wieder freudige Momente. Es ist lohnenswert, dies zu fördern und die komischen Alltagsmomente wie ein Kind zu genießen. Es gibt jedoch auch Menschen, die hinter jedem Satz ein Lachen erzwingen, das oft nicht passt. Diese Art des Lachens deutet auf ein Ungleichgewicht im Feuerelement hin. Dann gibt es natürlich noch die Spaßbremsen oder Moralapostel, welche jeden freudvollen Moment missbilligen. Auch bei ihnen ist das Feuer aus den Fugen geraten und möchte gern genährt werden.

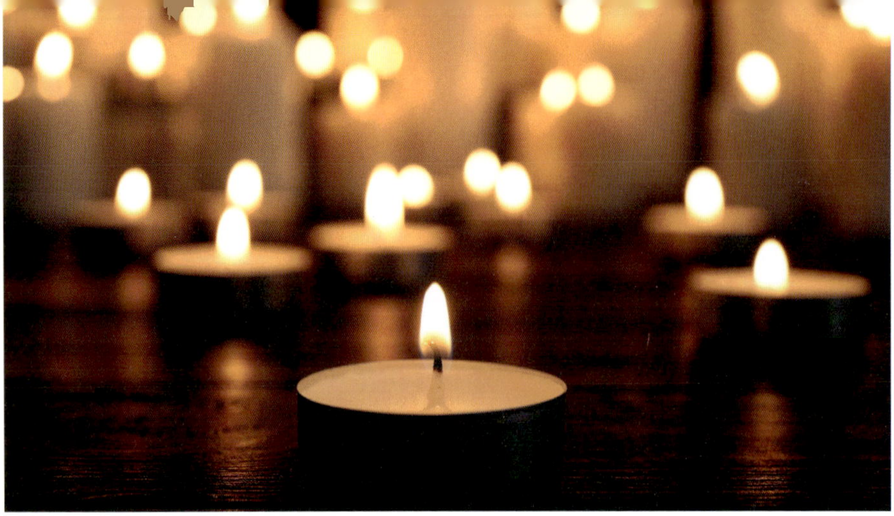

▴ Feuer besitzt eine starke symbolische Kraft.

Menschen, welche im Einklang mit ihrem inneren Feuer leben, haben häufig einen starken Zugang zur Spiritualität und verfolgen ihre höhere Bestimmung aus vollem Herzen. Manchmal hat man das Gefühl, dass solche Menschen »strahlen« oder von einem starken Charisma umgeben sind. Ihnen haften eine ungekünstelte Heiterkeit und Leichtigkeit an. Aus vollem Herzen, mit inniger Leidenschaft folgen sie dem Weg der Herzensbestimmung, dem Weg des inneren Feuers.

Kein Wunder, dass die Farbe Rot das Feuerelement repräsentiert. Sie steht für die Liebe, die Leidenschaft und die Aktivität. Wenn du dieses Element in dir oder in deinem Zuhause stärken möchtest, kannst du dich von verschiedenen Rottönen inspirieren lassen, um das Feuer in deiner Umgebung zu aktivieren. Auch ein Kamin oder eine Kerze unterstützen das Feuerelement.

Damit Feuer brennen kann, benötigt es Holz als Brennmaterial. Daher ist es wichtig, dass wir genügend Energiequellen (Holz) haben, um unsere innere Flamme zu aktivieren, damit wir nicht ausbrennen. Feuer, als das stärkste Yang-Element, kann ohne Rohstoff (Yin) nicht existieren. Dies wird oft von Menschen mit einer starken Feuerenergie übersehen. Es kann sehr erfüllend sein, eine leidenschaftliche Energie in sich zu spüren. Allerdings kann es für Menschen mit einem hohen Feuerenergie-Level mühselig sein, sich zu fragen, ob sie genügend Kapazitäten für ihren Aktivitätsdrang aufbringen können. Manchmal »sprühen« solche Menschen voller Ideen und Tatkraft. Die Gefahr, sich bei den Möglichkeiten an Ideen zu verzetteln, ist aber groß. Daher spricht man in der TCM davon, dass es wichtig ist, das Feuer zu klären. Dies bedeutet, immer wieder die Gedanken in Konsens mit der eigenen Spiritualität und dem Seelenplan zu bringen. Beim Wasserelement spielen die Verbindung mit den eigenen Wurzeln und der gute Umgang mit der Innenschau eine Rolle. Der Gegenpol dazu ist das Feuer. Hier ist es wichtig, sich nicht zu sehr im eigenen Yang, dem Feuer, zu verlieren und vor lauter Aktivität das Ziel aus den Augen zu verlieren.

Im Laufe des Jahres erreicht die Feuerenergie während der Sommermonate ihren Höhepunkt. Die Sonne, als Symbol des Feuers, steht zur Sommersonnenwende am höchsten Punkt und erwärmt uns mit ihrem strahlenden Licht. Während dieser Zeit erleben viele Menschen ein erhöhtes Aktivitätslevel, das sie beflügelt und ihre natürliche Energie stärkt.

Feuer besitzt auch in unseren Breitengraden eine starke symbolische Kraft. In unseren Kirchen entzünden wir Kerzen zum Gedenken an Verstorbene. In dunklen Tagen erfüllt uns ein Kaminfeuer nicht nur mit Wärme, sondern auch mit Behaglichkeit. Das olympische Feuer oder ein Fackellauf bringen Licht, Reinheit und positive Werte von einem Ort zum anderen. Moses erhielt Gottes Worte durch den brennenden Dornbusch und der Vogel Phönix entsteigt aus der brennenden Asche.

Auch unsere Gesundheit kann vom Feuer profitieren. Eine Erhöhung der Körpertemperatur durch Fieber (Feuer) bewirkt eine vermehrte Produktion von weißen Blutkörperchen, welche das Immunsystem benötigt, um Bakterien oder Viren bekämpfen zu können. Es ist hierbei jedoch wichtig, das richtige Maß zu finden. Zu hohes Fieber kann einen Fieberschock verursachen, was zu Schäden an Organen oder Gewebe führen und Probleme im Kreislauf verursachen kann.

Wenn man das Feuer betrachtet, bemerkt man, wie die Flammen nach oben steigen und die Wärme sich ausbreitet. Genau dieses Prinzip möchte das Feuer auch in unserem Körper und in unserer Seele anwenden. Die Feuerenergie bewegt sich in Richtung Kopf und darf uns, im besten Fall, erleuchten und unsere Gedanken klären. Wenn unser Feuerelement stark und klar ist, werden wir durch unsere Träume und unser intuitives Wissen auf fast mystische Art durch unser Leben geleitet. Wenn zu viel Energie in den Kopf steigt, kreisen unsere Gedanken unablässig. Unser Kopfkino lässt sich nicht abschalten, wir werden unklar und unser Blutdruck steigt. Die zu hohe Aktivität im Kopf stört unseren Schlaf und verhindert, dass wir zur Ruhe kommen.

Bleibt der Geist feurig und klar, verbindet sich das Herz (die Heimat des Feuers, sinnbildlich für die Liebe) mit dem Geist und steigt in kleinen Flammen in Richtung Himmel, um sich hier mit der großen allwaltenden Liebe, dem Göttlichen, zu verbinden.

Das Herz wird auch in unseren Breitengraden als Zentrum der Liebe anerkannt. Wenn unser Herz voller Liebe ist, fühlen wir uns frei, stark, mutig und offen. Nach einer Verletzung des Herzens neigt die Energie dazu, in den Kopf zu wandern, wodurch wir anfangen zu denken, anstatt mit den Augen des Herzens zu sehen und zu fühlen.

Über die Liebe ist viel geschrieben und gesungen worden. Ich glaube, sie ist die treibende Kraft, wenn es um ein glückliches Leben geht. Die Liebe lässt uns innerlich satt werden und öffnet uns die Augen für das Schöne im Leben. Hier ein kleiner Ausschnitt aus dem Hohelied der Liebe: »Die Liebe ist langmütig und freundlich, die Liebe eifert nicht, die Liebe treibt nicht Mutwillen, sie bläht sich nicht auf, sie verhält sich nicht ungehörig, sie sucht nicht das Ihre, sie lässt sich nicht erbittern, sie rechnet das Böse nicht zu, sie freut sich nicht über die Ungerechtigkeit, sie freut sich aber an der Wahrheit; sie erträgt alles, sie glaubt alles, sie hofft alles, sie duldet alles.«

Liebe gibt nichts als sich selbst und nimmt nichts als von sich selbst.
Liebe besitzt nicht, noch lässt sie sich besitzen;
Denn die Liebe genügt der Liebe.
Und glaube nicht, du kannst den Lauf der Liebe lenken,
denn die Liebe, wenn sie dich für würdig hält, lenkt deinen Lauf.

Khalil Gibran, Dichter und Philosoph (1883–1931)

In der daoistischen Tradition des Neijing Tu wird der Körper als Landschaft dargestellt. Das Herz wird als Spirale abgebildet, auf der ein Clown steht, der sich am Sternbild des Orion orientiert.

Geliebt zu werden, macht uns stark.
Zu lieben macht uns mutig.

Laotse Philosoph, Begründer
des Taoismus (571 v. Chr.)

Mir gefällt diese Art der Darstellung des Herzens mit dem Stern. Dem Herzstern zu folgen und etwas mit Hingabe zu schaffen, führt zu einem fröhlichen Geist und fördert innere Heiterkeit. Seinem Blick auf den Herzstern auszurichten bedeutet, seiner Lebensaufgabe und innersten Bestimmung zu folgen. Es ist heilsam und weise, dem inneren Stern zu folgen und das Navigationssystem entsprechend auszurichten.
Sterne, wie sie beispielsweise im Neijing Tu abgebildet sind, sehen wir nur in der Nacht, und es ist wichtig zu wissen, welchem Stern wir folgen. Die Nacht wird dem Yin, der Ruhe, dem Weiblichen und Empfangenden zugeordnet. Wir müssen also zur Ruhe kommen, damit wir Botschaften empfangen und uns so immer wieder neu in die Richtung unseres Herzenssterns ausrichten können. Gleichzeitig stellen wir so sicher, dass wir nicht ausbrennen und immer genügend Kraft für unser innerstes Feuer zur Verfügung haben.
Nicht nur das Körperliche wird durch das Feuer genährt, sondern auch der Wunsch nach Erkenntnis, Erforschung und Feiern. Die aktive Kraft, das Yang, ist im jungen erwachsenen Alter auf ihrem Höhepunkt. Junge Erwachsene oder Menschen mit viel Energie haben oft das Gefühl, dass ihre Kräfte unerschöpflich sind, und leben nach dem Motto von Jon Bon Jovi: »Sleep when I'm dead.« Feiern, Freude und Lachen sind förderlich für unsere seelische und geistige Gesundheit. Allerdings sind im Bereich des Feuers das richtige Maß und unser Holz-Energie-Reservoir von großer Bedeutung, um nicht vollständig auszubrennen. Wenn dies nicht berücksichtigt wird, kommt die Strafe garantiert zu einem späteren Zeitpunkt in Form von Burn-out, vorzeitigem Altern oder körperlichen Beschwerden.
Intuition, ein Bewusstsein für die individuelle Persönlichkeit und wegweisende Träume sind weitere Attribute, die dem Feuer zugeschrieben werden können. Ein klarer Geist verbindet sich einfach mit dem größeren Göttlichen, sodass Informationen empfangen werden können, welche anderen Personen möglicherweise unerklärlich bleiben.
Für die Erlangung von Weisheit ist es notwendig, unser inneres Feuer zu nähren und zu klären. Wenn unser Geist, unser Herz und die göttliche Energie im Einklang sind, sind wir in der Lage, unseren Weg sicher zu gehen.

VISUALISIERUNGEN ZUR STÄRKUNG

Wenn du möchtest, schließe deine Augen und atme tief ein und aus. Stelle dir vor, du reist an einen magischen, lichtdurchfluteten Ort mit der Absicht zu heilen. Auf dieser Reise begleitet dich der wunderschöne Zaubervogel Phönix. Er wird dir helfen, deine Wunden in einem neuen Licht zu sehen und gestärkt daraus hervorzugehen. Der Vogel Phönix hat bereits viel Erfahrung darin, in herausfordernden Situationen das Lichtvolle zu sehen. Nun seid ihr beide am Ort der Heilung angekommen und der Prozess kann beginnen. Vielleicht spürst du bereits, wie das Licht des Ortes und die Kraft des Phönix dich mit Liebe und heilender Energie zu

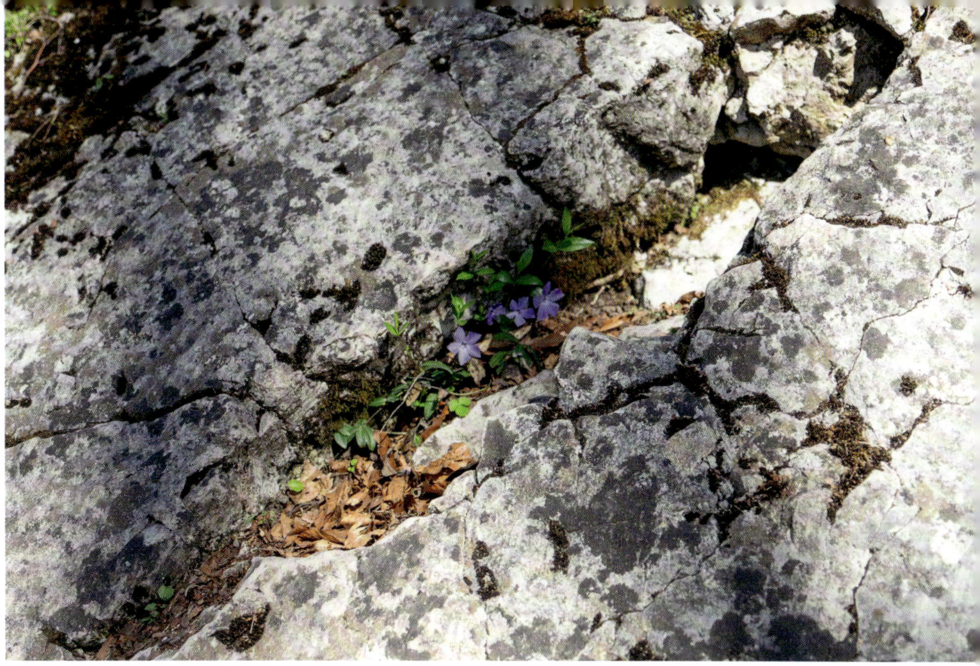

▲ Alte Verletzungen können ins Bewusstsein treten.

durchfluten beginnen. Jede Zelle in dir beginnt, Heilung und Liebe zu atmen, Heilung und Liebe zu spüren. Alle Verletzungen, die du vielleicht noch in dir trägst, können dir nun bewusst werden. Vielleicht kann dein bewusster Geist bereits erkennen, dass dein wahres Sein keinen Schaden genommen hat. Dass ein Teil von dir stets in Verbindung mit dem Licht war und unbeschadet blieb. Wenn du magst, kannst du alle deine Verletzungen dem Vogel Phönix übergeben, der sie im Feuer der Liebe und Transformation verbrennt. Möglicherweise kannst du erkennen, wie du an deinen Wunden gewachsen bist. Wie dein Leben dich geläutert hat. In den Augen des Phönix erkennst du deine wahre Persönlichkeit, dein ungetrübtes Licht. Nun erhebst du dich mit dem Phönix aus der Asche deiner Vergangenheit und erstrahlst. Du bist Licht!

Nimm dir einen Moment Zeit und folge deinem Atem. Mache dir bewusst, dass du ein spirituelles Wesen mit Körper, Seele und Geist bist. Du bist wunderbar und einmalig. In deinem Herzen wohnen Liebe und Freude. Vielleicht füllen Liebe und Freude schon einen großen Teil deines Herzens aus, vielleicht auch nur einen kleinen. Wie auch immer, Liebe und Freude sind schon da, mindestens in einer Zelle. Alles, was du brauchst, ist schon da. Als zusätzliche Unterstützung, um Liebe und Freude zu verstärken, kannst du dich jetzt mit deinem Krafttier verbinden.

Überlasse nun jede Emotion in deinem Herzen, die nicht mit Liebe und Freude übereinstimmt, deinem Krafttier. Die Emotionen, die transformiert werden wollen, übergibt dein Krafttier dem Feuer der Liebe. Nun bekommen die Liebe und die Freude in deinem Herzen viel mehr Raum und können sich ausbreiten. Wenn du möchtest, kannst du die Liebe in deinem Herzen mit der Liebe im Herzen deines Krafttiers verbinden. Vielleicht zeigt sich in diesem Feld der Liebe und Freude eine Erkenntnis, vielleicht spürst du einfach eine wohltuende Wärme in deinem Herzen. Dein Herz wird dir den Weg zu deinem Seelenplan zeigen und dich immer mehr mit Liebe und Freude erfüllen.

DAS KRAFTTIER: DER PHÖNIX

Das bekannte Sprichwort: »Wie Phönix aus der Asche ...« beschreibt einen Neuanfang nach einem Schicksalsschlag. Es bedarf der Liebe und des Bewusstseins der Sinnhaftigkeit, um aus einer schwierigen Situation gestärkt hervorzugehen. Diese Eigenschaften, Liebe und das Bewusstsein einer höheren Macht sind wichtig für ein starkes Feuerelement. Deshalb ist der Phönix ein hervorragendes Krafttier, um Wunden hinter sich zu lassen, sich frei in die Lüfte zu erheben und erwacht ins Leben zurückzukehren. Aus der Distanz, in Verbindung mit dem Lichtvollen, erscheinen Verletzungen und Schwierigkeiten als Lernprozesse, an denen wir wachsen und reifen. Am Ende dieses Prozesses steht die erwachte Persönlichkeit.

Der Phönix wird in verschiedenen Kulturen mit fast identischen Eigenschaften verehrt. In

Affirmationen zur Stärkung des Elements Feuers

- Ich folge meiner Bestimmung. Mein Herz wird mich leiten wie ein Stern in der Nacht.
- Mein Herz öffnet sich voller Liebe und Freude für mich und das Gute in meinem Leben.
- Der Phönix klärt meine Gedanken, so dass Herz und Verstand wieder in Einklang kommen.
- Das Feuer der Klarheit wohnt in mir und hilft mir, mich so mitzuteilen, dass ich verstanden werde.
- Mein Geist, meine Seele und mein Herz werden heute vom Licht des Phönix geläutert.

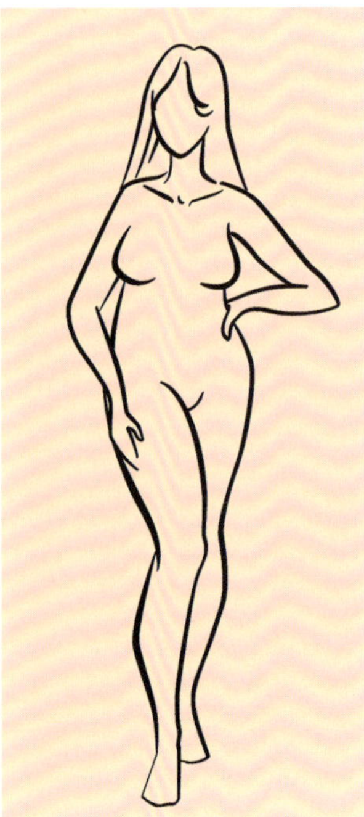

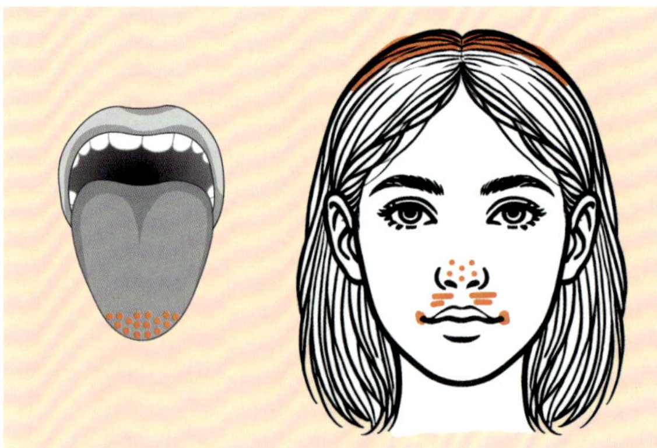

▲ Die Zungenspitze und die Bereiche um Mund und Nase lohnen einen Blick.

◄ Der Feuer-Typus ist oft ein Genießer.

Ägypten oder Griechenland war er ein Symbol der Unsterblichkeit, der Auferstehung, der Regeneration und der Chancen. Im Christentum galt er als Symbol der Auferstehung. In der chinesischen Tradition wird ihm auch die Bewertung des Charakters zugeschrieben. Für das Element Feuer eignen sich neben dem Phönix auch der Löwe oder Kraftwesen wie Engel, Lichtgestalten, Licht, Sonne.

PHYSIOGNOMISCHE MERKMALE

Oft sind es Menschen mit starker Präsenz und Charisma, die als feurig wahrgenommen werden. Sie erscheinen sehr aktiv und haben einen schnellen Schritt. Bei Männern treten oftmals Glatzen auf, während Frauen mit »Feuer« meist luftiges Haar oder eine volle Mähne haben.

Ein harmonisches Feuerelement zeichnet sich durch eine gesunde Gesichtsfarbe aus, die Wangen haben eine rosafarbene Tönung. Menschen mit einem übermäßigen Feuerelement im Körper haben oft eine rötliche und ungesund aussehende Gesichtsfarbe. Personen, bei denen das Feuerelement fehlt, haben oft einen fahlen Teint. Ein kleiner Kopf oder ein spitzes Kinn können ebenfalls auf ein starkes Feuerelement hinweisen. Diejenigen, die als »Feuer-Typus« bezeichnet werden, sind oft Genießer. Dies kann sich auch in ihrem Körper, durch Übergewicht, zeigen.

Sollten um die Nasenlippenfalten kleine, zusätzliche Verästelungen abzweigen, kann dies auf eine Dysbalance im Feuerelement hinweisen. Rote Verästelungen an der Nasenspitze oder eine rötliche Verfärbung dieser können auf eine Hitzeproblematik im Feuerelement hinweisen.

Mundwinkel, die nach unten zeigen, weisen auf eine Schwäche im Feuerelement hin.In der Zungendiagnose wird die vorderste Spitze der Zunge dem Herzen zugeordnet. Eine rote Zungenspitze oder rote Punkte auf der Zungenspitze deuten darauf hin, dass zu viel Hitze im Kopf vorhanden ist. Dies kann zu Unruhe oder Schlafstörungen führen.

KÖRPERLICHE BEFUNDE

- Haare: auffälliges Haar, »Mähne«
- Sprache: Sprachstörungen wie z.B. Stottern oder Unvermögen beziehungsweise Schwierigkeiten, sich klar auszudrücken
- Herz: Herz- und Kreislauferkrankungen, Bluthochdruck, niedriger Blutdruck
- Dünndarm: Zöliakie, Morbus Crohn
- Gesicht: auffallend rote Wangen
- Schwitzen: vor allem an den Händen
- Schlaf: Einschlafstörungen, unruhiger Geist (Shen)

Seelische Befunde Auffälliges Lachen, manchmal Lachen an unpassenden Stellen oder nach jedem Satz, Charisma, Ausstrahlung, Begeisterungsfähigkeit, Interesse an Wissen und Spiritualität, genuss- oder vergnügungssüchtig, Gefühlskälte, kann sich nicht begeistern, temperamentlos, Interessensprünge, Mühe, sich festzulegen, zu viele Interessen (Strohfeuer), Verwirrtheit

Seelisch positiv Begeisterungsfähigkeit, leidenschaftlich, Freude an der Kommunikation, an Sprachen und an der Spiritualität, genießen können, Herzlichkeit, Lachen, Freude kultivieren, lernfreudig, wissbegierig

Seelisch negativ Dominanz, Hyperaktivität, Entscheidungsschwierigkeiten, Neigung zu übermäßigem Genuss oder völlige Ablehnung von Genuss oder Freude, Verwirrung, zu viele Interessen, Ziellosigkeit

Feng-Shui Der Süden ist dem Element Feuer zugeordnet. Will man diesen Wohnbereich aktivieren, kann man dies durch alle Rottöne oder durch eine Kerze, einen Kamin oder Bilder mit starken Rottönen tun.

Parallelen aus unserem Kulturkreis

Die Vier-Elemente-Theorie aus unserem Kulturkreis ist ähnlich alt wie die der Traditionellen Chinesischen Medizin und zeigt erstaunlicherweise viele Gemeinsamkeiten. Schriften von Hippokrates (ca. 400 v. Chr.) oder Galen (129–216 n. Chr.) weisen darauf hin, dass eine Disharmonie der Elemente beziehungsweise Säfte (hier gibt es auch eine Parallele zur TCM) zu Krankheiten führen kann. Dem Element Feuer wurde die Primarqualität warm und trocken zugeordnet. Der Geschmack Bitter wird in der Traditionellen Chinesischen Medizin und der Humoralpathologie dem Feuerelement zugeschrieben und hat tendenziell austrocknende und hitzefördernde Wirkungen. In beiden medizinischen Systemen gilt das junge Erwachsenenalter als wichtige Lebensphase. Allerdings unterscheidet sich die Zuordnung der Farbe im Viererschema der antiken Humoralpathologie von der TCM: Während in der TCM die Farbe Rot dem Feuer zugeordnet wird, ist es im Viererschema Gelb. Eine weitere Übereinstimmung ergibt sich hinsichtlich des Geschlechts. Dem Yang, der männlichen Energie, wird das Feuer zugeordnet und auch in der europäischen Humoralpathologie wird das Feuer dem männlichen Aspekt zugeschrieben.

Das Cholerikertemperament gehört laut der Humoralpathologie zum Gelbgalle-Typ, welcher dem Feuerelement zuzuordnen ist. Es weist sowohl Aspekte des Holztypus als auch des Feuertypus auf. Ein Choleriker verfügt über ein impulsives Temperament, welches gelegentlich zu Wutausbrüchen führen kann. Das cholerische Temperament zeichnet sich jedoch auch durch ein hohes Energielevel sowie durch Selbstbewusstsein und Willensstärke aus.

Weitere Gemeinsamkeiten mit der Humoralpathologie sind die Himmelsrichtung (Süden), die Mittagszeit als Höhepunkt, der Sommer, die Jugend, der bittere Geschmack und dass das Feuer über allen anderen Elementen steht.

Der Arzt Paracelsus (1493 oder 1494–1541) vertrat die Lehre der Elemente und der vier Elementargeister. Die Charaktereigenschaften seines Feuerelements ähneln der Lehre der Traditionellen Chinesischen Medizin. Auch Hildegard von Bingen (1098–1179) unterstützte die Lehre der vier Elemente, obwohl ihre Ansichten von denen des Paracelsus abwichen.

Sowohl Hildegard als auch Paracelsus stellen eine Beziehung zwischen dem Menschen und seinen äußeren Umständen her. Dieser Ansatz spiegelt sich auch in der Traditionellen Chinesischen Medizin wider. Das innere Klima (Trockenheit, Feuchtigkeit, innerer Wind, Hitze und Kälte) wird vom äußeren Klima beeinflusst. In der modernen Medizin wird der menschliche

ÜBUNG

KÖRPERÜBUNGEN ZUR STÄRKUNG DES ELEMENTS FEUER

1 **Der Akupunkturpunkt Herz 7** »Tor des Geistes-Shen» befindet sich auf der Seite des kleinen Fingers an der Innenseite der Arme, gleich nach der Falte, die die Hand vom Unterarm trennt. Dieser Punkt stärkt, befreit und klärt das Herz. Du kannst diesen Punkt in Gedanken ansprechen, um ihn zu stärken, oder ihn mit dem Daumen aktivieren. Wenn du möchtest, kannst du auch ein kleines Herz auf diesen Punkt malen, um dich immer an die wahre Botschaft deines Herzens zu erinnern.

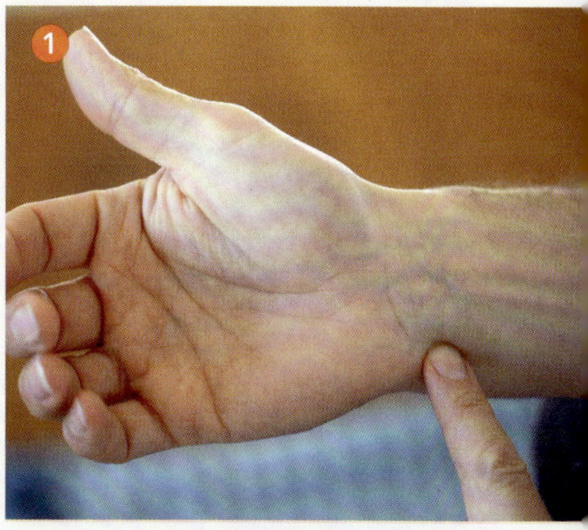

2 **Qi-Gong ist eine wunderbare Übungsform**, um deine Herzenergie zu steigern. Stelle dich bequem hin, die Füße etwa hüftbreit auseinander, das Becken leicht nach vorne gebeugt. Breite die Arme etwa auf Herzhöhe aus, so dass ein großer runder Ball hineinpasst. Dieser Ball steht für deine Herzenergie und du kannst ihn dir rosa bis rot vorstellen. Beim Einatmen wird der Ball größer und beim Ausatmen wird die Energie des Herzballs gereinigt. Alles Belastende fällt von ihm ab. Du kannst den Ball auch so bewegen, wie es deinem inneren Impuls entspricht. Nimm dir 5–10 Minuten Zeit für diese Übung. Am Ende der Übung legst du die Hände auf den Unterbauch, schließt die Augen und lässt die Übung auf dich wirken.

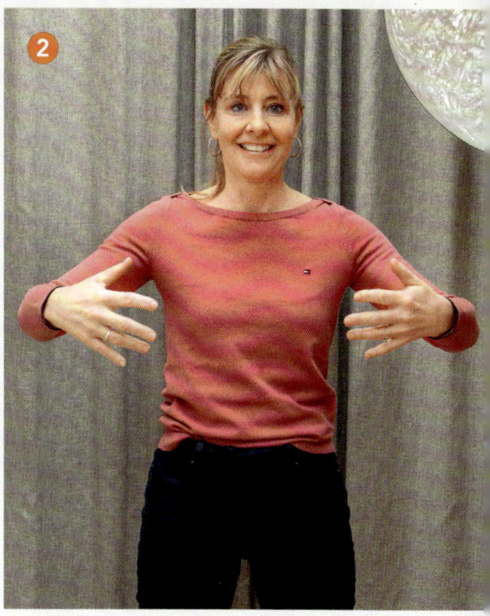

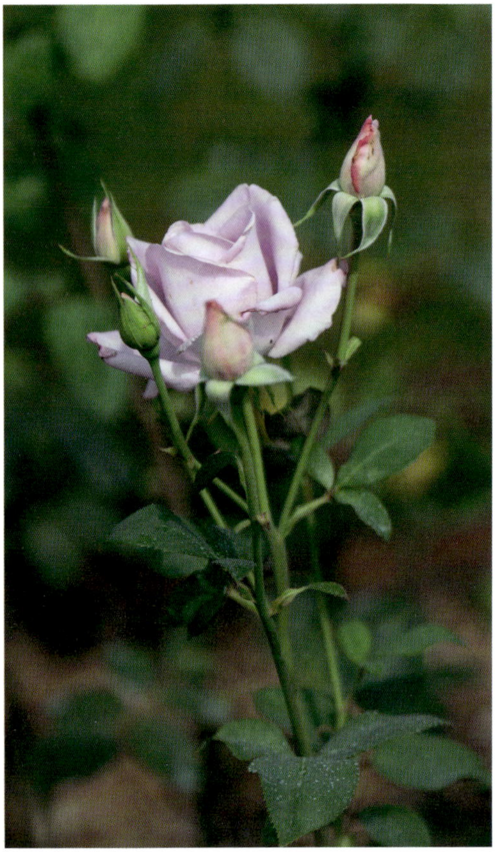

▲ Die Rose ist ein Symbol der Liebe.

Körper oft fragmentiert betrachtet, beispielsweise als separate Leber, Zelle oder Darm. Diese Reduzierung auf Einzelteile hat Vor- und Nachteile. Es gibt mittlerweile hoch qualifizierte Spezialisten, die umfassendes Wissen über bestimmte Körperteile haben. Allerdings birgt die Einzelbetrachtung auch Einschränkungen. Wir Menschen bestehen aus mehr als nur Zellen und Organen. Unser Körper ist ein komplexes System, das körperlichen und seelischen Einflüssen von außen ausgesetzt ist. Ich bin der Meinung, dass eine Symbiose aus altem und neuem Wissen dem Menschen als Ganzes zur Verfügung stehen sollte.

Geschmacksrichtung zur Stärkung dieses Elements: bitter

Die Geschmacksrichtung, die das Feuerelement stärkt, ist bitter. Diese hat eine absenkende und ausleitende Wirkung. Insbesondere bei Entledigungswünschen (beispielsweise bei einer Krankheit) ist die bittere Richtung sehr nützlich. Die Wirkung von Bitterem kennen viele von uns aus ihrem täglichen Leben. Nach einem bitteren Kaffee kann man den Darm leichter entleeren oder nach einem Espresso das Essen besser verdauen. Du siehst anhand dieser Beispiele, dass das Wissen der Wirkung von »bitter« auch in unseren Breitengraden vorhanden ist. Zu viel bittere Stoffe leiten auch wertvolle Feuchtigkeit oder Mineralien aus unserem Körper aus. Es kann also zu Mangelerscheinungen führen, wenn du zu viel Bitterstoffe zu dir nimmst. Es ist also wichtig zu wissen, was du tust, wenn du mit bitteren Kräutern arbeitest, damit du dich nicht schwächst.

Sprüche und Philosophisches

Er/Sie tut etwas mit Herzblut Dieser Ausspruch beschreibt, dass jemand eine Tätigkeit mit Leidenschaft und Liebe ausführt. Wie passend für dieses Element.

Er/Sie hat viel Feuer in sich Diese Aussage bezieht sich auf das Temperament, die Leidenschaft, welche im Feuer steckt und in Menschen, die viel Feuer besitzen.

Ihm/Ihr fehlt das Feuer Hiermit ist das Gegenteil des oben genannten Spruchs gemeint. Die Person zeigt keine Leidenschaft oder Hingabe für eine bestimmte Aufgabe oder das Leben im Allgemeinen.

Das Herz liegt ihm/ihr auf der Zunge Zunge und Herz werden dem Feuerelement zugeordnet. Diese Redewendung bedeutet, dass jemand ungefiltert über seine Gefühle spricht. Sprache und klare Ausdrucksweise sind wichtige Merkmale des Feuerelements.

Er/Sie verbrennt sich die Zunge Diese Aussage bezieht sich ebenfalls auf das Aussprechen, was einem gerade so in den Sinn kommt, ohne vorher über die Konsequenzen des Gesprochenen nachgedacht zu haben.

Stärkende Nahrungsmittel für das Element Feuer

Getreide Die meisten Getreidesorten sind nährend und aufbauend (Qi, Blut und Yin). Hirse, Mais, Langkornreis, Sojamehl, Buchweizen, Amaranth und Quinoa enthalten kein Gluten.
Roggen: neutral, süß, bitter. Roggen gibt Kraft und Ausdauer. Roggen enthält Kalium, Magnesium, Eisen, Zink, Folsäure und die Vitamine B_1 und E. Kalium ist besonders gut für das Herz und wirkt blutdrucksenkend.
Zubereitung: 1 Stunde köcheln und 1 Stunde quellen lassen.
Getreideauszüge sind die Essenz des Korns und deshalb besonders schonend und für den Körper gut absorbierbar. So wird ein Getreideauszug hergestellt:
1 Tasse Getreide mit 12 Tassen Wasser ca. 90 Minuten köcheln lassen. Das Getreide abseihen. Die verbleibende Flüssigkeit nennt man Getreideauszug oder Getreidemilch. Er ist im Kühlschrank einige Tage haltbar.
Obst wie Grapefruit, Holunderbeere, Quitte
Getreide wie Amaranth, Buchweizen, Roggen, Quinoa
Gemüse wie Artischocke, Chicorée, Eisbergsalat, Endiviensalat, Feldsalat, Kopfsalat, Rote Bete, Rosenkohl, Rucola
Milchprodukte wie Schafskäse, Ziegenkäse, Ziegenmilch
Fleisch wie Lamm, Schaf, Ziege, alle gegrillten Fleischsorten

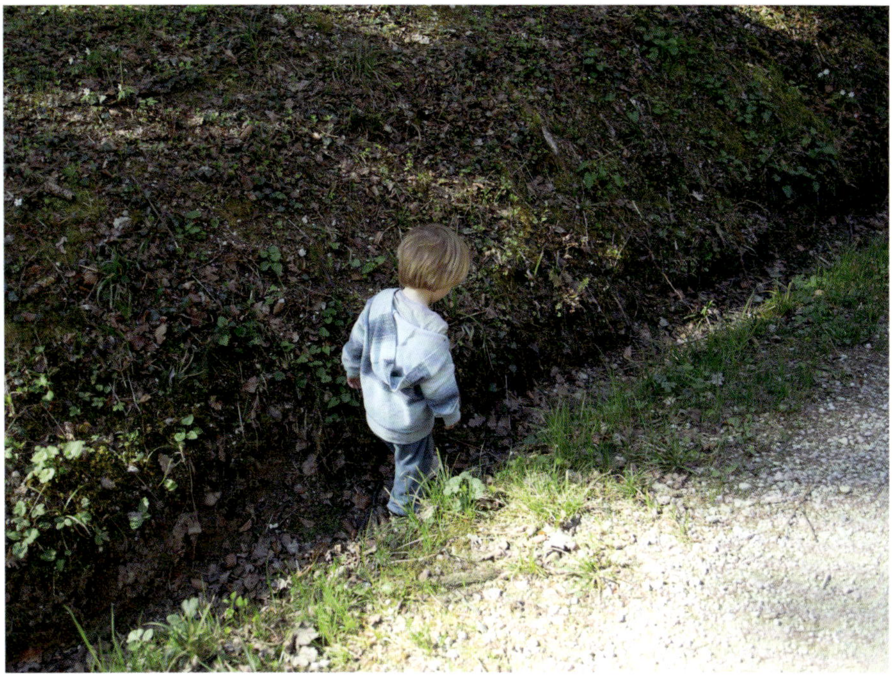

▲ Ein gemeinsamer Kräuterspaziergang macht jung und alt Freude.

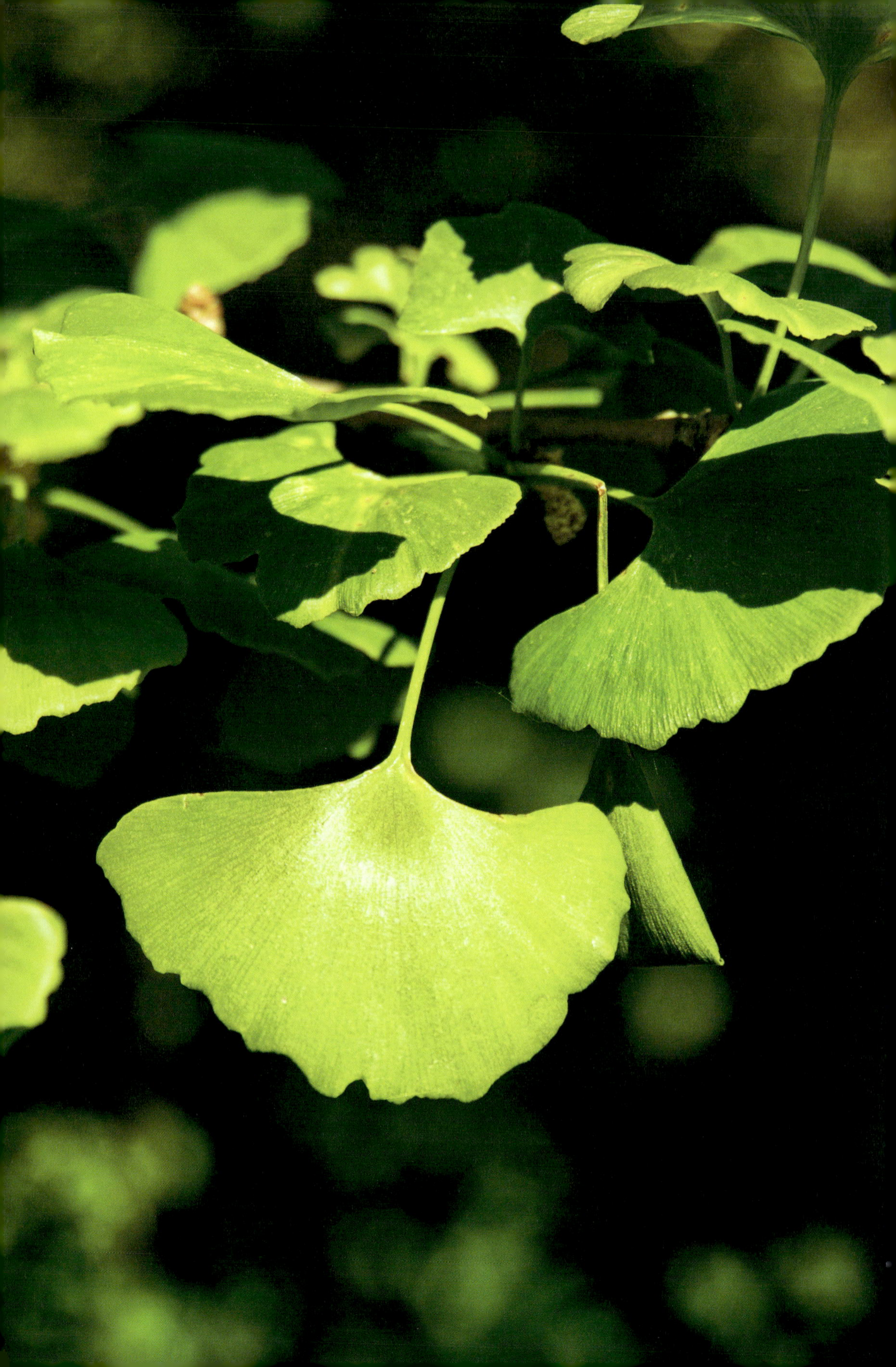

Wichtige Kräuter für das Element Feuer

Andorn

Marrubium vulgare

Wirkung: kalt, süß, scharf
Erntezeit: Juni–September
Pflanzenteile: ganzes Kraut
Vorkommen: Ursprünglich stammt der Andorn aus Südeuropa. Heutzutage ist er auch in Mitteleuropa bis nach Schottland und Südschweden anzutreffen. Er bevorzugt trockene, lehmhaltige Standorte wie zum Beispiel Schuttplätze.

Andorn wirkt, wie die meisten Herzkräuter, beruhigend und regulierend auf unser Herz. Dies ist besonders bei Herzrhythmusstörungen oder Nachtschweiß unterstützend. Ungleichgewichte im Feuerelement zeigen sich oftmals im Schwitzen. Wir schwitzen gar nicht, zu stark, nur nachts oder an Händen und Füßen. Wenn das bei dir der Fall ist, dann überlege doch einmal, was du brauchst, um dein inneres Feuer wieder ins Gleichgewicht zu bringen. Auf den folgenden Seiten findest du bestimmt ein hilfreiches Kraut dafür. Andorn ist eines davon. Andorn wird auch als Heilkraut bei Grippe angewendet. Er wirkt fiebersenkend und schleimlösend. Weitere Informationen dazu findest du im Element Metall.

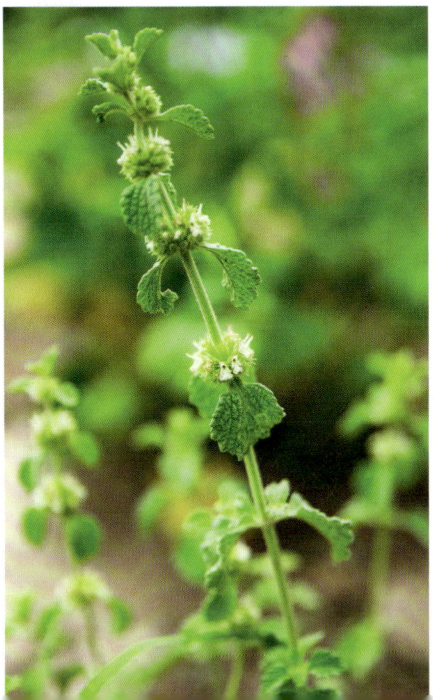

Baldrian

Valeriana officinalis

Wirkung: erwärmend, bitter, etwas scharf
Erntezeit Wurzeln: Oktober
Erntezeit Blüten: Juli und August
Pflanzenteile: Wurzeln und Blüten
Vorkommen: Baldrian ist in ganz Europa verbreitet und gedeiht vor allem an Bächen, feuchten Wiesen und Waldrändern.

Der Baldrian (Valeriana officinalis) ist eine Pflanzenart aus der Familie der Geißblattgewächse (Caprifoliaceae), die bei Spaziergängen durch ihre Schönheit beeindruckt. Für medizinische Zwecke wird üblicherweise die Wurzel

◂ Andorn wächst an trockenen Plätzen.

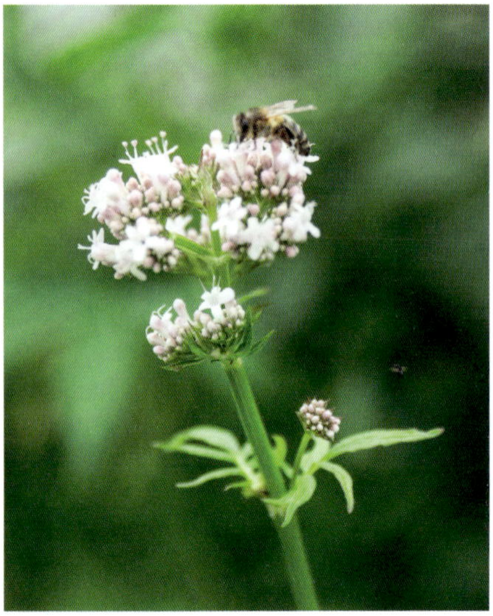

▲ Baldrian – das Schlafmittel

genutzt, aber auch die Blüten, welche zwischen Juli und August gesammelt werden können, haben eine Wirkung, die als sanfter als die der Wurzeln beschrieben wird. Valeriana officinalis ist ein bewährtes Heilmittel gegen nervöse und krampfartige Beschwerden, insbesondere auf das Herz und die Leber hat es eine beruhigende Wirkung. Das Herz symbolisiert Liebe und Mut, um aus tiefstem Herzen zu leben. Die Leber hingegen steht für die Emotion Wut. Manchmal sind unsere inneren Glaubenssätze oder die momentanen Umstände so einschränkend, dass wir in unseren Gedanken verharren und uns gefangen fühlen. In solchen Situationen kann Baldrian wahre Wunder bewirken: Er löst Stagnationen im Bereich des Herzens und der Leber (Qi-Stau) auf und bringt uns zurück in einen entspannten inneren Fluss. Baldrian wird deshalb bei Schlafstörungen, Unruhe, ADHS, krampfartigen und neurotischen Zuständen eingesetzt. Durch seine bittere, scharfe und staulösende Wirkung regt Baldrian auch die Blutzirkulation an.

Gänseblümchen

Bellis perennis

Wirkung: kühl, bitter
Erntezeit: März–November
Pflanzenteile: ganzes Kraut
Vorkommen: Bevorzugt anzutreffen sind sie auf Wiesen in ganz Europa.

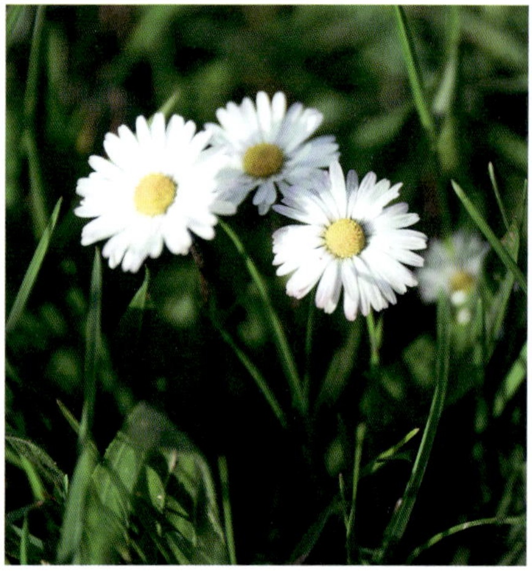

▲ Auf jeder Wiese zu finden

Die zarte und weit verbreitete Pflanze wächst auf praktisch jeder Wiese. Als Kind konnte ich Stunden damit verbringen, Kränze aus den schönen Blüten zu flechten. Das Gänseblümchen ist eine wichtige Heilpflanze für Menschen, die besonders sensibel sind oder einen Schock oder ein Trauma erlebt haben. Zudem wirkt das Gänseblümchen schleimlösend bei Erkältungskrankheiten, hat eine blutreinigende Wirkung, regt den Stoffwechsel an, entspannt und entgiftet die Leber und Galle und hat eine heilende Wirkung bei Hautausschlägen. Eine Einnahme über mehr als sechs Wochen sollte jedoch vermieden werden, um Überdosierungen zu vermeiden.

Gänsefingerkraut

Potentilla anserina

Wirkung: kühl, etwas adstringierend
Erntezeit: Mai–August
Pflanzenteile: ganzes Kraut
Vorkommen: Das Gänsefingerkraut wächst oft großflächig. Es liebt feuchte, nährstoffreiche Böden und ist häufig an Wegrändern von Acker- und Weideflächen zu finden.

Ich habe mit Gänsefingerkraut außerordentlich gute Erfolge bei Dünn- und Dickdarmentzündungen erzielt. Der Dünndarm ähnelt anatomisch dem Gehirn und kann als Bauchhirn betrachtet werden. Die Form des Gänsefingerkrauts erinnert an die Finger einer Gans und erreicht jeden Zweig des Darms. Gänsefingerkraut hilft bei Darmkolonisation, Darmpolypen, Darmkrämpfen und chronischem Durchfall.

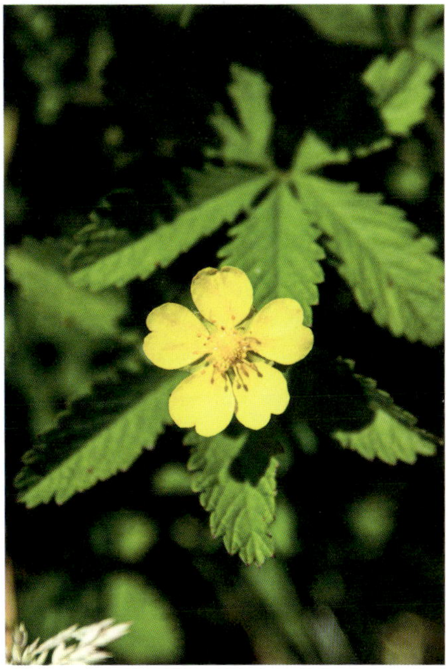

▲ Gut für den Darm

Ginkgo

Ginkgo biloba

Wirkung: neutral, süß, bitter, adstringierend
Erntezeit: Juni–September
Pflanzenteile: Blätter
Vorkommen: Der Ginkgo gilt in China als heiliger Baum. Er ist sehr robust und ist mittlerweile über die ganze Erde verteilt und erfreut sich großer Beliebtheit.

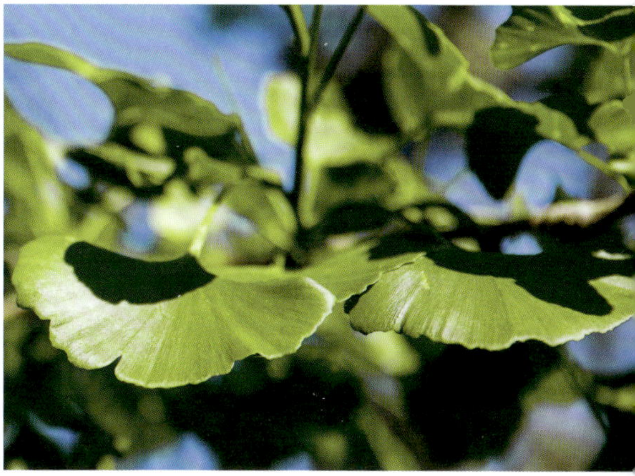

▲ Gingko gilt als heilige Pflanze.

Ginkgo fördert das Gedächtnis und stärkt die Konzentrationsfähigkeit, sowohl im Alter als auch im Zusammenhang mit ADS oder ADHS. Zur Vorbeugung und Unterstützung bei Demenz und Alzheimer ist Ginkgo inzwischen sehr bekannt. Er wirkt entzündungshemmend auf die Blutgefäße und fördert den freien Fluss des Blutes. Daher kann er auch bei Durchblutungsstörungen in Händen und Füßen eingesetzt werden. Auch bei Tinnitus und Schwindel kann Ginkgo durch seine durchblutungsfördernde Wirkung hilfreich sein.

Herzgespann

Leonurus cardiaca

Wirkung: kühl, leicht bitter
Erntezeit: Juni–September
Pflanzenteile: ganzes Kraut
Vorkommen: Das Herzgespann ist in Mitteleuropa bis Ostasien beheimatet. Es bevorzugt nährstoffreiche Böden und ist häufig an Mauern, Zäunen und an Unkrautstellen zu finden. Aufgrund ihrer Seltenheit ist diese Pflanze geschützt.

Nomen est omen, auch bei dieser Heilpflanze. Das Herz steht im Mittelpunkt von diesem Gewächs, das viele Beschwerden lindert, die das Herz belasten. Dazu gehören Stress, Anspannung, Ängste, Herzrasen, Herzklopfen, Schilddrüsenüberfunktion, Angina pectoris und Schlafstörungen. Zudem hat Herzgespann eine positive Wirkung bei Menstruationsbeschwerden oder spärlicher Menstruation. Gönne deinem Herzen etwas Gutes und stärke die Kraft, deinem Herzensanliegen Raum zu geben.

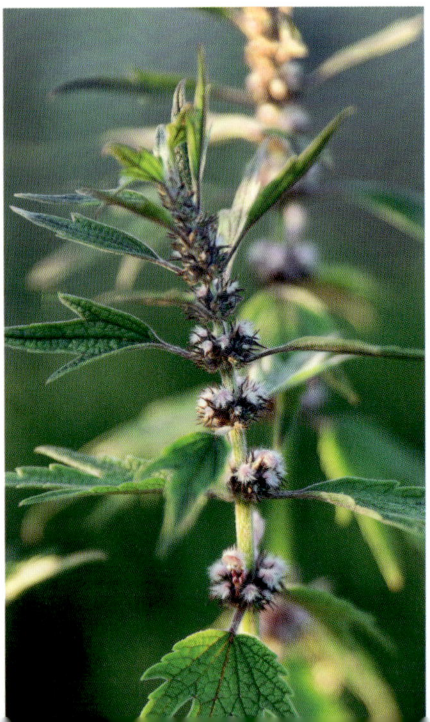

Jasmin

Jasminum officinale

Wirkung: warm, scharf, leicht süß
Erntezeit: Juni–September, nachts ernten
Pflanzenteile: Blüten
Vorkommen: Ursprünglich stammt der Jasmin aus dem Himalaya und Südwestchina. Mittlerweile findet man ihn aber auch in Süd- und Mitteleuropa. In Mitteleuropa benötigt die Pflanze einen sonnigen bis höchstens halbschattigen Standort.

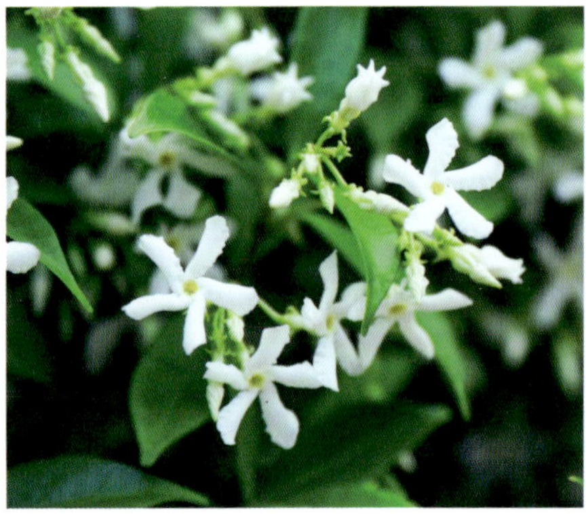

▴ Der Duft der Blüte beruhigt und beflügelt.

Jasmin wirkt beruhigend und entspannend auf das Herz. Jasmin hilft auch, wenn man nicht mehr klar denken kann. Wenn die Gedanken wirr und orientierungslos sind. Ein klarer Kopf ist wichtig für ein klares und ruhiges Herz. In unserem Garten wächst Jasmin und ich freue mich jedes Jahr auf die Blüte. Der Duft ist einfach wunderbar und das Einatmen des Jasminduftes beruhigt und beflügelt mich. Jasmin hat eine heilende Wirkung bei Angstzuständen, Schlafstörungen, Herzklopfen, Nervosität und Stress.

◂ Das Herzgespann hilft dem Herzen.

Johanniskraut

Hypericum perforatum

Wirkung: kühlend, bitter, aromatisch
Erntezeit: Juni–Oktober
Planzenteile: ganzes Kraut
Vorkommen: Johanniskraut ist eine Pflanze, die in Europa, Nordasien und Nordafrika heimisch ist. Die bevorzugte Bodenart von Johanniskraut ist kalkhaltig. Sie gedeiht besonders an sonnigen, trockenen Stellen und ist oft entlang von Wegen, an Waldrändern, in Steinbrüchen und an Böschungen zu finden.

Die heilende Wirkung von Johanniskraut ist den meisten bereits bekannt. Heutzutage ist Johanniskraut in Form von Tabletten, Tinkturen oder Tee erhältlich. Johanniskraut wirkt stimmungsaufhellend bei depressiven Verstimmungen, Angststörungen, Bettnässen, Blasenentzündungen und Schockzuständen. Zudem nützt Johanniskraut bei Hämorrhoiden, regt den Gallenfluss an und hilft bei Koliken. In der chinesischen Medizin heißt es, dass Johanniskraut die Energie von Herz (Ort der Liebe) und Gallenblase (Ort der Kreativität oder Frustration) wieder in Bewegung bringt. Johanniskraut wird oft als »eine kleine Sonne« beschrieben, welche uns von der Natur geschenkt wird, um Licht in unsere Seele, unseren Geist und unseren Körper zu bringen.
Man sollte jedoch beachten, dass Johanniskraut in manchen Fällen Wechselwirkungen mit der Sonne, der Pille oder Antidepressiva haben kann. Bei Unsicherheit sollte man den Arzt oder Apotheker zu Rate ziehen.

Kamille

Matricaria recutita

Wirkung: kühlend, bitter, etwas aromatisch
Erntezeit: Mai–Juli
Pflanzenteile: Blüten
Vorkommen: Die Kamille ist eine Heilpflanze, die fast überall in Europa vorkommt und keine besonderen Ansprüche an den Standort hat. Sie wächst oft auf oder neben brachliegenden Feldern oder am Wegrand, besonders in sonnigen Lagen.

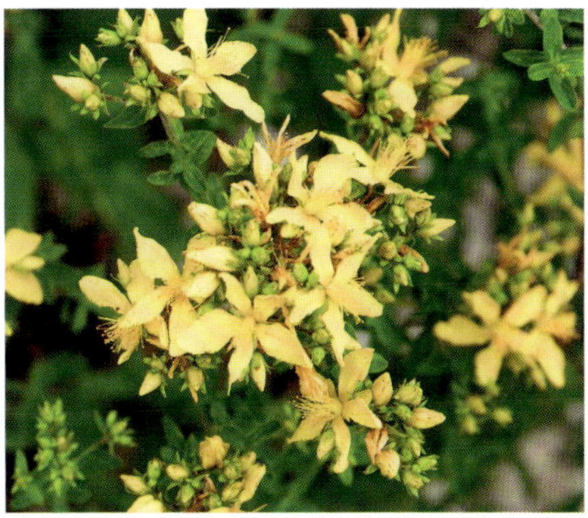

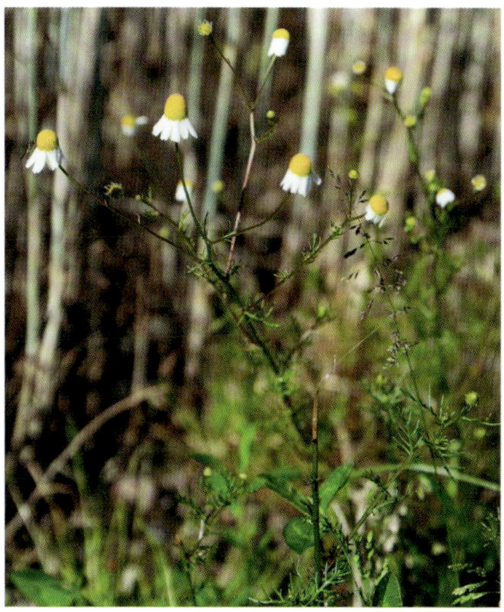

▲ Johanniskraut bringt Energie.

► Kamille ist einfach ein Alleskönner.

Als Kind mochte ich Kamillentee überhaupt nicht. Ich denke aber, dass meine Mutter Kamillentee gekauft hat, statt die Pflanze selbst zu sammeln. Wahrscheinlich hatte ich eine angeborene Abneigung gegen Teebeutel, die oft verklebt sind. Heute liebe ich Kamille sehr. Die zarten Blüten verbinden das Herz und den Magen und können daher bei verschiedenen Beschwerden helfen, wie zum Beispiel: Unruhe, Einschlafstörungen, Gastritis, Zahnfleischentzündungen, Zahnschmerzen, übelriechendem Durchfall, Hämorrhoiden und Gesichtsneuralgien. Kamille hilft auch bei einer Überfunktion der Schilddrüse. Äußerlich empfiehlt sich ein Sud aus dem Kraut bei Bindehautentzündung sowie bei juckenden, nässenden Hautausschlägen und Nesselsucht.

Klatschmohn

Papaver rhoeas

Wirkung: kalt, süß, etwas bitter
Erntezeit: Juli–August
Pflanzenteile: Blüten
Vorkommen: in Getreidefeldern, auf Äckern, Schuttplätzen, an Wegrändern und Bahndämmen.

Der Klatschmohn verbindet die Lunge mit dem Herzen. Deshalb wird der Klatschmohn im Metall- und Feuerelement erwähnt. Klatschmohn hilft bei Einschlafstörungen, innerer Unruhe, Kloßgefühl im Hals, Stresssymptomen und manischen Zuständen (euphorische, übereifrige Aktivität). Überdies wirkt Klatschmohn schmerzlindernd.

Knoblauch

Allium sativum

Wirkung: scharf, leicht süß
Erntezeit: Die Reife des Knoblauchs zeigt sich an der Oberfläche. Wenn sich 2/3 der Blätter von grün nach gelb verfärbt haben, ist der Knoblauch reif.
Pflanzenteile: Knollen
Vorkommen: In Mitteleuropa wächst Knoblauch problemlos. Er liebt lockere, humusreiche und sonnige Standorte.

Knoblauch hat verschiedene wichtige Eigenschaften für die Gesundheit unseres Herzens. Seine blutverdünnende Wirkung beugt Thrombosen, Herz-Kreislauf-Erkrankungen, Arterio-

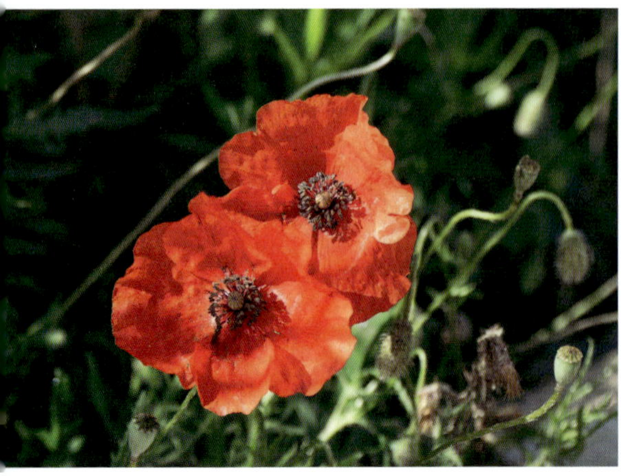

▲ Wundervolle Farbtupfer auf Feldern und an Wegrändern

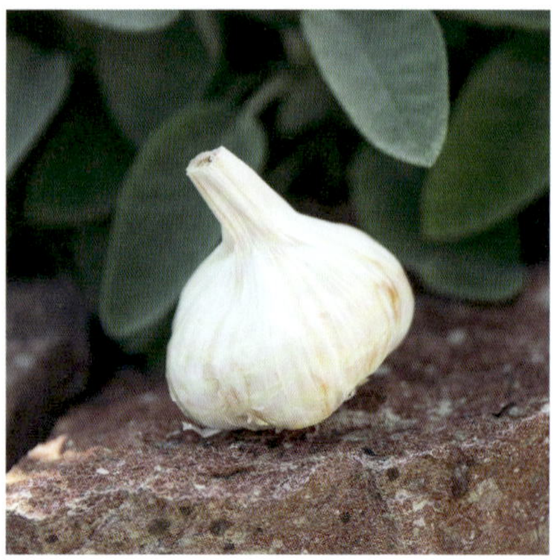

▲ Gut fürs Herz

sklerose und Schlaganfällen vor. Außerdem senkt Knoblauch den Cholesterinspiegel und den Blutdruck. Knoblauch hat auch eine antibakterielle Wirkung und ist daher gut für unser Immunsystem. Wer Knoblauch nicht frisch verzehren möchte, kann eine Knoblauchtinktur herstellen. Das Rezept für die Tinktur findest du auf Seite 156.

Lavendel

Lavandula angustifolia

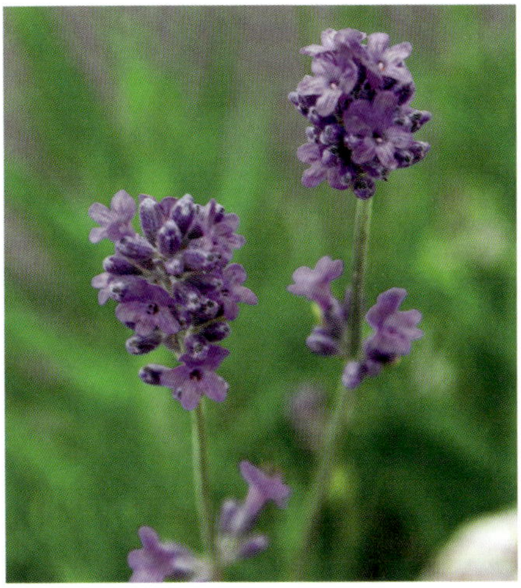

▲ Beruhigt unsere Gedanken und unser Herz

Wirkung: warm, sehr aromatisch, etwas bitter
Erntezeit: Juni–September
Pflanzenteile: Blüten
Vorkommen: Ursprünglich in Südeuropa heimisch, ist er mittlerweile auch in vielen Gärten in Mitteleuropa zu finden.

In meinem Garten wächst der Lavendel. Er verschönert ihn während der Sommermonate und seine getrockneten Blüten dekorieren unser Haus während des gesamten Jahres. Lavendel hat eine wunderbar beruhigende Wirkung auf unser Nervensystem, unsere Gedanken und auf unser Herz. Deshalb hilft er gut bei: Angstzuständen, Unruhe, Schlafstörungen, Taubheitsgefühlen, Kopfschmerzen, Gesichtslähmungen nach einem Hirnschlag, einseitige Ohrgeräusche, Depressionen, Melancholie, Tinnitus, atonische Verstopfung und er ist schmerzlindernd. Lavendel gehört zu den aromatischen Kräutern. Die aromatische Wirkung und die ätherischen Öle helfen uns, uns wieder für die Klarheit, unsere Herzenswünsche und unsere Bestimmung zu öffnen. Dadurch beruhigt sich unser Geist und kann sich so wieder einfacher mit dem Herzen verbinden.

Melisse

Melissa officinalis

Wirkung: kalt, würzig, aromatisch
Erntezeit: Juni–August
Pflanzenteile: Blätter
Vorkommen: Die Melisse stammt ursprünglich aus dem Süden Europas, wächst mittlerweile jedoch teilweise auch verwildert in Mitteleuropa. In Gärten wird sie in gemäßigten Klimazonen gezüchtet. Die Pflanze bevorzugt

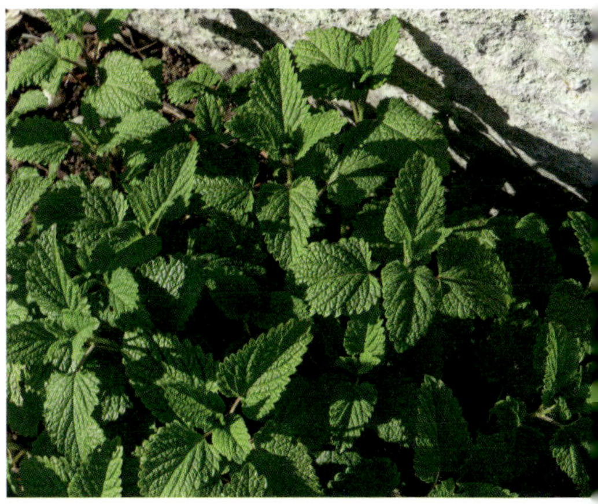

▲ Melisse sollte in keinem Kräutergarten fehlen.

nährstoffreiche, trockene und warme Standorte, wobei insbesondere sandige oder lehmreiche Böden optimal sind.

Die Melisse wurde im Mittelalter auf Anordnung in jedem Klostergarten angepflanzt. Auch heute noch ist der »Klosterfrau Melissengeist« bekannt. Die Melisse wirkt beruhigend auf das Herz und das Nervensystem und ist daher hilfreich gegen seitliche und frontale Kopfschmerzen, Zahnschmerzen, Ohrenschmerzen, neuralgische Schmerzen, Schlaflosigkeit, Menstruationsbeschwerden, prämenstruelles Syndrom, Schwindel, sexuelle Erregungszustände und psychosomatisches Asthma.
Die Melisse zeichnet sich durch ihre Sanftheit aus. Melisse wirkt entspannend und ausgleichend auf den Herz- oder Gallenblasenenergiebereich (Feuer und Erde), wenn eine zu hohe Spannung vorliegt. Sie ist eine wertvolle Pflanze, die in keinem Kräutergarten fehlen sollte und ihre heilende Wirkung das ganze Jahr über in getrockneter Form entfaltet.

Mistel
Viscum album

Wirkung: kühlend, süß
Erntezeit: November–Februar
Pflanzenteile: Blätter und Zweige
Vorkommen: Die Mistel ist ein sogenannter Baumparasit. Das bedeutet, dass sie auf Bäumen wächst und sich von diesen ernährt. Besonders häufig wächst die Mistel auf Pappeln, Ahorn, Apfelbäumen, Weißdorn, Birken oder Linden.

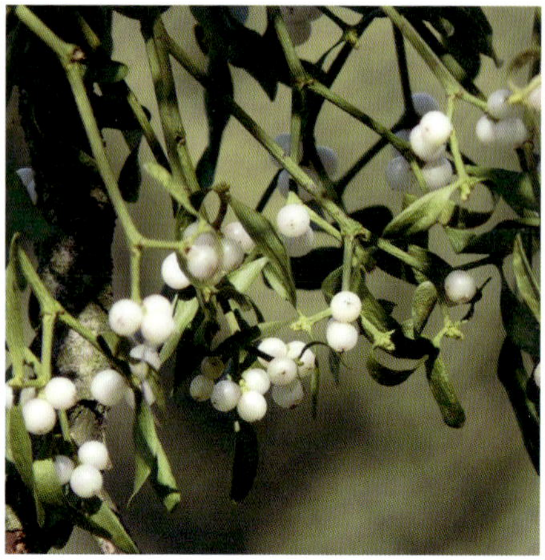

▲ Mistelzweige wurden schon von Druiden gesammelt.

Die Mistel hat einen mystischen Hintergrund und wurde früher von Druiden gesammelt. Sie sollte vor bösen Dämonen und Geistern schützen. Heute kennen wir die Mistel noch aus der Weihnachtszeit, wo sie zum Liebeszauber beitragen soll, wenn man sich unter einem Mistelzweig küsst.
Mit der Mistel behält man im wahrsten Sinne des Wortes einen kühlen Kopf. Die Mistel hilft bei Bluthochdruck, wirkt beruhigend, stärkt das Herz, hilft bei Arthrose und wird in der Krebstherapie eingesetzt. Zudem hilft die Mistel bei Taubheitsgefühlen, Nierensteinen, seitlichen Kopfschmerzen und Prostataentzündung.
Vorsicht: Die Mistel enthält leicht giftige Inhaltsstoffe. Um einen Tee zuzubereiten, kann man die Blätter und Zweige über Nacht ziehen lassen. Nach dem Abseihen kann der Tee erwärmt werden. Ansonsten gibt es viele Fertigpräparate, die ebenfalls unbedenklich sind.

Orange
Citrus aurantium

Wirkung: neutral, süß
Erntezeit: April–Mai (Europa)
Pflanzenteile: Blüten
Vorkommen: Die Orange stammt ursprünglich aus Arabien. In Europa wird sie heute in Griechenland, Italien und Spanien angebaut.

Wenn ich nicht einschlafen kann, ist Orangenblütentee mein Lieblingsmittel. Er wirkt sehr schnell und hat einen angenehmen Duft. Orangenblüten wirken beruhigend, vermindern Stresssymptome, Herzklopfen (Palpilation) und können Angstzustände lindern.

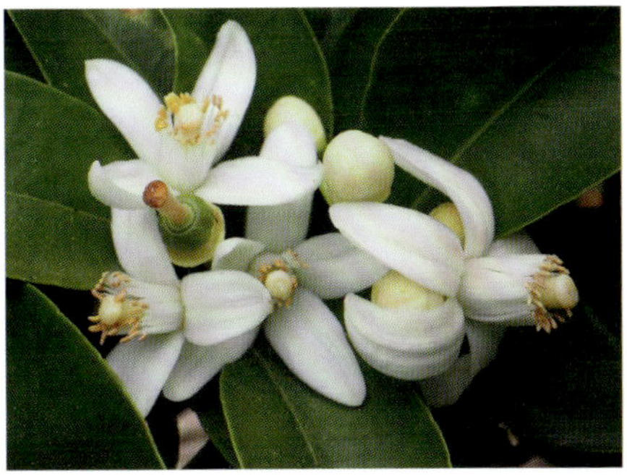

▲ Die Orange stammt ursprünglich aus Arabien.

Passionsblume

Passiflora incarnata

Wirkung: kühlend, aromatisch
Erntezeit: Mai–September (je nach Temperatur zur Blütezeit)
Pflanzenteile: ganzes Kraut
Vorkommen: ursprünglich aus Amerika, inzwischen auch bei uns kultiviert, aber leider nicht frosthart. Deshalb oft als Zimmerpflanze oder an geschützten Stellen.

Die Passionsblume ist eine beeindruckende Pflanze. Ihre Blüten sind so außergewöhnlich, dass die Jesuiten, die sie nach Europa brachten, sie nach dem Leidensweg Jesu benannten. Die Blüte soll an die sieben Leidensstationen und an die Hingabe des Lebens aus Liebe erinnern. Passion, das englische Wort für Hingabe, ist in der Tat eine der wichtigen Eigenschaften dieser Heilpflanze. Sie lässt uns geduldiger mit

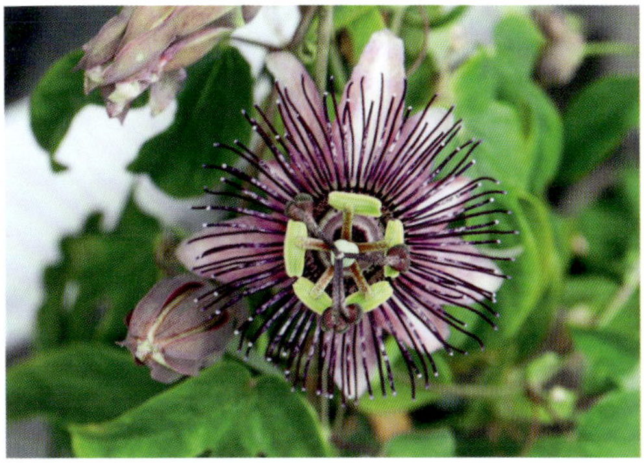

▲ Hilfreich zur Gefühlsregulierung

unseren Herausforderungen umgehen und hilft daher sehr gut bei Einschlafstörungen, Angstzuständen mit Herzklopfen, Raucherentwöhnung, Unsicherheit, Hysterie mit Aggressionen, schmerzhafter Menstruation und Neurodermitis. In meinem Buch findet sie sowohl im Holzelement als auch im Feuerelement ihren Platz. Die Passionsblume beruhigt unser Herz und befreit auch unsere Leber von Spannungen, die oft zu Aggression, Frustration oder Wut führen. Sie ist also eine der wichtigsten Pflanzen, wenn es darum geht, unsere Gefühle zu regulieren. Damit meine ich nicht, Gefühle zu unterdrücken, sondern zu lernen, Gefühle zu beobachten. So lenkst du deine Gefühle und nicht deine Gefühle dich. Die Gefühle wollen uns etwas mitteilen, und dein innerer weiser Teil kann achtsam damit umgehen, damit deine Handlungen, Gedanken und Worte deinem wahren Wesen entsprechen.

Rose

Rosa gallica

Wirkung: kühl, süß, adstringierend
Erntezeit: Mai–Juli, sobald die Rosen in voller Blüte stehen
Pflanzenteile: Blütenblätter

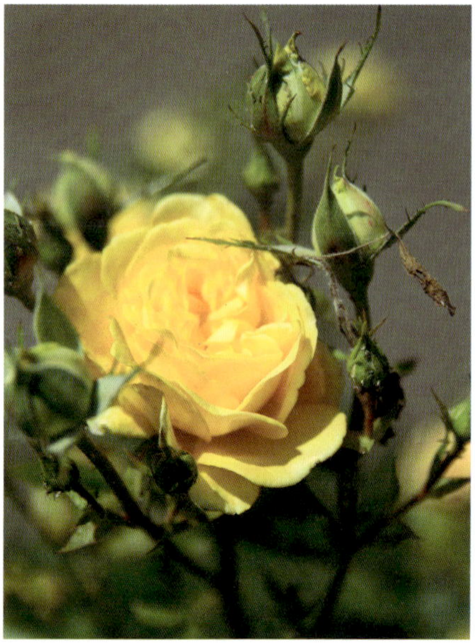

Die Rose unterstützt den klaren Ausdruck.

Vorkommen: Rosen lieben sonnige Standorte. Sie sind in Europa in den gemäßigten Zonen weit verbreitet und sollen ursprünglich aus China stammen.

Die Blütenblätter der Rose haben eine beruhigende Wirkung auf unseren Geist und unsere Gedanken. Sie können dir auch helfen, klarer auszudrücken, was dich bewegt. Wie du bereits gelesen hast, wird Feuer mit Sprache oder Zunge in Verbindung gebracht. Klar ausdrücken zu können, was dich bewegt, ist wichtig, damit du deine Herzensanliegen mitteilen kannst. Rosenblätter helfen auch bei Kopfschmerzen, die frontal lokalisiert werden können, bei saurem Aufstoßen, Stresssymptomen, innerer Anspannung, Ängsten, Depressionen und Gedankenkreisen. Wenn du die Rosenblätter selbst pflücken möchtest, achte darauf, dass sie nicht gespritzt sind.

Schlüsselblume

Primula veris

Wirkung: kalt, süß, etwas bitter
Erntezeit Kraut: April–Juni
Erntezeit Wurzeln: November–März
Pflanzenteile: ganzes Kraut für das Herz, Wurzeln für die Lunge
Vorkommen: an Waldrändern, Wiesen, Rainen und in lichten Laubwäldern. Die Schlüsselblume ist in ganz Europa verbreitet.

Die Schlüsselblume wurde schon von Hildegard von Bingen als Herztonikum empfohlen. Die Schlüsselblume wirkt krampflösend, entspannend, beruhigend, gegen Schlafstörungen, innere Unruhe, gegen Ängste und Depressionen. Sie hat eine entspannende Wirkung auf das gesamte zentrale Nervensystem. Die Wurzel wird als schleimlösendes Mittel bei Husten mit gelbem Auswurf und grippalen Infekten verwendet. Für das Herz sind jedoch die Blüten und Blätter die bessere Wahl.
Mancherorts steht die Schlüsselblume unter Naturschutz. Wenn die Schlüsselblume für dich eine wichtige Pflanze ist, kannst du sie entweder selbst im Garten anpflanzen oder kaufen.

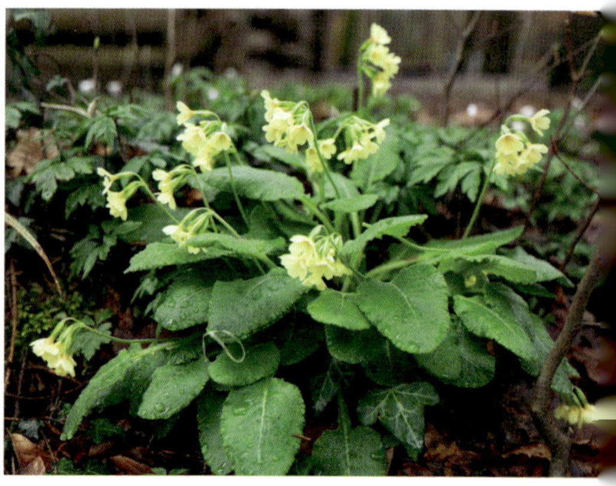

Wirkt entspannend auf das Nervensystem

Weißdorn

Crataegus monogyna

Wirkung: kühl, süß
Erntezeit Blüten: Mai–Juni
Erntezeit Blätter: Mai–September
Pflanzenteile: Blüten und Blätter
Vorkommen: heimisch in Mitteleuropa. Wächst an Wegrändern, Hecken und Waldrändern.

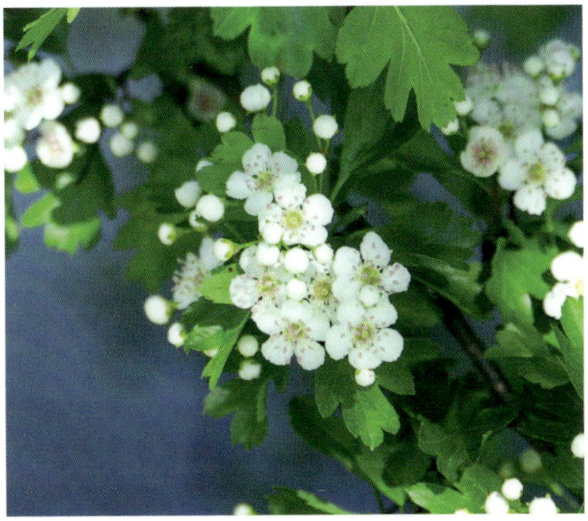

▲ Ein wichtiger Unterstützer des Herzens.

Weißdorn ist eine herausragende Pflanze für das Herz ab 50 Jahren. Die Wirkung des Weißdorns ist stärkend und beruhigend für das Herz und bei allen nervösen Zuständen, die während der Wechseljahre auftreten können. Zudem wirkt Weißdorn heilend bei Angina pectoris, Herzrhythmusstörungen und senkt den Cholesterinwert.
Die kühlende und süße Wirkung des Weißdorns ist eine Wohltat für unser Herz, er nährt, beruhigt und gleicht aus.

Wolfstrapp

Lycopus europaeus

Wirkung: kühl, bitter, leicht adstringierend
Erntezeit: Juni–August
Pflanzenteile: ganze Pflanze
Vorkommen: überall in Mitteleuropa, oftmals in der Nähe von Gewässern.

Wolfstrapp beeinflusst unser Hormonsystem und hat insbesondere auf die hormonelle Regulation der Schilddrüse (bei Schilddrüsenüberfunktion) eine heilende Wirkung. Typische Symptome einer Schilddrüsenüberfunktion sind innere Unruhe, Ängste, Schlafstörungen, Gewichtsverlust, erhöhte Herzfrequenz, Herzrasen, Herzrhythmusstörungen und erhöhter Blutdruck. Wolfstrapp zeigt beruhigende und regulierende Wirkung auf diese Symptome, auch wenn sie nicht von einer Schilddrüsenüberfunktion herrühren. Wolfstrapp wirkt auch beruhigend bei schmerzhafter Brustschwellung, innerer Anspannung und Nervosität.

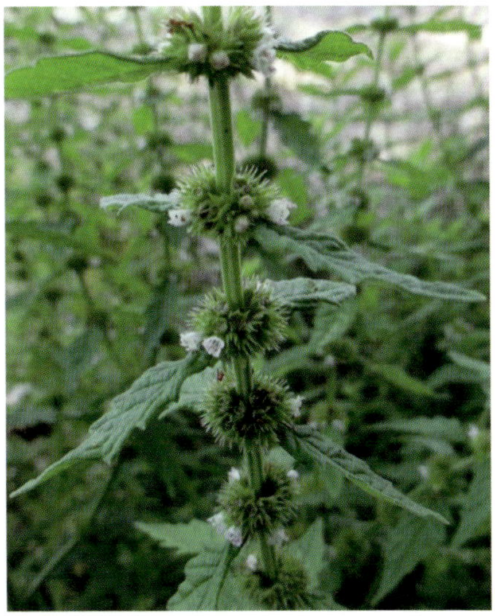

▲ Reguliert das Hormonsystem

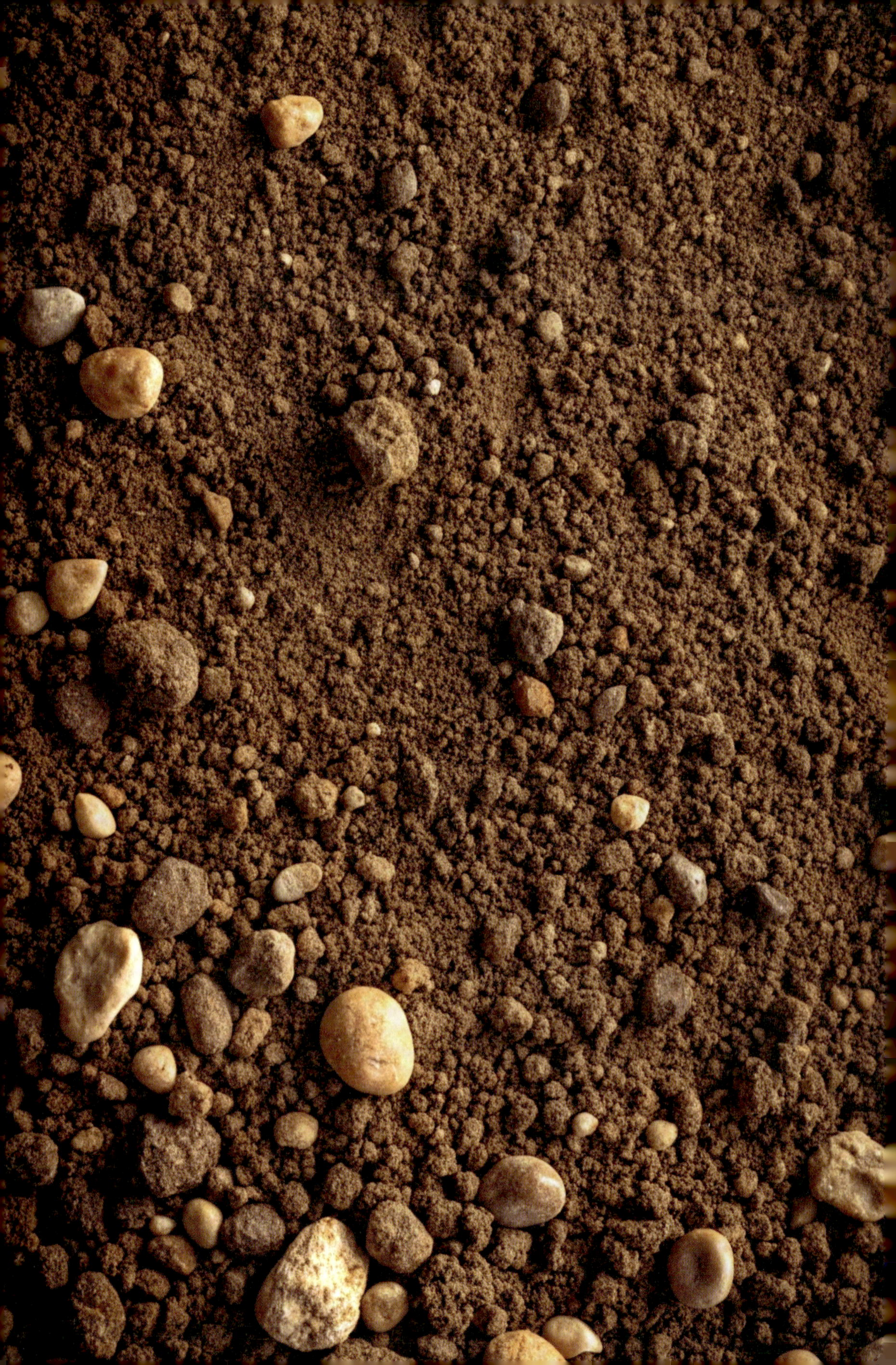

Das Element Erde

Soziales Handeln und Denken sind wichtige Merkmale im Element Erde. Die Fürsorge bezieht sich nicht nur auf andere, sondern steht im Einklang mit der Selbstfürsorge. Dankbarkeit prägt den Alltag.

ÜBERSICHT

Yang-Organ/Fu-Organ (resorbiert, trennt, verteilt und scheidet Energie aus): der Magen

Yin-Organ/Zang-Organ (speichert Energie): die Milz/die Bauchspeicheldrüse

Der Magen Der Magen ist in der westlichen Medizin das Organ, das für die Aufnahme des Nahrungsbreis, der durch den Zwölffingerdarm gewandert ist, verantwortlich ist. Im Magen wird der Nahrungsbrei zerkleinert und aufgespalten.

In der Traditionellen Chinesischen Medizin wird der Ernährung besondere Aufmerksamkeit geschenkt. Es existiert eine Ernährung nach den 5 Elementen, welche auf individuelle Veranlagungen abgestimmt ist. Bei Interesse in diesem Bereich stehen verschiedene Bücher zur Verfügung. An dieser Stelle möchte ich auf Barbara Temelie hinweisen, die diverse großartige Schriften verfasst hat.

Die Milz und die Bauchspeicheldrüse In der Traditionellen Chinesischen Medizin wird der Milz-Bauchspeicheldrüsen-Komplex als Organkreis betrachtet. Die Milz befindet sich am unteren Rand des linken Rippenbogens. Es handelt sich dabei um ein weiches, schwammartiges Organ, welches vorrangig für die Immunabwehr verantwortlich ist. Die Bauchspeicheldrüse befindet sich ebenfalls auf der linken Seite, unterhalb des Zwerchfells, und hat zwei wichtige Funktionen. Sie produziert Verdauungssäfte, die für die Zerkleinerung und Aufschlüsselung der Nahrung von großer Bedeutung sind. Die zweite Funktion besteht in der

Bildung der Hormone Glukagon und Insulin, die für die Regulierung des Blutzuckerspiegels ausschlaggebend sind.
In der chinesischen Medizin wird behauptet, dass es für das Milz/Bauchspeicheldrüsen-System unerlässlich ist, ausreichend warme und gekochte Nahrung zu sich zu nehmen. Meine eigene Erfahrung und die vieler Klienten unterstützen diese Aussage. Eine angemessen zubereitete Mahlzeit ist förderlich für das Wohlbefinden. Selbstverständlich benötigt unser Körper auch rohe Nahrung, aber gerade Frauen vertragen die Tendenz, immer mehr kalte Nahrung zu sich zu nehmen, weniger gut. Wir Frauen tragen mehr Yin, also kühlere Energie in uns. Zusätzlich frieren wir meist schneller als Männer. Durch den regelmäßigen Verzehr von mindestens einer warmen Mahlzeit pro Tag stärken wir unsere Mitte und verleihen unserem Bauch ein angenehmes Gefühl.

Zuordnung Der Erde, der Mitte, dem Zentrum, der Mittagszeit, dem Spätsommer, der Feuchtigkeit und der Harmonie, verbaler Ausdruck ist das Singen.

Organzeit Die Zeit, in welcher diese Organe besonders nachhaltig unterstützt werden können:

7.00 Uhr–9.00 Uhr	Magen
9.00 Uhr–11. 00 Uhr	Milz

Das Beste, was wir für unsere Verdauung tun können, ist ein warmes und ausgewogenes Frühstück, welches Magen und Milz in Einklang bringt. Lange Zubereitungszeiten sind jedoch nicht nötig. Ein einfaches Porridge, ein warmes Ei oder ein Reisbrei sorgen für ein angenehmes Sättigungsgefühl, das den ganzen Tag anhält. Diese Gerichte lassen sich nach persönlichem Geschmack individuell abwandeln.

Potenzial Wer einen Garten besitzt, weiß um die Wichtigkeit einer guten Bodenqualität. Der Geruch von torfiger Erde wirkt beruhigend und nährend. Die Erde lädt uns dazu ein, zu verweilen, da alles, was in Eile geschieht, wahrscheinlich keine Früchte tragen wird.
Zusätzlich sollte die Erde regelmäßig gelockert werden, da sie durch Sauerstoff an Leichtigkeit gewinnt. Dieses Prinzip lässt sich symbolisch auf die psychoemotionale Ebene des Erdelements übertragen. Wer sich zu sehr auf dieses Element konzentriert, sei es durch falsche Ernährung oder Grübeln, wird leicht schwermütig und träge.
Die Wertschätzung der Qualität der Erde hingegen strahlt eine Stabilität und Ruhe aus, die zum Verweilen einlädt. Menschen mit einer starken Erdqualität fördern soziales Handeln, ohne anderen Menschen das Recht auf Fehler abzusprechen oder sie zu entmündigen. Sie haben ein großes Vertrauen in ihre Intuition und ihr Bauchgefühl und können diese gut von alltäglichen Gefühlen trennen.

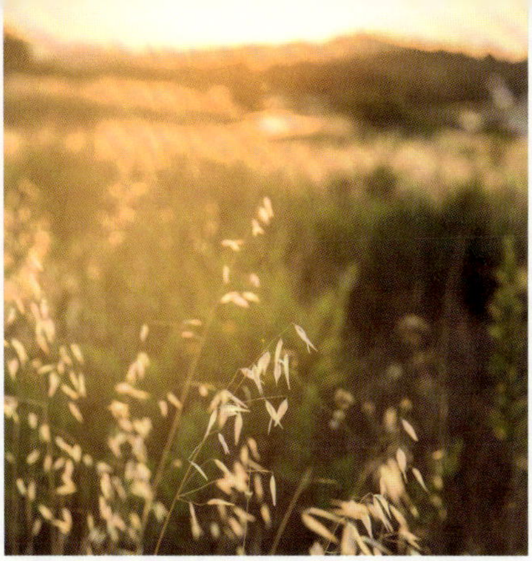

Ihre innere Haltung ist von Dankbarkeit geprägt. Ihr Auge verweilt auf der Fülle des Lebens, der Süße des Moments, den sie genießen und in Liebe annehmen können.
Am Ende jeder Qi-Gong-Übung werden die Hände auf den Unterbauch gelegt, um die während des Trainings freigesetzte Energie zu sammeln. Dieser Moment der Ruhe und Dankbarkeit symbolisiert das Erdelement und steht für das Gefühl, genährt zu sein. In einigen traditionellen Überlieferungen der Fünf-Elemente-Theorie fließt die Energie nicht nur zum nächsten Element, sondern der jeweilige Überschuss kommt auch der Mitte zugute, um das innere System im Gleichgewicht und in Fülle zu halten.

Herausforderungen Wie bereits in den vorherigen Kapiteln erwähnt, ist das Element Erde das Element der Mitte. Wenn dieses Element nicht ausreichend oder überstimuliert ist, verlieren wir unser inneres Gleichgewicht. Wir verlieren das Empfinden für das, was uns wirklich guttut, und neigen dazu, in beide Extreme zu fallen. Wir versorgen uns und andere entweder mit zu viel ungesundem Essen oder hungern uns selbst aus. Dieses Verhalten kann sich auf verschiedenen Ebenen widerspiegeln. Auf der Gedankenebene können wir nicht aufhören, uns Sorgen zu machen, zu grübeln oder zu jammern. Auf der körperlichen Ebene kann sich dies in Schwierigkeiten mit dem Verdauungssystem, in unausgewogenen Essgewohnheiten oder dem Heißhunger auf Süßes manifestieren. Wenn das Erdelement im Körper überstimuliert wird, kann Feuchtigkeit entstehen. Die überschüssige Feuchtigkeit wirkt auf unsere Psyche und Physis belastend. Die Feuchtigkeit begünstigt eine eher gedrückte Stimmung und Antriebslosigkeit. Um diese zu stimulieren, greifen wir oftmals zu Süßigkeiten für einen schnellen Energieschub, was den Zustand für ein paar Minuten verbessert, langfristig aber noch verschlimmert. Die Schwere nimmt so in unserem Inneren und Äußeren immer weiter zu und beginnt, unser Dasein zu beeinflussen. Im zuvor erwähnten Fall ist die Ursache auf eine ungesunde Ernährung zurückzuführen. Häufig tritt auch der umgekehrte Weg ein. Das Grübeln und die Sorgen schwächen unser Wohlbefinden, wodurch wir uns unsicher und ungeschützt fühlen. Um dieses Gefühl zu beruhigen, greifen wir zur Keksdose und fühlen uns für einen Moment beruhigt. Doch dann beginnt der ungesunde Kreislauf von Neuem. In diesem Beispiel ist die Psyche der Auslöser für die Entstehung eines Feuchtigkeitsüberschusses, der zu einem geschwächten Erdelement führt.

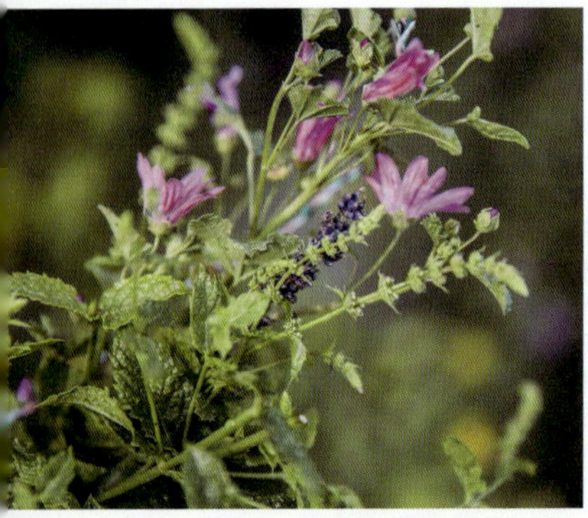

Was als liebevolle Sorge gedacht war, wird oft zum Helikopterelternteil oder lästigen Dauerbeschwerden. Wenn es zu hoher Belastung kommt, verlieren wir unsere Leichtigkeit, jede Bewegung fühlt sich schwer und anstrengend an, und die Versuchung, einfach nichts zu tun, ist überwältigend.

Innere Unsicherheit kann uns sowohl zur Nahrungsverweigerung als auch zu anderen Essstörungen führen. Wenn uns innere Stabilität fehlt, möchten wir unbedingt anderen gefallen und vielleicht so aussehen wie unsere Vorbilder. Dabei vergessen wir, dass die Personen, die wir bewundern, unter Umständen massive Störungen und Probleme haben oder dass die Bilder gefälscht sind. Durch dieses Verhalten schwächen wir unser wahres Selbst immer stärker und unser inneres »Monster« verlangt möglicherweise immer extremere Leistungen von uns, um gemocht zu werden. Es ist sehr unwahrscheinlich, dass Beziehungen, die auf einem solchen Bild aufgebaut sind, Bestand haben werden. Diese toxischen Beziehungen können nur Leid verursachen und eine innere Leere hinterlassen.

Es gibt einfache Indizien, welche darauf hinweisen, dass dein Erdelement aus der Harmonie gefallen ist: Du neigst zu Übergewicht, Ödemen oder Heißhunger auf Süßes? Du hast einen geschwollenen Zungenkörper, welcher auf der Seite Zahnabdrücke zeigt? Du hast die Tendenz zu grübeln und dich zu sorgen? Du fühlst dich oft unsicher und sehnst dich nach Geborgenheit? Du denkst ständig ans Essen, warst schon öfters auf Diät oder hast bereits eine Essstörung entwickelt? Deine Beschwerden verschlimmern sich bei feuchtem Wetter? Falls du einige der Fragen mit Ja beantworten konntest, braucht deine Mitte liebevolle Fürsorge.

Die meisten von uns wissen, dass das Grübeln, Sorgen oder Jammern genauso wenig hilft wie Schokolade essen. Wenn ich meinen Klienten erkläre, was das Erdelement beinhaltet, ist dies meist eine Erleichterung. Es gibt verschiedene Ansätze, um aus der Gefangenheit des Sorgemachens oder der Unsicherheit zu entkommen. Dies kann beispielswei-

se eine Ernährung sein, die weniger befeuchtet und mehr erdet. Das bedeutet, dass weniger oder kein Zucker und stattdessen natürliche, süße Nahrungsmittel wie Früchte oder vollwertige Getreide und Kräuter verzehrt werden sollten, um überschüssige Feuchtigkeit aus dem Körper zu leiten. Dabei endet das Hungern, und durch eine gesunde, vollwertige Ernährung kann das individuelle Wunschgewicht erreicht werden. Diese Art zu essen fördert zudem die Stabilität und kann helfen, Unsicherheiten zu überwinden.
Die Welt benötigt dringend Menschen mit einer stabilen und sicheren Persönlichkeit, die ein Gefühl von Geborgenheit und Sicherheit vermitteln können. Individuen, Familien, Paare, Länder und Gemeinschaften benötigen diese Eigenschaft, um harmonische Entscheidungen treffen zu können. Es ist bedauerlich, dass unsere Nahrung immer stärker gezuckert und von ihren natürlichen Stoffen entleert wird, was möglicherweise das Entstehen von Klagen, Grübeln, Sorgen und Trägheit verstärkt.
Auf meiner Fahrt zur Praxis komme ich an einem Supermarkt vorbei, der direkt neben einer Schule liegt. Es ist besorgniserregend, was dort von Kindern, meist unter elf Jahren, als Frühstück oder Zwischenverpflegung gekauft wird. Cola, Energydrinks, Chips, Weißbrot und Süßigkeiten liegen wie selbstverständlich auf dem Einkaufsband. Dadurch steigt der Zuckerspiegel der Kinder rapide an und fällt kurz darauf wieder stark ab. Die Konzentration wird durch ständigen Zuckerkonsum bedenklich beeinträchtigt. Anstatt Freude am Lernen zu empfinden, werden Trägheit oder Hyperaktivität gefördert.
Ich möchte dich ermutigen, deine innere Mitte zu stärken und zu schätzen. Es besteht eine enge Verbindung zu unserem sozialen Gewissen, unserem Mitgefühl und unserer Intuition.

Allgemein Nachdem wir im Holzelement in Richtung Extension gingen und lernten, uns gegenüber anderen als Individuum frei auszudrücken, erreichte die Extension, das Yang, im Feuerelement seinen Höhepunkt. Unser Feuer reinigte unseren Geist, ließ uns klar denken und voller Freude feiern und lachen. Nun wandelt sich im Erdelement erstmals im Zyklus die Energie wieder in Richtung Introversion. Wir halten inne und fangen an, die Früchte unseres Lebens zu ernten.
Wir haben an Reife gewonnen und empfinden Dankbarkeit für alles, was wir gelernt haben und besitzen. Diese Dankbarkeit ermöglicht uns eine neue Form von Erfüllung, die sich in unserem Leben widerspiegelt. Wir leben aus der Fülle unseres inneren Schatzes und geben weiter, was uns aus unserer inneren Quelle wie ein römischer Brunnen gespeist hat.

Das Element Erde wird dem Spätsommer und der Mitte zugeordnet. Runde Formen und alles, was uns nährt, unterstützen uns dabei, zur Ruhe zu gelangen und in uns anzukommen. Das Getriebensein ist nun vorbei. Das Element Erde unterstützt uns beim Speichern und Sammeln. Unsere Rezeptoren nehmen all das Gute und die Süße des Lebens wahr und genießen es.

Ähnlich wie die Energie des Holzelements in den Augen reflektiert wird, zeigt sich das Erdelement durch die Form unserer Lippen. Die runde Nasenspitze, der zur Kurve neigende Körper und die vollen, nicht aufgespritzten Lippen lassen eine Veranlagung zum Erdelement erkennen.

In einigen Literaturwerken wird das Erdelement in der Mitte der 5 Elemente platziert, was seine zentrale Rolle verdeutlicht. Das Element Erde ermöglicht uns, uns zu zentrieren und eine Gelassenheit und Dankbarkeit zu bewahren, unabhängig davon, was in unserem Leben gerade geschieht. Diese dankbare Einstellung hilft uns, unsere Emotionen und Gedanken zu beruhigen.

Der Begriff »zur Mitte kommen«, »goldene Mitte« oder »mittig sein« sind Beispiele in unserem Sprachgebrauch, die symbolisieren, dass unsere Mitte für innere Stabilität steht. Wer in sich ruht, ist bereit, sein Glück und seine Fülle zu genießen und zu teilen. Ein Mensch mit einer solchen Haltung weiß, dass Geben Glück bereitet und aus dem natürlichen inneren Fluss entspringt. Diese Einstellung ergibt sich oft aus einer Kindheit, in der Geborgenheit, Großzügigkeit und Gastfreundschaft wichtige Werte waren. Wenn das bei dir nicht der Fall war, kann die Suche nach Geborgenheit und Sicherheit dich zu deiner inneren Mitte führen und so die Wunden der Kindheit heilen.

Die Energie der Erde resoniert stark mit der Farbe Gelb oder erdigen Farbtönen, dem Gesang und Summen, dem Kochen, Backen, Gartenarbeit und liebevoller Fürsorge für sich selbst und andere Menschen, also soziale Tätigkeiten. Deshalb ist es für unsere innere Mitte, das Erdelement, nährend, sich auch in sozialen Belangen zu organisieren. Hierbei ist es wichtig, das Maß zu wahren und im Einklang mit unseren eigenen Ressourcen zu handeln.

Die Erde stellt den Nährboden unserer Pflanzen dar. Gleichsam fungiert unsere innere Welt als Fundament für das Geben und Empfangen. Samen, die im Wasserelement gepflanzt wurden, wachsen im Holzelement, um im Feuerelement in voller Blüte zu erstrahlen. Nachfolgend kann die Ernte eingefahren werden, wodurch innere und äußere Erfüllung erlangt werden kann.

Vielen Menschen fehlt heutzutage das Gefühl des Sattseins. Dies betrifft sowohl den körperlichen als auch den psychischen Aspekt. Meist essen wir zu schnell und zu viel, wodurch wir oft nicht bemerken, wann es genug ist. Gleiches gilt auch für den psychischen Bereich. Wir konsumieren Informationen, Abenteuer, Filme und Begegnungen, als gäbe es kein Morgen. Das führt uns zur Überforderung, sodass wir die Fülle an Informationen schlichtweg nicht mehr verarbeiten können.

Dankbarkeit, im Besonderen, ist ein wichtiger Schlüssel, wenn es um das Nähren deiner Seele geht. Dankbarkeit geht von der Fülle aus, welche bereits da ist. Sie lenkt deine Wahrnehmung auf das, was ist, und lässt dich voller Freude in deinem eigenen Leben ankommen.

VISUALISIERUNG ZUR STÄRKUNG

Atme ein paar Mal entspannt ein und aus. Spüre, wie sich dein Bauch hebt und senkt. Dein Bauch ist die Mitte in dir, dein Zentrum. Wenn du möchtest, kannst du dieses Zentrum mit dem Zentrum von Mutter Erde, Mama Gaia, verbinden. Dort bist du geborgen, gehalten und

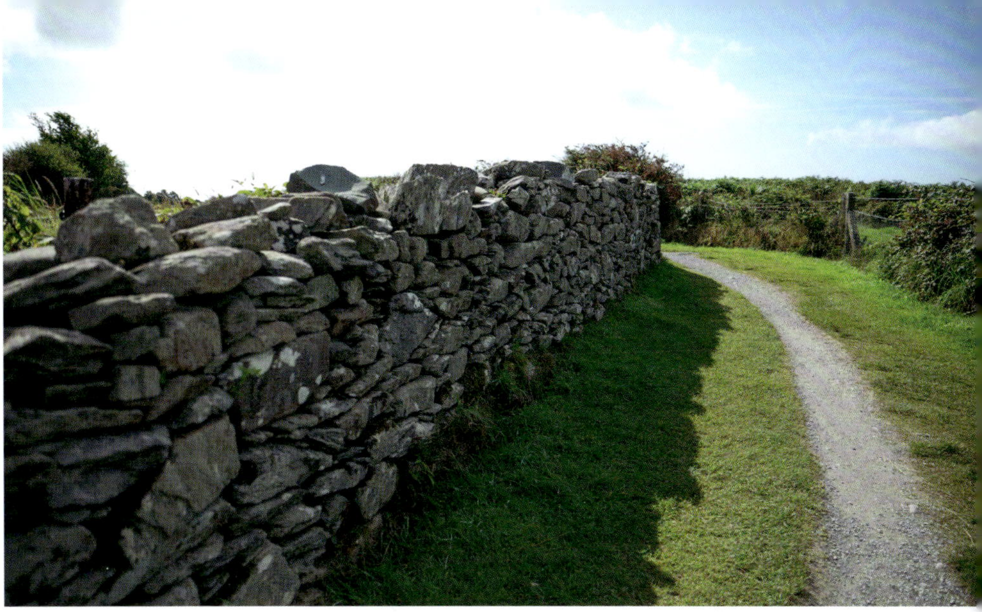

▲ Finde deinen Ort der Geborgenheit...

umsorgt. Diese wohltuende Atmosphäre wirkt sich positiv auf dich aus. Du kommst zur Ruhe, kannst deine Sorgen hier in den Schoß von Mutter Erde geben und dich entspannen. Alles ist gut und stabil. Du spürst, wie du hier auftanken und zur Ruhe kommen kannst. An diesem Ort dominieren warme, erdige Farben, die dich wieder mit deiner eigenen Mitte verbinden. Du bist das Zentrum deines eigenen Universums und gleichzeitig bist du im Zentrum des Universums geborgen. Diesen Ort der Geborgenheit kannst du jederzeit aufsuchen, hier findest du Schutz und Ruhe. Hier wirst du umsorgt, liebevoll genährt und findest deinen inneren Frieden.

Atme wieder ein paar Mal entspannt ein und aus. Stell dir vor, dass du dich inmitten eines Kornfeldes befindest. Die Ähren wiegen sich sanft im warmen Sonnenlicht. Der nährende Duft des Korns gibt dir ein Gefühl der Geborgenheit. Du spürst, dass die Erde dich trägt und du dich von Mutter Erde geborgen fühlen darfst. Angenehme Wärme umhüllt dich wie ein Mutterschoß. Wenn du magst, kannst du nun als zusätzliche Unterstützung dein Krafttier rufen. Nach einer Weile erscheint es und lässt sich in deiner Nähe nieder. Du fühlst die Geborgenheit und Sicherheit, welche von deinem Krafttier ausgeht. Dein Krafttier fordert dich auf, ihm all deine Sorgen und Unsicherheiten anzuvertrauen und in seine Hände zu legen. Stelle dir vor, dass du das nun tust und fühlen kannst, wie Kummer und Sorgen von dir abfallen. In der neu gewonnenen Ruhe kannst du die die Verbundenheit mit der Erde, mit deinem Krafttier und mit allen guten Wesen deutlicher wahrnehmen. Du fühlst die Verbundenheit mit den Reichtümern von Mama Gaia, dem Getreide, dem Gemüse, den Früchten, und fühlst dich reich beschenkt und genährt. Alles in dir kommt zur Ruhe und ins Gleichgewicht an diesem Ort, den du jederzeit wieder aufsuchen kannst.

DAS KRAFTTIER: DER BÄR

Die Schlange ist dem Element Erde zugeordnet. In China vermittelt die Schlange positive Werte wie Ruhe und Gelassenheit. Die Schlange ist eines der erdnahen Tiere, da sie sich quasi auf der Erde liegend fortbewegt. In unserem Kulturkreis wird die Schlange oft mit negativen Kriterien in Verbindung gebracht, deshalb habe ich mich in der Visualisierung für den Bären entschieden, dem viele Eigenschaften eines reifen Erdtypus zugeschrieben werden. Es steht dir aber frei, ein Tier zu wählen, das für dich Werte wie Gelassenheit, Sicherheit, Geborgenheit und Fürsorge repräsentiert. Eine Möglichkeit wäre das Känguru, das seine Jungen im Beutel trägt und damit auch viele wichtige Eigenschaften des Elements Erde verkörpert.

PHYSIOGNOMISCHE MERKMALE

Menschen mit einer starken Veranlagung im Erdelement zeichnen sich durch runde Formen aus. Frauen haben in der Regel einen kurvigen Körper mit kräftigen Oberschenkeln, volle Lippen und ein eher rundes Gesicht. Männer neigen zu einem Bauchansatz und haben, ebenso wie ihr weibliches Pendant, die Tendenz zu Übergewicht. Ihr Gang ist gemütlich. Außerdem tendieren sie zur Wassereinlagerung (Ödemen) und haben oft ein schwächeres Gewebe.

Im Gesicht können folgende Anzeichen auf eine Disposition oder eine Dysbalance im Erdelement hinweisen: Eine runde Nasenspitze, volle Lippen und geschwollene Ohrläppchen können aufmerksamkeitsstarke Merkmale sein. Falten, Schwellungen oder Auffälligkeiten im Magen-Meridian-Bereich (gestrichelte Linie in der Abbildung) weisen auf eine Dysbalance im Magensystem hin. Ein geschwollenes Oberlid kann eine Schwäche im Milz-Pankreas-System anzeigen.

Ein vergrößerter Zungenkörper, möglicherweise auch geschwollen, deutet auf zu viel Feuchtigkeit im Erdelement hin. Ein Überschuss an Feuchtigkeit schwächt das Erdelement und begünstigt Probleme im Magen oder in der Milz. Die Organzugehörigkeit ist in der Mitte der Zunge zu finden (siehe Abbildung unten). Die

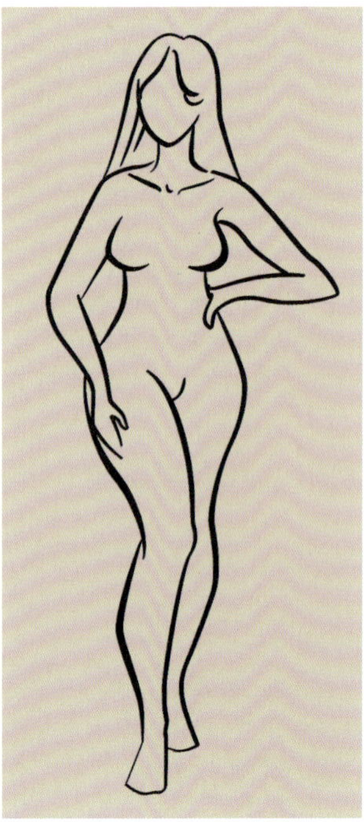

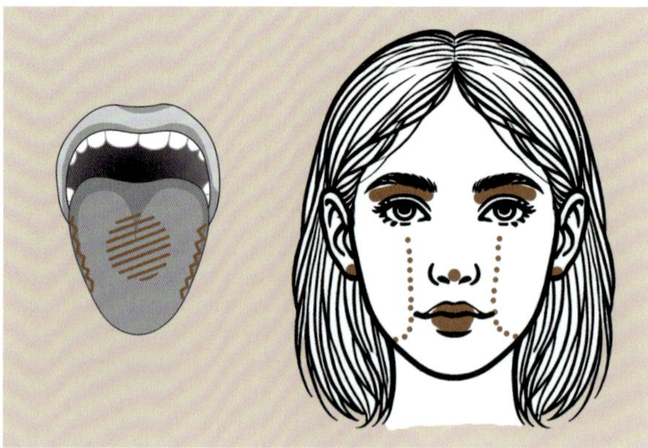

▲ Volle Lippen und ein rundes Gesicht

◂ Der Erd-Typus zeichnet sich durch runde Formen aus.

KÖRPERLICHE BEFUNDE

- Tendenz zu Übergewicht
- Zuckerkrankheit (Diabetes Typ II)
- Ödeme (Wassereinlagerungen)
- Durchfall
- Chronische Müdigkeit
- Heißhunger auf Süßes
- Schwaches Gewebe
- Organsenkungen
- Kein Durst
- Schweregefühl
- Übelkeit
- Schwache Extremitäten
- Druckgefühl im Bauchraum
- Appetitlosigkeit
- Saures Aufstoßen (Hitze im Magen)
- Zahnfleischblutungen (Hitze im Magen)
- Reizmagen
- Magenschleimhautentzündung

Affirmationen zur Stärkung des Elements Erde

- Ich fühle mich umsorgt von Mutter Erde, ich werde von ihr genährt.
- Meine innere Mitte ist stark und stabil.
- Ich darf meine Sorgen in den Schoß von Mutter Erde geben.
- Die Liebe von Mama Gaia, Mutter Maria umhüllt mich wie ein Mantel.
- Mein Krafttier umsorgt mich. Es schenkt mir Geborgenheit und Sicherheit.

Risse auf der Zunge weisen auf einen Mangel hin, welcher bereits einige Jahre zurückliegen kann. Ein Mangel im Erdelement deutet darauf hin, dass es einen Zeitpunkt in deinem Leben gab, an dem du dich unzureichend versorgt gefühlt hast oder tatsächlich unterernährt warst. Hast du diese Situation noch nicht verdaut, wird sich dies durch einen Riss in der Mitte der Zunge zeigen. Es ist nie zu spät, dich gut um dich zu kümmern.

Seelische Befunde Grübeln und Sorgen, Konzentrationsschwäche, Schwierigkeiten, etwas auswendig zu lernen, Antriebslosigkeit, Müdigkeit, Trägheit, Schwierigkeiten, die Gedanken in eine positive Richtung zu lenken, Weltschmerz, Tendenz, sich zu sehr um andere zu kümmern, sei es körperlich (Überfütterung) oder seelisch (Helikoptereltern), Tendenz zur Passivität, Klagen, Jammern, Tendenz zur Überbewertung von Problemen, Sentimentalität, Helfersyndrom

Seelisch positiv Soziales Gewissen, fürsorglich, Geborgenheit vermitteln können, großartige Unterstützer, Ermutiger, mitfühlend, in-

tuitiv (Bauchgefühl), Stabilität, vernünftiges, situationsgerechtes Handeln, gastfreundlich
Seelisch negativ Grübeln, Sorgen, Klagen, Jammern, Sentimentalität, übermäßiges Sorgen und Verstärkung von Problemen
Feng-Shui Das Element Erde wird dem Spätsommer und dem Südwesten eines Hauses zugeordnet. Erd- und Sandfarben sowie Materialien wie Terrakotta, Keramik, Stein, Beton und Ziegel können dieses Element unterstützen.

Geschmacksrichtung zur Stärkung des Elements Erde: süß

Wie bei den anderen Elementen wird auch dem Erdelement eine Geschmacksrichtung zugeordnet, es ist die Süße. Süß ist der erste Geschmack, welchen wir während unseres irdischen Daseins kennenlernen. Die Muttermilch oder adaptierte Muttermilch ist süß und wird in unserem Inneren mit Geborgenheit, Nähe und Sicherheit in Verbindung gebracht. Die näh-

ÜBUNG

KÖRPERÜBUNGEN ZUR STÄRKUNG DES ELEMENTS ERDE

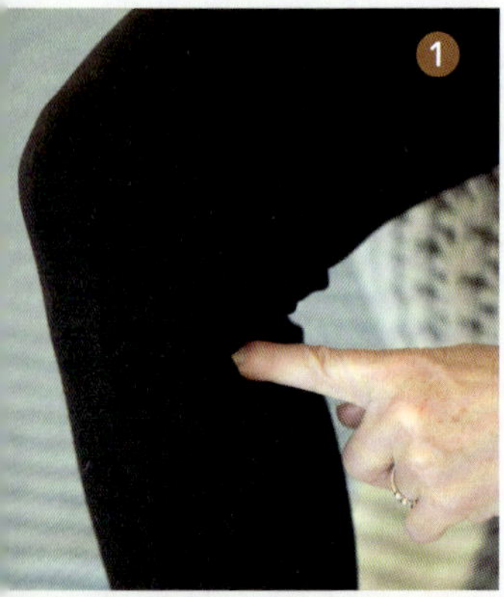

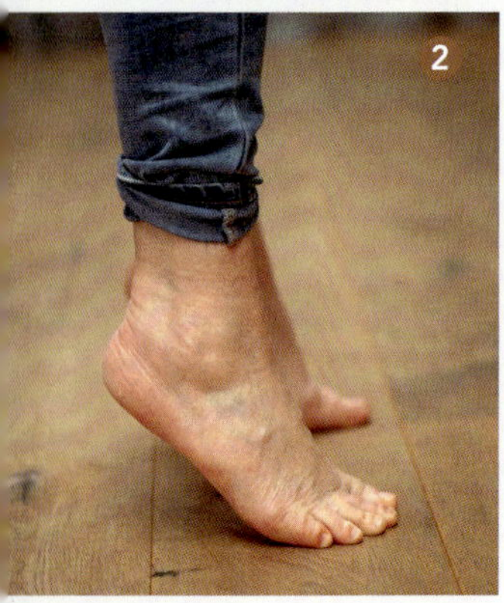

1 **Milz 9/Quelle des Yin-Hügels** Bei gebeugtem Knie (sitzend oder liegend mit Knierolle) in der Vertiefung an der Innenseite des Beines, wo durch die Beugung eine Falte entsteht. Die Stelle ist meist druckempfindlich. Feuchtigkeit ist eine der größten Herausforderungen für das Element Erde. Sie macht sie schwer und träge. Deshalb ist der Akupunkturpunkt Milz 9 eine große Hilfe. Du kannst diesen Punkt in Gedanken aufsuchen oder mit einem Finger stimulieren.

2 **Stabilisationsübung** Es ist wichtig, Stabilität zu fördern, damit das Erdelement dir die Sicherheit geben kann, die du für deine Entwicklung brauchst. Die folgende Übung hilft dir dabei: Stelle dich etwa schulterbreit hin. Wenn du Probleme mit dem Gleichgewicht hast, ist es gut, wenn du etwas zum Festhalten in der Nähe hast, zum Beispiel einen Stuhl oder einen Tisch. Hebe nun langsam deine Fersen vom Boden ab und ziehe gleichzeitig deinen Bauchnabel durch Muskelaktivität nach hinten. Jetzt stehst du auf den Zehenspitzen. Wenn du magst, kannst du die Übung intensivieren, indem du nun langsam in die Knie gehst. Diese Übung sollte ca. 30–60 Sekunden dauern und kann wiederholt werden.

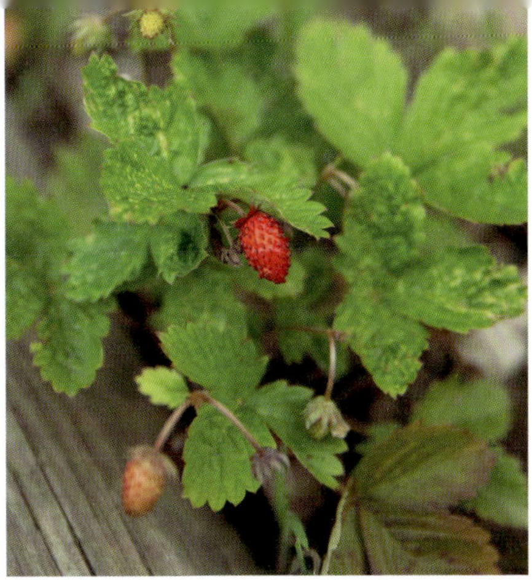

▲ Süße Erdbeeren sind beliebt.

rende Süße der Mutterbrust oder eine liebevolle Fürsorge mit adaptierter Muttermilch hilft uns, die Süße des Lebens anzunehmen.
Der süße Geschmack hat bestimmte Effekte auf unseren Körper und Geist. Er hat eine nährende, beruhigende, harmonisierende, feuchtigkeitsspendende und aufbauende Wirkung. Der natürliche Geschmack von Süße ist in Getreiden, Früchten und bestimmten Gemüsen enthalten. Im Gegensatz dazu führt uns raffinierter Zucker kurzfristig in ein Gefühl der Befriedigung, bevor er uns wieder in einen Zustand des Unterzuckers bringt. Es ist daher nicht überraschend, dass wir uns mit Süßigkeiten beruhigen, während wir uns dabei von dem, was unser Körper und unsere Seele wirklich brauchen, entfernen. Zahlreiche Speisen, die mit raffiniertem Zucker angereichert sind, sind für unsere Ernährung nicht förderlich. Der Körper benötigt wichtige Vitamine und Mineralien, um Zucker in Energie umzuwandeln. Hierbei sind Vitamin B_1 und weitere Mineralstoffe, darunter Kalzium, entscheidend bei der Umwandlung von Kohlenhydraten, zu denen auch Zucker gehört. Vollwertprodukte liefern alle notwendigen Vitamine und Mineralien, die für den Umbau benötigt werden. Raffinierte Zuckerprodukte bieten dies nicht. Unser Körper wird durch den Konsum von Zucker zusätzlich belastet, da durch diesen wertvolle Mineralien verloren gehen.

Zu viel Zucker verursacht Verschleimungen, zum Beispiel in der Nase oder im Lungenbereich, und beeinträchtigt unser Immunsystem. Der übermäßige Verzehr von süßen Lebensmitteln führt außerdem zu Übergewicht, Ödemen, chronischer Müdigkeit und schwächt die Konzentrationsfähigkeit.

Sprüche und Philosophisches

Grübeln ist wie Schaukeln Man tut viel, kommt aber nicht von der Stelle. Nichts bringende Aktionen.

Das meiste, worüber du dir konstant Sorgen machst, trifft nie ein Wir verbringen oft Stunden und Tage damit, uns Gedanken und Sorgen zu machen, ohne ausreichend objektive Grundlage. Dabei verbrauchen wir viel Energie für etwas, was höchstwahrscheinlich nie eintreffen wird.

Wenn man zu viel nachdenkt, erschafft man Probleme, die es gar nicht gibt Unsere Gedanken sind oft unklug und lediglich Gedanken. Wenn man ihnen unachtsam folgt, können Probleme entstehen, die eigentlich gar nicht existieren.

Singen ist Ausatmen in schön Singen befreit uns ebenso wie das Ausatmen, welches unser Nervensystem beruhigt.

Wenn ein Mensch singt, ist es dem Gehirn nicht möglich, Angst zu produzieren Während des Gesangs ist dieser Bereich blockiert.

Backen ist aus Teig geformte Liebe Backen ist eine Möglichkeit, dich oder andere liebevoll zu nähren.

Heim und Herd Die Küche, das Essen, das Umsorgtwerden oder Umsorgen hat viel mit dem Gefühl, geborgen zu sein, gemeinsam.

Ich fühle mich zentriert, geerdet In sich ruhen, bei sich bleiben und sich nicht von der eigenen inneren Ruhe abbringen lassen, egal was gerade im Außen läuft.

GESCHICHTEN

Die Erde wird in vielen Kulturen und Erzählungen mit dem Symbol der Mutterschaft assoziiert. Sie wird Mutter Erde genannt, da sie uns nährt und trägt. Diese Eigenschaft wird auch in der chinesischen Medizin anerkannt.
In der griechischen Mythologie gibt es Gaia, eine der ersten Gottheiten, die die Erde personifiziert. In der römischen Kultur wird sie als Tellus bezeichnet. Der Überlieferung nach entstand Gaia als einzige Gottheit ohne Befruchtung. Dies könnte ein Hinweis darauf sein, dass die Erde für sich steht, und als nährende Mutter gebärt und nährt. In einigen Quellen wird auch vermutet, dass der Name »Gaia« aus dem indogermanischen Stamm für »Gebärerin« abgeleitet ist.

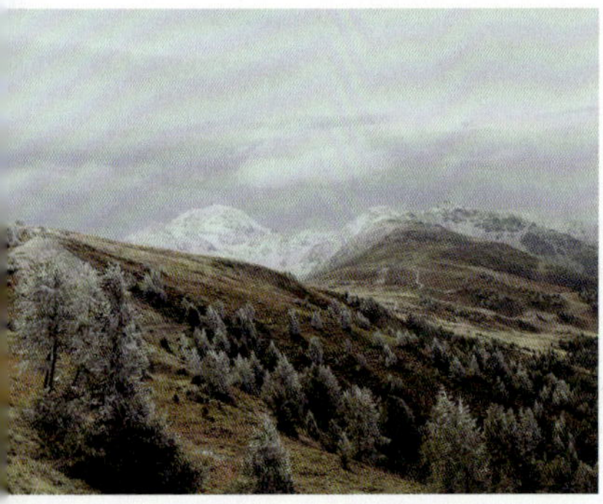

Aus der christlichen Tradition kennen wir Maria, die oft mit der Erde und ihrer Sorge und Fürsprache verbunden ist. In vielen Darstellungen steht Maria auf einer Erdkugel und hält eine Schlange in ihren Füßen fest.
Auch in anderen Kulturen, wie der hawaiianischen, wird die Erde mit einer Mutter verglichen. Die Göttin Hawumea wird hier als göttliche Hebamme angesehen und pflegt Tiere, Menschen und Pflanzen.
Es ist auch bekannt, dass die Pacha Mama in der indigenen Kultur verehrt wird. Der Respekt für »Mutter Erde«, die den indigenen Völker heilig ist, würde auch uns guttun. Unsere Erde benötigt unsere Aufmerksamkeit, um auch in Zukunft für nachfolgende Generationen erhalten zu bleiben.
In allen Kulturen wird das Kümmern, Versorgen und Gebären dem Weiblichen, dem Yin, zugeschrieben. Selbstverständlich hat auch jeder Mann einen Yin-Anteil, einen weiblichen Aspekt und ist somit aufgerufen, das Kümmern, Versorgen und Behalten in sich zu entdecken.

Das Plündern der Schätze unserer Mutter Erde erschöpft die vorhandenen Ressourcen immer mehr. Währenddessen werden die mütterlichen Attribute wie Geborgensein, Ernähren und Ruhe immer weniger geschätzt. Diese Missachtung und Geringschätzung wichtiger Ressourcen führen uns immer deutlicher in die körperliche, seelische und geistige Erschöpfung. Das Verhältnis zwischen Yin und Yang hat sich bereits verschoben und ist für jeden sichtbar.

Parallelen aus unserem Kulturgebiet

In der Humoralpathologie, der Vier-Säfte-Lehre bzw. der Vier-Elemente-Lehre werden dem Erdelement folgende Eigenschaften zugeschrieben: das Festgefügte, die Ruhe und das Beständige. Ebenso wird die Erde als Mittelpunkt definiert. Diese Attribute decken sich mit dem Erdelement der chinesischen Medizin, dem ebenfalls die Beständigkeit, die Mitte und das Materielle (Festgefügte) im Fleisch zugesprochen werden.

Hippokrates hat in seine Vier-Elemente-Lehre auch die vier Temperamente integriert. Dem Erdelement wird das phlegmatische Temperament zugeschrieben, das durch innere Ruhe, Gemütlichkeit, ein langsames Tempo und wenig Ehrgeiz gekennzeichnet ist. Diese Eigenschaften weisen auf einen typischen Charakter eines Erdelementes hin. In der Humoralpathologie wird das Temperament des Phlegmatikers dem Wasserelement zugeordnet, während das melancholische Temperament dem Element Erde zugeordnet wird. In der Fünf-Elemente-Lehre wird dieses wiederum dem Metallelement zugeordnet, das Trauer als Ausdruck hat. Diese Form der Psychologie wird auch heute noch angewandt, zum Beispiel in den Waldorfschulen.

Es gibt interessante Parallelen zwischen der Esskultur der Humoralpathologie und der Ernährungslehre in der chinesischen Medizin. Nahrungsmittel werden in beiden Systemen nach ihren Eigenschaften wie »kalt«, »warm«, »feucht« oder »trocken« klassifiziert.

In der Traditionellen Chinesischen Medizin wird von erfahrenen Köchen erwartet, dass sie die Speisen an den individuellen Charakter oder Konstitutionstyp anpassen. Ich finde es faszinierend, dass alte Rezepte, die teilweise innerhalb von Familien weitergegeben werden, mit der Fünf-Elemente-Lehre übereinstimmen und auch entsprechend gewürzt sind. Es ist uns im Westen bereits seit langer Zeit bekannt, dass Nahrung mehr als Vitamine, Proteine, Kohlenhydrate und Fette enthält. Wir sollten uns dessen wieder bewusst werden.

Stärkende Nahrungsmittel für das Element Erde

Getreide Die meisten Getreidesorten sind nährend und aufbauend (Qi, Blut und Yin). Hirse, Mais, Langkornreis, Sojamehl, Buchweizen, Amaranth und Quinoa enthalten kein Gluten.

Mais/Polenta: neutral, süß, leicht bitter

Mais hilft bei Ödemen, regt den Gallenfluss an, hilft bei erhöhtem Cholesterinspiegel und beugt Gallensteinen vor. Mais enthält Vitamine der B-Gruppe, Vitamin C, Kalium, Eisen, Magnesium, Kalzium und hat einen hohen Eiweißgehalt.

<u>Zubereitung:</u> 1 Tasse Maisgrieß mit 3 Tassen Wasser übergießen. 20 Minuten köcheln und nachquellen lassen.

Getreideauszüge sind die Essenz des Korns und deshalb besonders schonend und für den Körper gut absorbierbar.

<u>Zubereitung:</u> 1 Tasse Getreide mit 12 Tassen Wasser ca. 90 Minuten köcheln lassen. Das Getreide abseihen. Die verbleibende Flüssigkeit nennt man Getreideauszug oder Getreidemilch. Er ist im Kühlschrank einige Tage haltbar.

Obst wie Apfel, Aprikose, Bananen, Datteln, Feigen, Honigmelone, Kaki, Mango, Pfirsich, Weitraube

Getreide wie Süßreis (Rundreis), Hirse, Maiskolben, Gerste, Mais

Gemüse wie Aubergine, Avocado, Blumenkohl, Broccoli, Chinakohl, Fenchel, Erbse, grüne Bohnen, Gurke, Karotte, Kartoffeln, Kohlrabi, Kürbis, Paprika, Rotkohl, Spargel, Spinat, Weißkohl, Wirsingkohl, Zucchini

Milchprodukte wie Butter, Quark, Hartkäse, Kuhmilch, Sahne

Kokosmilch, Eier

Fleisch wie Rindfleisch

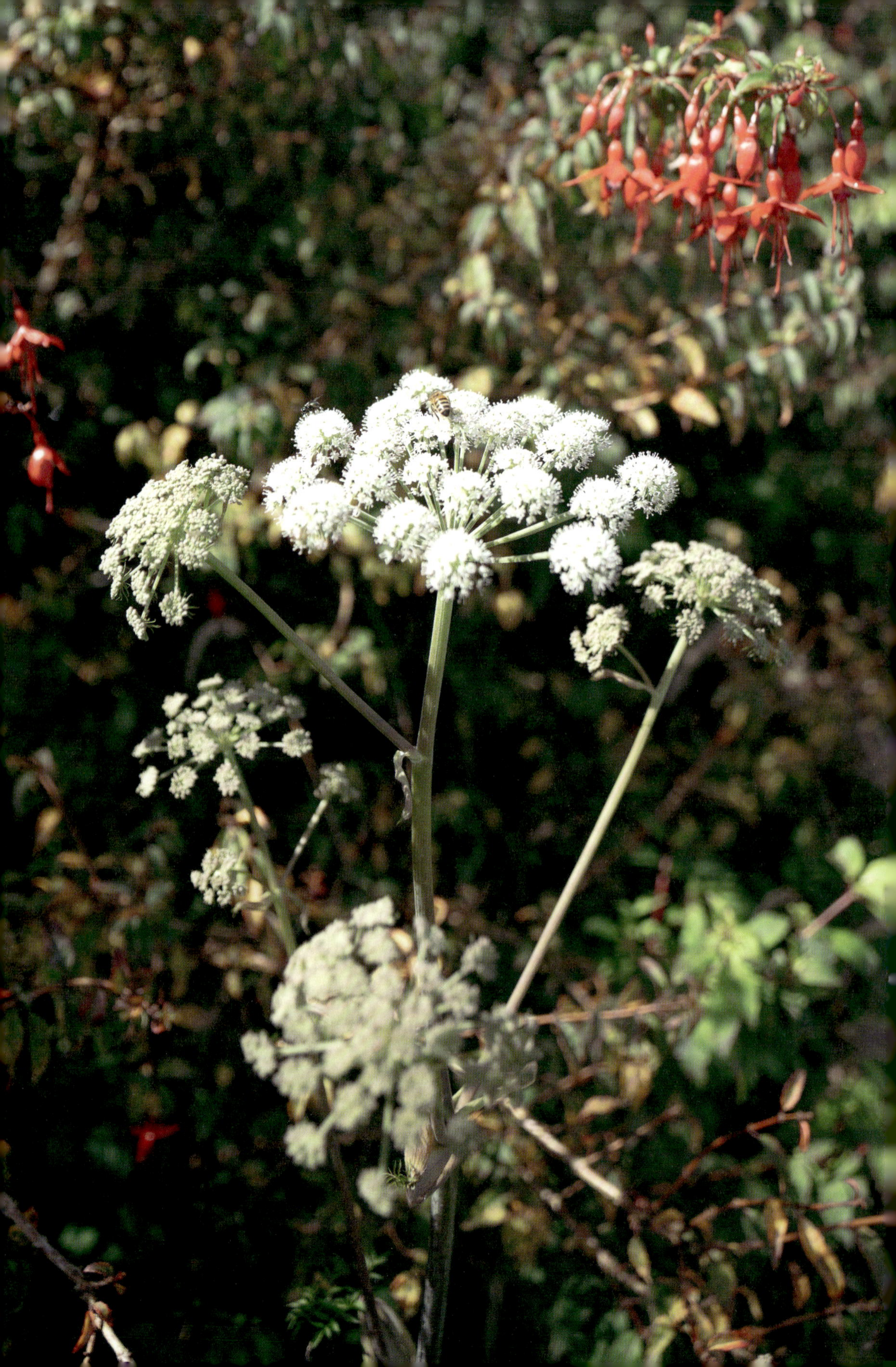

Wichtige Kräuter für das Element Erde

Basilikum

Ocimum basilicum

Wirkung: warm, sehr aromatisch, scharf
Erntezeit: Bevor er blüht, meist ist dies im Juli
Pflanzenteile: Blätter
Vorkommen: Basilikum liebt trockene und sonnige Standorte. In der Natur kommt er in subtropischen und tropischen Gebieten vor.

Basilikum stimuliert das Yang, die aktive Kraft unserer Mitte. Viele Menschen, vor allem Frauen, essen zu viel Kaltes, was unsere Mitte schwächt. Völlegefühl, Blähungen, Durchfall, Übelkeit und Müdigkeit sind die Folge. Basilikum hilft gegen genau diese Beschwerden. Tomaten-Mozzarella-Salat wird traditionell mit viel Basilikum serviert, der uns hilft, den Salat zu verdauen. Man kann Basilikum auch als Tee trinken. Ich finde, er schmeckt sehr gut.

Brombeere

Rubus fructicosus

Wirkung: kühl, süß
Erntezeit: April–September
Pflanzenteile: Blätter
Vorkommen: an Waldrändern, auf Lichtungen, in Gärten, an sonnigen bis halbschattigen Stellen. Die Pflanze liebt nährstoffreiche Böden und wächst vor allem auf der Nordhalbkugel. Die Brombeere ist vielseitig verwendbar. Die

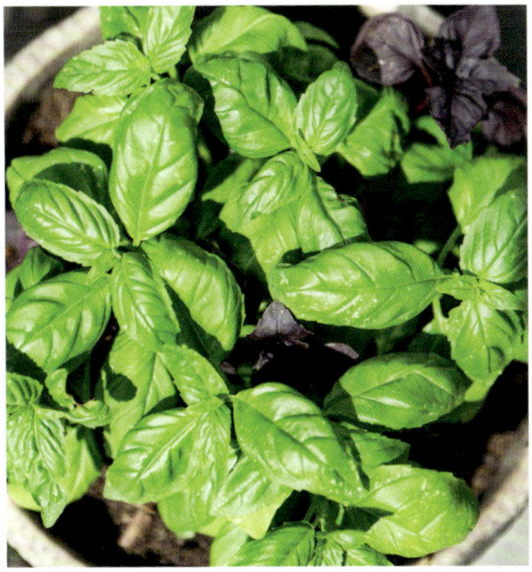

▲ Basilikum wirkt auch als Tee sehr gut.

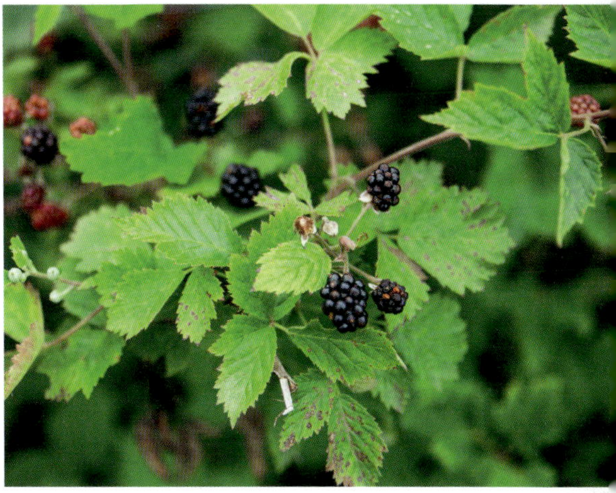

▲ Beeren wie Blätter sind vielseitig verwendbar.

Beeren stärken die Kraft der Leber, die Blätter haben wertvolle Eigenschaften für die Mitte und wirken entzündungshemmend. Sie wirken heilsam bei Diabetes mellitus Typ 2 (Zuckerkrankheit), senken den Blutzuckerspiegel, helfen bei Durchfall, Hämorrhoiden, Entzündungen der Mundschleimhaut, Zahnfleischentzündungen, Gelenkentzündungen, Kehlkopfentzündungen, Blasenentzündungen, Nierensteinen und Sodbrennen.

Dill

Anethum graveolens

Wirkung: warm, scharf, süß
Erntezeit: Die Samen sind reif, wenn sie sich gelbbraun verfärben.
Pflanzenteile: Samen, selten ganzes Kraut
Vorkommen: Dill stammt ursprünglich aus Vorderasien. Mittlerweile ist er in ganz Europa verbreitet. Er liebt sonnige bis halbschattige Standorte und einen nährstoffreichen Boden, der windgeschützt ist.

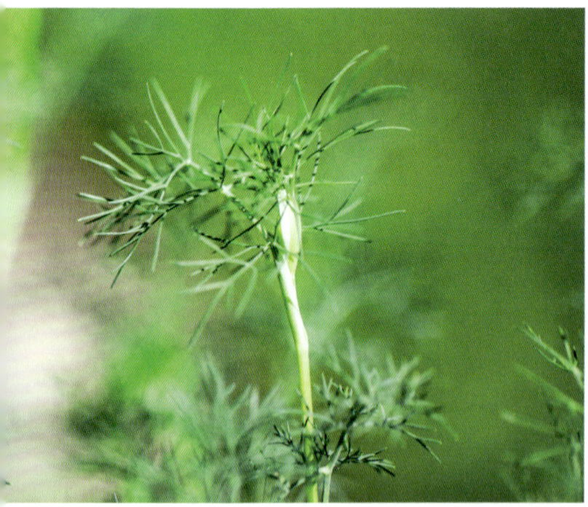

▴ Dill wärmt die Mitte.

Wenn unsere Mitte aus dem Gleichgewicht gerät, kann das zu allen möglichen Beschwerden führen. Unsere Mitte (Milz und Magen) warm und stabil zu halten, ist eine der wichtigen Aufgaben der Mittelkräuter. Dill wärmt die Mitte und hilft, sie wieder ins Gleichgewicht zu bringen. Seine Eigenschaften sind besonders hilfreich bei Magenschmerzen, Übelkeit, Blähungen, Darmkoliken und zur Förderung der Muttermilch. Das Dillkraut kann ebenfalls verwendet werden, hat aber eine weniger starke Wirkung.

Dost

Origanum vulgare

Wirkung: warm, bitter
Erntezeit: Juni bis September (Blütezeit)
Pflanzenteile: Blüten und Blätter
Vorkommen: Der Dost ist in Europa weit verbreitet und stammt ursprünglich aus dem Mittelmeerraum. Er wächst an Weg- und Waldrändern, in Eichen- und Kiefernwäldern sowie auf Mager- und Trockenwiesen.

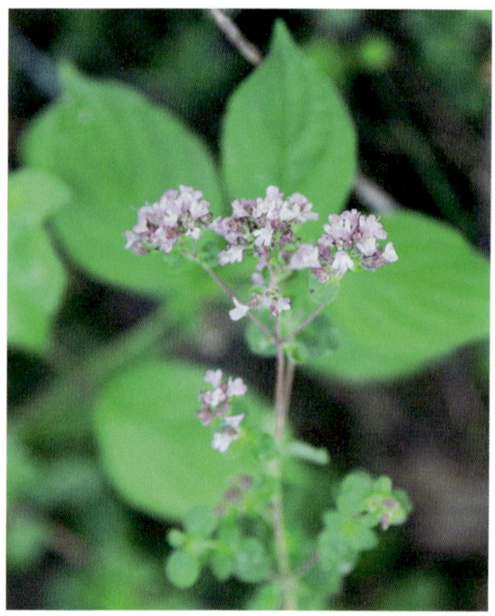

▴ Dost, der wilde Oregano

Dost, der wilde Oregano, ist an vielen Orten zu finden. Die wärmende Wirkung des Dosts ist auf vielfältige Weise wohltuend für Bauch, Magen und Milz. Er hilft bei Blähungen, Bauchkrämpfen und reguliert die Verdauung. Außerdem stärkt Dost unser Immunsystem und hilft bei Husten mit weißem Auswurf.

Erzengelwurz/Angelika

Angelica archangelica

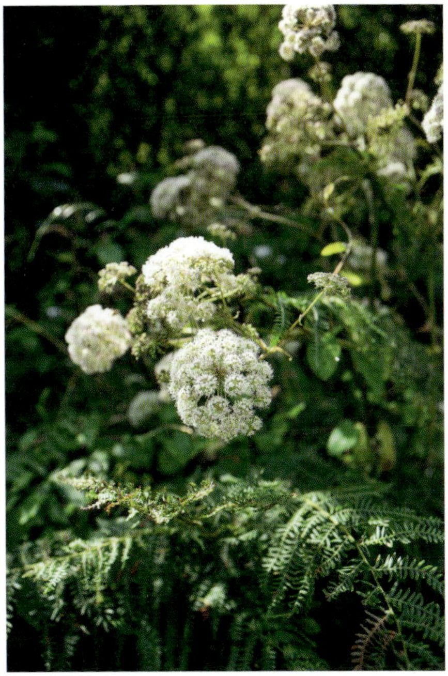

▲ Wirkt erwärmend und regt die Mitte an

Wirkung: erwärmend, scharf
Erntezeit Wurzeln: Frühling und Herbst
Erntezeit Blätter: Mai und Juni
Pflanzenteile: Wurzeln und Blätter
Vorkommen: Die Pflanze wächst in feuchten Gebieten, an Ufern von Flüssen und Seen, in Mittelgebirgen und Gebirgen. Sie ist auf der Nordhalbkugel beheimatet.

Menschen mit einer »kalten« Mitte leiden oft unter Müdigkeit, Lethargie und Blähungen. Eine »kalte« Mitte entsteht, wenn man zu kalte Speisen oder Getränke zu sich nimmt. Die Engelwurz oder auch Angelikawurzel regt und wärmt die Mitte an und wirkt heilsam bei folgenden Beschwerden: Übelkeit, niedriger Blutdruck, Appetitlosigkeit, Schwindel (durch niedrigen Blutdruck), rheumatische Beschwerden (verschlimmert bei kaltem und feuchtem Wetter), Immunschwäche, Übersäuerung des Magens, Magersucht, Erschöpfung, Kopfschmerzen und Migräne.

Engelwurz eignet sich auch sehr gut für eine Tinktur. Das Rezept ist zu finden auf Seite 156.

Fenchelsamen

Foeniculum vulgare

Wirkung: warm, süß, aromatisch
Erntezeit: Juli–September
Pflanzenteile: Samen (Früchte)
Vorkommen: Die Heimat des Fenchels ist der Mittelmeerraum. Er wächst auch hervorragend

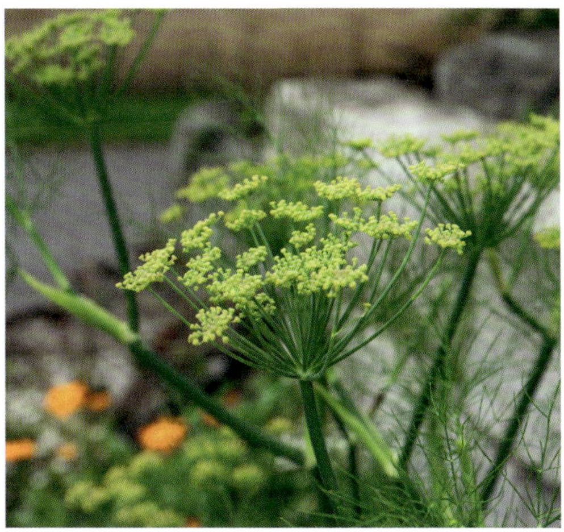

▲ Hilft bei Blähungen

in unseren Gärten an sonnigen Standorten. Er benötigt Böden, die tiefgründig, nährstoffreich und kalkhaltig sind.

Die Wirkung der Fenchelsamen ist der von Anis sehr ähnlich. Oft werden sie auch zusammen bei folgenden Problematiken verwendet: schmerzhafte Menstruation (falls der Grund Kälte in der Mitte und im Becken ist), Blähungen (ohne Geruch), Durchfall (ohne Geruch), »kalter Magen«, Eierstockzysten, Verdauungsschwierigkeiten. Fenchelsamen werden auch zur Milchförderung und bei Reflux verwendet.

Himbeere

Rubus idaus

Wirkung: kalt, aromatisch, süß
Erntezeit: Die stärkste Wirkung haben die Blätter vor der Blüte, ca. Mai
Pflanzenteile: Blätter
Vorkommen: Die Himbeere wächst an Waldrändern, an sonnigen bis halbschattigen Standorten, auf Waldlichtungen und in Gärten. Sie ist in den gemäßigten Zonen Europas weit verbreitet.

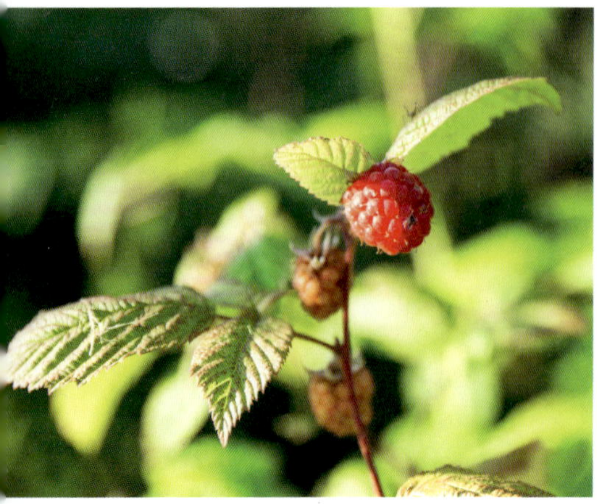

▲ Himbeerblätter stärken die Gebärmutter.

Himbeeren sind wie alle Beeren nahrhaft für unsere Leberenergie. Himbeerblätter helfen bei Übergewicht, Diabetes mellitus Typ II (Zuckerkrankheit) und Durchfall. Himbeerblättertee erleichtert auch die Geburt, da er die Beckenbodenmuskulatur und den Muttermund entspannt. Zudem stärken Himbeerblätter die Gebärmutter und sollen bei Kinderwunsch unterstützend wirken.

Ingwer

Zingiber officinale

Wirkung: warm, scharf
Erntezeit: Herbst, wenn die Blätter gelb werden
Pflanzenteile: Wurzeln
Vorkommen: Vor allem in tropischen und subtropischen Gebieten gedeiht Ingwer besonders gut. Mittlerweile haben auch in sonnigeren Teilen Europas immer mehr Gärtnerinnen Erfolg beim Anbau dieser Pflanze.

Ingwer erfreut sich großer Beliebtheit, besonders bei Frauen. Die Ursache dafür liegt wahrscheinlich darin, dass Ingwer als »scharfes Kraut« stimulierend und aufwärmend wirkt. Gerade wir Frauen können davon profitieren, da unsere Ernährung oft zu kalt ist. Obwohl Ingwer keine einheimische Knolle ist, konnte ihn ein Bauer in meiner Nachbarschaft erfolgreich anbauen und vertreiben. Persönlich bevorzuge ich Kräuter und Knollen aus der Region, daher ist dieser Ingwer mein Favorit. Wenn ich in Länder reise, in denen Durchfall häufig auftritt, nehme ich immer eine Flasche Ingwertinktur mit. Seit ich diese prophylaktisch einnehme, habe ich keine lästigen Beschwerden mehr gehabt. Das Rezept für Kräutertinkturen kann auf Seite 156 gefunden werden. Ingwer hilft auch bei Übelkeit und Schwangerschaftsübelkeit (falls nicht, denke bitte an Isländisches Moos). Ingwer hat

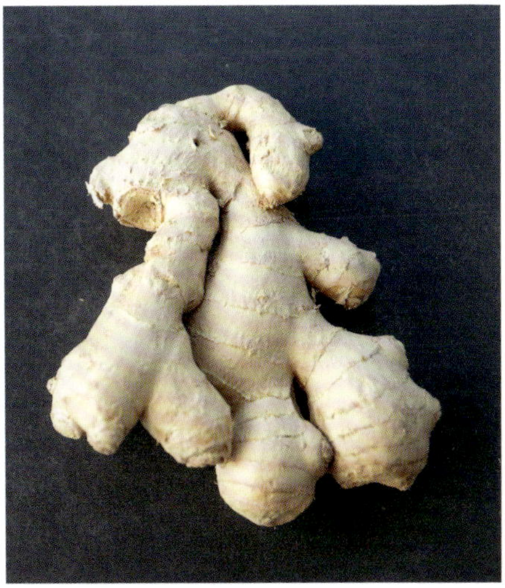

▲ Ingwer wirkt leicht antibiotisch.

zudem eine leicht antibiotische Wirkung. Ingwer hilft auch hervorragend bei einer Magen-Darm-Grippe sowie bei Kälteempfindlichkeit, falls du zu viel Schweres gegessen hast, und bei chronischem Durchfall (der nicht riechenden Variante). Selbstverständlich solltest du bei allen chronischen Leiden auch immer einen Arzt aufsuchen.

Kamille
Matricaria recutita

Wirkung: kühlend, bitter, etwas aromatisch
Erntezeit: Mai–Juli
Pflanzenteile: Blüten
Vorkommen: in ganz Europa, oftmals in der Nähe von Äckern, Wegrändern, Wiesen oder Feldrändern

Als Kind konnte ich Kamillentee nicht ausstehen. Ich glaube aber, dass dies einer der wenigen Tees war, den meine Mutter kaufte und nicht selbst sammelte. Wahrscheinlich hatte ich eine natürliche Abneigung gegen die Beutelchen, die leider oft geleimt werden. Heute liebe ich die Kamille sehr. Die wunderschönen Blüten schaffen eine Verbindung zwischen Herz und Magen und helfen bei allerlei Beschwerden. Sie beruhigen das Herz, helfen bei saurem Aufstoßen, bei Einschlafstörungen, Zahnfleischentzündungen oder Zahnschmerzen, übelriechendem Durchfall, Hämorrhoiden und Gesichtsneuralgien. Sie beruhigt den empfindlichen Magen. Die zarte Pflanze wächst immer noch wild in unseren Breitengraden und du wirst sie an vielen Orten, besonders neben Getreideäckern finden können.

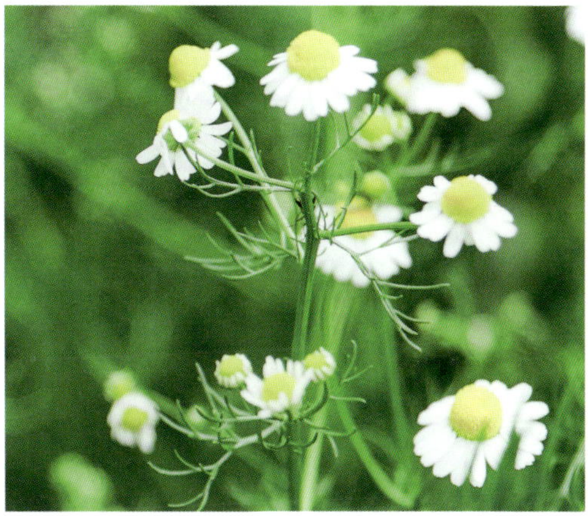

▲ Verbindet Herz und Magen

Kornblume
Centaurea cyanus

Wirkung: kalt, süß, etwas bitter
Erntezeit: Mai–September
Pflanzenteile: ganzes Kraut
Vorkommen: Die Kornblume stammt ursprünglich aus dem Mittelmeerraum, ist aber schon seit Langem in Mitteleuropa vor allem in Getreidefeldern anzutreffen, meist zusammen mit Klatschmohn.

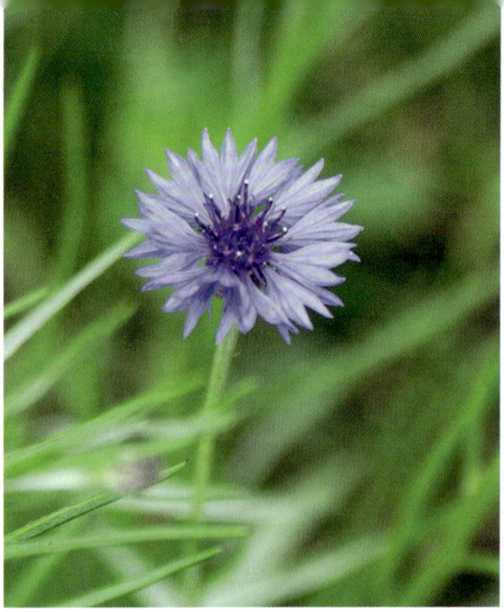

▲ Oft in Gesellschaft mit Klatschmohn

Früher war die Kornblume ein echtes Unkraut, heute ist sie viel seltener geworden. Ihre schönen blauen Blüten sind ein Blickfang bei einem Spaziergang. Die Kornblume hilft bei Verstopfung, Verdauungsstörungen und regt den Appetit an.

Koriander

Coriandrum sativum

Wirkung: warm, scharf, süß
Erntezeit Früchte und Samen: Juli–September
Erntezeit Blätter: Mai–Juni
Pflanzenteile: Früchte, Samen und Blätter
Vorkommen: Koriander bevorzugt einen sonnigen bis halbschattigen Standort. Am besten gedeiht er auf durchlässigen, leichten Böden. Der echte Koriander stammt ursprünglich aus dem Mittelmeerraum. Mittlerweile ist er in weiten Teilen Europas und Asiens verbreitet.

Ich finde es sehr spannend, dass es von genetischen Faktoren abhängt, ob man Koriander mag oder den Geschmack als eklig seifig empfindet. Koriander ist eine Pflanze, die die aktive Kraft der Milz aktiviert, also das Milz-Yang. Es wäre spannend zu erforschen, ob Menschen, die Koriander mögen, eine genetische Veranlagung im Erdelement haben. Ein starkes Milz-Yang hilft uns, gut zu verdauen, unterstützt das Immunsystem, fördert eine gesunde Selbstfürsorge und soziales Denken. Koriander wirkt unterstützend bei Blähungen (ohne Geruch), Durchfall, Appetitlosigkeit, Verdauungsstörungen, bei Reizmagen und Reizdarm, Menstruationsbeschwerden, Völlegefühl und fördert die Milchbildung. Koriander wirkt entzündungshemmend.

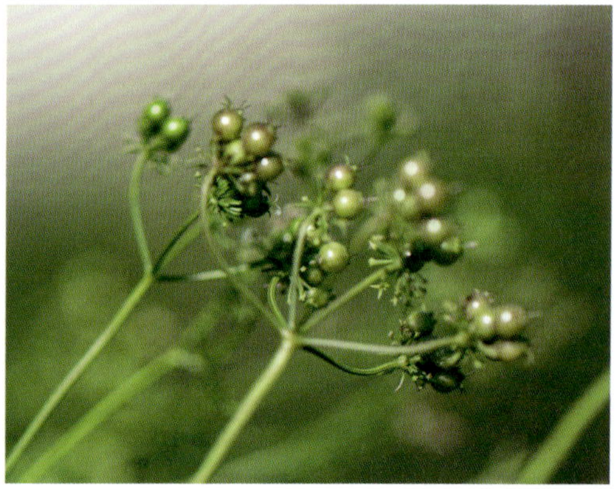

▲ Stammt aus dem Mittelmeerraum

Kümmel

Carum carvi

Wirkung: warm, süß, aromatisch
Erntezeit: Juni–August
Pflanzenteile: Frucht
Vorkommen: Kümmel hat seinen Ursprung im Mittelmeerraum, jedoch wächst er heutzutage in ganz Europa in gemäßigten Zonen, auf sonnigen Wiesen und Weiden sowie an Wegrändern, sogar bis zu einer Höhe von 2000 m.

Kümmel wird in vielen alten, deftigen Rezepten verwendet. Es ist erstaunlich, wie umfassend das Wissen unserer Vorfahren war. Alte gutbürgerliche Gerichte sind meist sorgfältig und

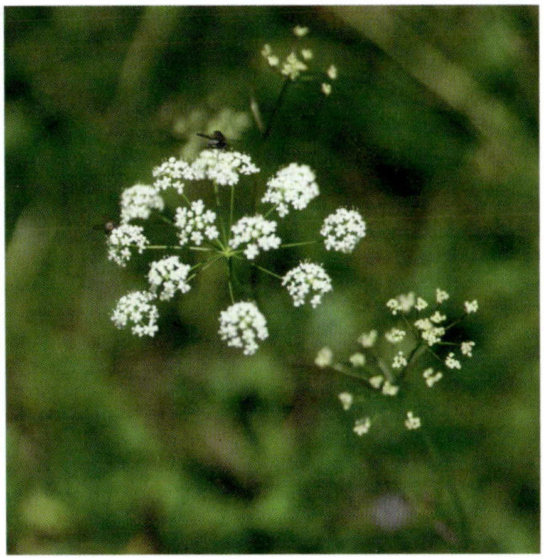

▲ Wirkt hervorragend gegen Blähungen

bewusst gewürzt, um eine optimale Nährstoffaufnahme unseres Körpers zu erreichen. Leider wurde dieses Wissen nicht weitergegeben und geriet in Vergessenheit, insbesondere in der Dosen- oder Mikrowellenkultur. Kümmel ist ein hervorragendes Kraut, um Blähungen zu lindern oder zu beseitigen. Wie Kardamom hilft er dabei, Speisen leichter verdaulich zu machen. Kümmel wirkt bei jeglichen Verdauungsstörungen und fördert zudem die Milchbildung nach der Geburt. Darüber hinaus lässt sich Kümmel sehr gut im eigenen Gewürzgarten anbauen.

Liebstöckel

Levisticum officinale

Wirkung: warm, aromatisch
Erntezeit Blätter: Während der ganzen Blütezeit. Die stärkste Wirkung zeigt sich vor der ersten Blüte im frühen Frühling.
Erntezeit Wurzeln: Die Wurzeln werden im Herbst geerntet.
Pflanzenteile: ganzes Kraut und Wurzeln
Vorkommen: Überall in Europa gedeiht Liebstöckel, eine Pflanze, die relativ anspruchslos ist und auch im Halbschatten wächst.

Liebstöckel verströmt einen ausgesprochen intensiven Duft, der an jedem Ort, wo er wächst, wahrnehmbar ist. Jedes aromatische Kraut besitzt die Fähigkeit, Energie in Bewegung zu setzen, wodurch sich gerade bei Darmbeschwerden eine positive Wirkung ergeben kann. Damit ist der Einsatz von Liebstöckel in der Therapie von Darmbeschwerden eine vielversprechende Option. Bei träge funktionierendem Darm fühlen wir uns oft müde und aufgebläht. Wichtige Wirkstoffe können vom Darm nur schwer aufgenommen werden, da ihm die Kraft für die Resorption fehlt. In diesem Fall kann Liebstöckel seine heilsame Wirkung entfalten. Liebstöckel mindert Blähungen, hilft gegen Darmträgheit und Verstopfung, bewegt die Energie im Körper und regt so unsere Blutzirkulation an.

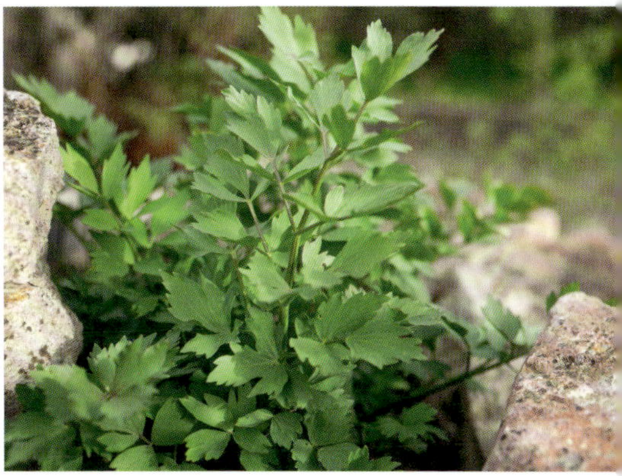

▲ Liebstöckel duftet intensiv.

Magnolie

Magnolia sp.

Wirkung: Blüten: warm, scharf
Wirkung Rinde: warm, aromatisch, bitter, scharf
Erntezeit: März–Mai, je nach Sorte
Pflanzenteile: Blüten und Rinde

Vorkommen: ursprünglich aus Ostasien, Nordamerika und dem nördlichen Südamerika. Mittlerweile ist die Pflanze (Baum) auch in Europa vielerorts anzutreffen.

Die Magnolie hat in der Traditionellen Chinesischen Medizin eine lange Tradition. In Europa ist sie als Heilpflanze bisher weniger bekannt, gewinnt aber immer mehr an Aufmerksamkeit. Die Magnolie wirkt auf die Elemente Erde und Metall. Sie ist wärmend und bewegend und leitet Feuchtigkeit beziehungsweise Schleim aus. Viele Menschen haben eine zu »kühle« Mitte und nehmen deshalb schnell zu, neigen zu Erkältungskrankheiten oder chronischem Schnupfen, fühlen sich träge und energielos. Das Übermaß an Feuchtigkeit hindert das Qi, die Lebensenergie, am freien Fließen, was wiederum zu Ängsten, Depressionen und Lethargie führen kann. Hier hilft die Magnolie sehr gut. Die Blüte bringt die Energie in Bewegung und wärmt uns, während die Rinde durch ihre Bitterstoffe Schleim und Feuchtigkeit ausleitet. Die Magnolie ist ein wunderbares Heilmittel bei frontalem Kopfschmerz, Durchfall (nicht riechend), Übelkeit, Trägheit, Angst und Depressionen. Sie wirkt beruhigend und unterstützt bei chronischem Schnupfen. Auch bei Hautproblemen, die als Ursache Unruhe oder Feuchtigkeit haben, wirkt die Magnolie heilsam. Du kannst ganz einfach auf deiner Zunge feststellen, ob du zu viel Feuchtigkeit hast. Wenn deine Zunge geschwollen ist und Zahnabdrücke aufweist, könnte das ein Hinweis darauf sein. Die Magnolienrinde wird als Phytoöstrogen verwendet und wird deshalb bei Problemen rund um die Wechseljahre wie Stimmungsschwankungen, Gewichtszunahme, Brustspannung und Hauterschlaffung angewendet.

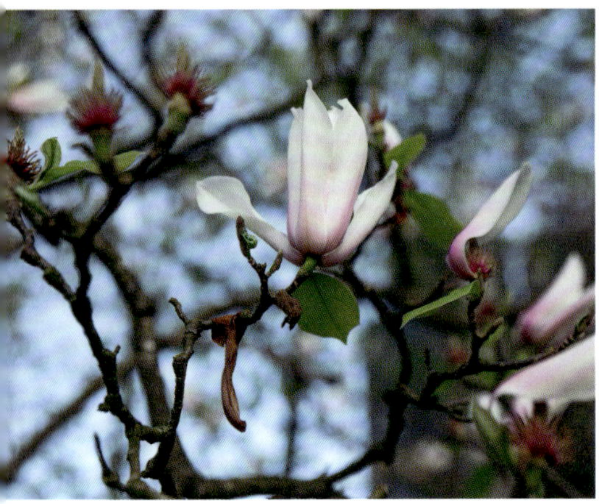

▲ Die Magnolie hilft bei Ängsten und Depression.

Mais

Zea mays

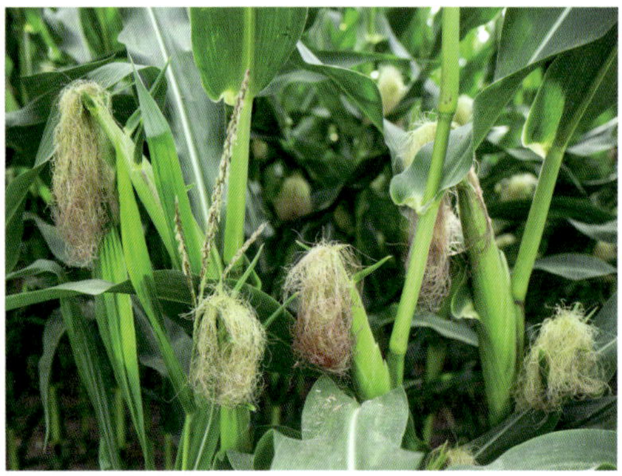

▲ Gegen Heißhunger hilft Maishaartee.

Wirkung: kühlend/süß
Erntezeit: Juli–Oktober
Pflanzenteile: Haar des Mais, auch Maisbart genannt
Vorkommen: Mittel- und Südeuropa, ursprünglich stammt die Pflanze aus Mexiko

Falls du dich nun fragst, ob damit tatsächlich das Haar des Maises gemeint ist: Ja. Maishaar hat eine wunderbare Wirkung auf das Erdelement. Ein Problem, das viele Menschen haben, ist der Heißhunger, insbesondere der Heißhunger auf Süßes. Maishaar senkt den Blutzuckerspiegel und gibt dir dadurch die Freiheit, dann zu essen, wann es deiner Gesundheit guttut, ohne inneren Druck. Maishaar hilft auch bei Gallensteinen, Zuckerkrankheit und Leberentzündung (unter ärztlicher Betreuung bei solch schwerwiegenden Erkrankungen). Der Tee hat einen leicht süßen Geschmack und wird von den meisten Menschen, denen ich diesen Tee empfehle, gemocht.

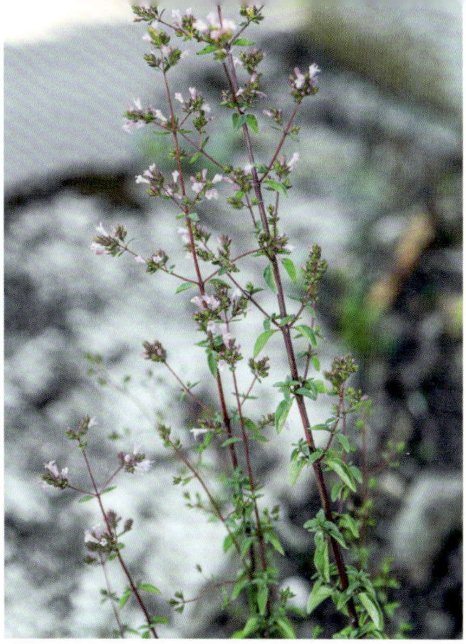

▲ Nicht nur als Gewürz hilfreich.

Majoran

Origanum majorana

Wirkung: warm, aromatisch, scharf
Erntezeit: Kurz vor der Blüte, ca. Juni–August
Pflanzenteile: ganzes Kraut
Vorkommen: Majoran kommt ursprünglich aus dem Mittelmeerraum. Er wächst an sonnigen, trockenen Stellen.

Majoran ist eine Pflanze, die meiner Meinung nach völlig unterschätzt wird. Im Allgemeinen ist sie als Gewürz bekannt, das bei deftigen Speisen verwendet wird und diese verträglicher für unseren Magen macht. Majoran hat jedoch noch viele weitere Vorzüge. Insbesondere hat er eine hervorragende Wirkung bei Schwindel, der durch Stress oder Angst verursacht wird. Er ist hilfreich bei Beschwerden im Beckenbereich, insbesondere bei PMS und diffusen Schmerzen in der Hüfte oder im Becken, wenn diese mit einem Gefühl von Stauung oder Feuchtigkeit einhergehen. Feuchtigkeit kann durch eine geschwollene Zunge, geschwollene Beine oder ein schwaches Gewebe erkannt werden. In der chinesischen Medizin wird Majoran nicht nur dem Magen zugeordnet, sondern auch der Gallenblase (siehe Holzelement). Auch in Bezug auf den Umgang mit unseren Emotionen spielt Majoran eine wichtige Rolle. In Situationen von Verzweiflung, innerer Blockade oder Orientierungslosigkeit kann Majoran dazu beitragen, dass du wieder zurück in deine Mitte findest. Dieser Ort gibt dir erneut Ruhe und Gelassenheit.

Rosmarin

Rosmarinus officinalis

Wirkung: warm, aromatisch, bitter
Erntezeit: Ab Mai–Spätherbst
Pflanzenteile: Blätter
Vorkommen: Ursprünglich stammt die Pflanze aus dem Mittelmeerraum. Sie wächst in Europa an milden, sonnigen und geschützten Plätzen.

Rosmarin gedeiht in meinem Garten üppig. Der würzige Duft dieser Heilpflanze, die sich auch sehr gut zum Räuchern eignet, erfreut mich sehr. Wenn das Erdelement nicht gepflegt wird, neigt es zur Feuchtigkeit und wir werden träge. Es gehört zu den besten Kräutern, um die Feuchtigkeit zu vertreiben. Die aromatische, bittere und scharfe Wirkung von Rosmarin bewegt das Energie-Qi und unterstützt die Ausscheidung

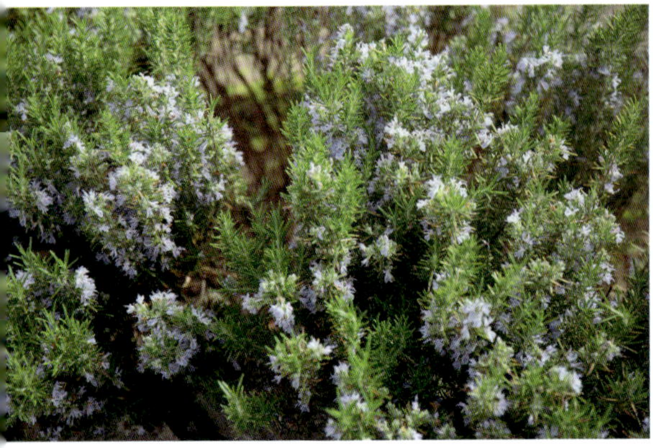

▲ Rosmarin bewegt das Energie-Qi.

von Feuchtigkeit und Schwere aus dem Körper. Aus diesem Grund kann Rosmarin bei rheumatischen Beschwerden eingesetzt werden, die sich bei feuchtem Wetter verschlimmern.
Auch bei Taubheitsgefühlen kann Rosmarin helfen, da der Qi-Fluss in diesem Bereich gestört ist und oft mit einem Kältegefühl einhergeht. Die warme, bewegende und öffnende Wirkung dieser Pflanze ist sehr heilsam. Auch bei Antriebslosigkeit, niedrigem Blutdruck und Menière-Krankheit wird Rosmarin empfohlen.

Storchenschnabel

Geranium robertianum

Wirkung: kühl, bitter
Erntezeit: April–September
Planzenteile: ganzes Kraut
Vorkommen: gedeiht überall in Europa an sonnigen und lichten Waldrandgebieten, in Schluchten, an Wegrändern, an Mauern und Felsen. Die Heilpflanze ist sehr genügsam.

Der Storchenschnabel ist eine an unserer Hausmauer wachsende Pflanze, deren Blüten denen der Malve ähneln, jedoch deutlich kleiner sind. Der Storchenschnabel ist als Heilkraut für den Magen-Darm-Trakt bekannt, zudem wird ihm eine Wirkung als Kinderwunschpflanze nachgesagt. Diese Wirkung entfaltet die Pflanze insbesondere bei Frauen mit Kinderwunsch, bei denen das Erdelement (die Mitte) aus der Balance geraten ist und die zu viel Feuchtigkeit besitzen. Des Weiteren findet der Storchenschnabel Anwendung bei Zahnfleischentzündungen, Entzündungen der Mundschleimhaut, Rachenentzündungen, Durchfall, Drüsenschwellungen,

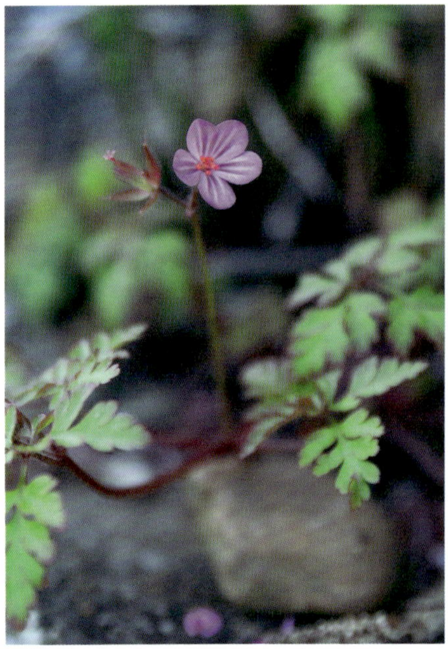

▲ Eine sehr genügsame Pflanze

Magenentzündungen, fördert die Wundheilung und hilft bei Insektenstichen. Die entzündungshemmende Wirkung der Pflanze kann auch bei Fieber zum Einsatz kommen. Auf der seelischen Ebene unterstützt dieses Kraut dabei, sich selbst gegenüber Fürsorge zu zeigen, anstatt sich in übermäßiger Weise um andere zu sorgen. Der Storchenschnabel unterstützt auch bei Schock oder Trauma.

Tausendgüldenkraut

Centaurium erythraea

Wirkung: kalt, bitter
Erntezeit: Juli–September
Pflanzenteile: Blätter
Vorkommen: Die Pflanze ist geschützt und wächst in Mittel- und Südeuropa.

Der Name dieser Heilpflanze bedeutet in etwa: Pflanze, die 1000 Gulden wert ist. Das Tausendgüldenkraut ist in der Tat sehr wertvoll und hilft bei folgenden Beschwerden: Magenschmerzen, saures Aufstoßen, Blähungen, Übergewicht, Diabetes mellitus Typ II (Zuckerkrankheit), chronische Magenschleimhautentzündung, Magenentzündung, Gelenkentzündungen, rheumatische Beschwerden, Verstopfung und Übelkeit. Durch den hohen Anteil an Bitterstoffen wirkt es auch entlastend auf Leber und Galle.

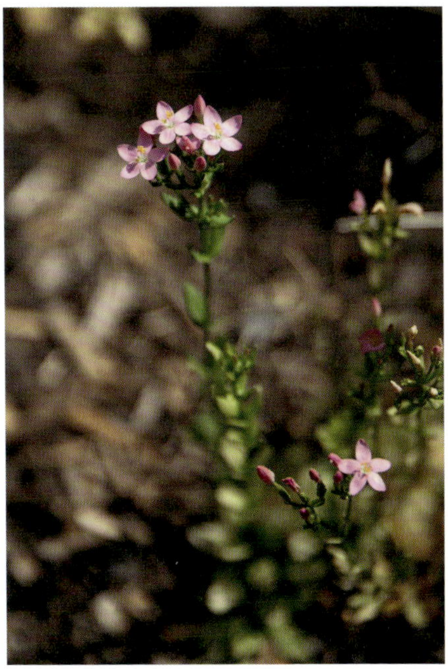

▲ Hilfreich bei Entzündungen

Wermut

Artemisia absinthium

Wirkung: heiß, bitter, würzig
Erntezeit: Juni–September
Pflanzenteile: ganzes Kraut
Vorkommen: In Europa ist der Wermut in Mittel- und Südeuropa beheimatet. Er wächst auf trockenen, sandigen Böden und liebt sonnige Standorte. Man findet ihn an Mauern, auf Brachland, an Wegrändern, steinigen Uferböschungen und auf Weiden bis in 3500 m Höhe.

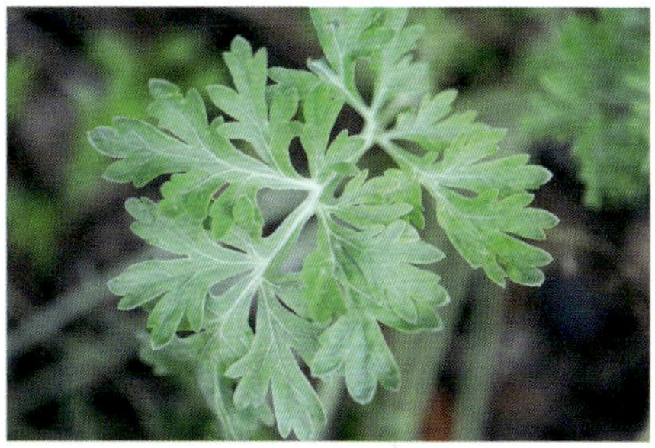

▲ Unterstützt bei Darmträgheit

Unsere Mitte, unser Energiezentrum, sollte warm und nicht zu feucht sein, um optimal funktionieren zu können. Wer schon einmal in den Tropen war, weiß, wie ein feuchtwarmes Klima auf uns wirkt. Wir werden müde und lethargisch. Das Gleiche gilt für ein zu kaltes Klima, in dem die wenigsten Menschen zu Hochform auflaufen, weil Kälte unsere Energie blockiert. Wermut ist eine wunderbare Pflanze, um das Ungleichgewicht einer zu kalten inneren Mitte auszugleichen. Oft sind es zu viele kalte Speisen und zu kalte Getränke, die unsere Mitte belasten. Wermut hilft bei Darmträgheit, Magen- und Dickdarmbeschwerden, Blähungen, Erschöpfungszuständen, Melancholie, Unfruchtbarkeit, Antriebslosigkeit und Lustlosigkeit.

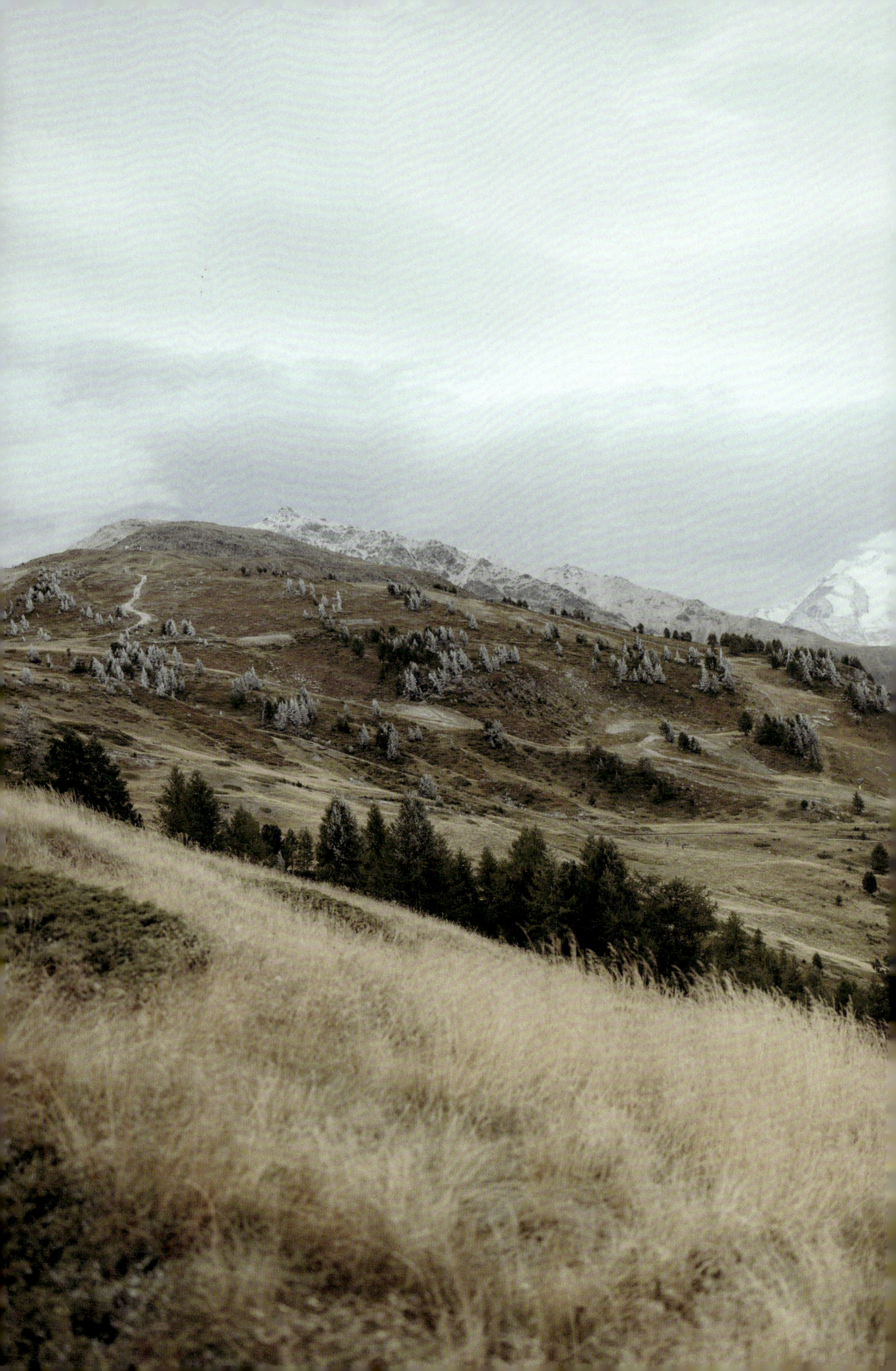

Das Element Metall

Die Trennung von allem Unwichtigen ermöglicht einen freien persönlichen Ausdruck. Belastende Lebensereignisse können als Erfahrungen gewertet und Schmerzen losgelassen werden. Die Transformation deiner Lebenserfahrungen in Schätze zeichnet dich aus.

ÜBERBLICK

Yang-Organ/Fu-Organ (resorbiert, trennt, verteilt und scheidet Energie aus): der Dickdarm

Yin-Organ/Zang-Organ (speichert Energie): die Lunge

Der Dickdarm (Yang-Organ) Im Dickdarm wird dem Speisebrei Wasser entzogen und Schleim beigemischt, damit er möglichst leicht ausgeschieden werden kann. So kannst du dieses Körperteil auch energetisch verstehen. Falls dir die Zusammenhänge deines Lebens unklar erscheinen, wenn sie wie lose Fäden in der Luft hängen, ist es schwer, größere Stücke loszulassen. Finde den roten Faden in deinen Mustern und erlaube dir, den »Mist« loszulassen.

Die Lunge (Yin-Organ) Wir haben links und rechts Lungenflügel. Sie sind um das Herz gelegt und mit einem Band verbunden. Optisch erinnern sie mich an Engelsflügel. Die Lunge sorgt dafür, dass der Sauerstoff ins Blut kommt und so im ganzen Körper verteilt wird. Das Blut verteilt den Sauerstoff im ganzen Körper und transportiert Kohlendioxid zurück. Kohlendioxid ist ein Abfallprodukt des Stoffwechsels. Beim Ausatmen wird das Kohlendioxid wieder aus dem Körper ausgeschieden. Auch hier geht es darum, Gutes im Körper zu verteilen und »Abfall, Altlasten« auszuscheiden. Auf der Gefühlsebene hilft die Lunge, genügend »Luft zum Atmen« zu haben. Diese Metapher steht dafür, genügend Raum für deine Persönlichkeit zu generieren.

Zuordnung Dem kleinen Yin, dem Westen, dem Sonnenuntergang und Herbst, verbaler Ausdruck ist das Weinen.

Organzeit Die Zeit, in der dieses Element ideal gestärkt wird:

3.00 Uhr–5.00 Uhr	Die Lunge
5.00 Uhr–7.00 Uhr	Der Dickdarm

Potenzial In unserer eigenen Tradition spielen meist folgende vier Elemente eine wichtige Rolle: Wasser, Luft, Feuer und Erde. Dies lässt den Schluss zu, dass das Metallelement als fünftes Element betrachtet werden sollte. Das Metallelement lädt uns ein, das zu werden, was wir in der Tiefe unseres Wesens sind. Alles Überflüssige darf fallen gelassen werden und das Wahrhafte Raum bekommen. Das Metallelement ist das Element der Transformation.
Laotse hat uns folgende Weisheit zum Thema Loslassen und Transformation hinterlassen: »Wenn ich loslasse, was ich bin, werde ich, was ich sein könnte. Wenn ich loslasse, was ich habe, bekomme ich, was ich brauche.«
In uns allen ruht das Göttliche, das sich in unserer Essenz reflektiert. Der Weg dorthin führt uns zur wahren Freude und Erfüllung. Ich glaube persönlich, dass jeder Mensch dieses innere Wissen in sich trägt. Leider wird uns immer wieder suggeriert, dass Geld, Macht, Schönheit, Intelligenz oder Besitz uns glücklich machen. Dies kann uns jedoch von unserem wahren Weg abbringen. Andernfalls hätten wir bereits festgestellt, dass es eine bestimmte Gruppe von Menschen gibt, die besonders glücklich sind. Nach meinem Wissen sind aber weder Reiche, Schöne oder Intelligente glücklicher als andere Menschen.
Während des Zweiten Weltkrieges hat der amerikanische Theologe Reinhold Niebuhr folgendes Gebet zum Thema Transformation verfasst:

»Gott, gib mir die Gelassenheit,
Dinge hinzunehmen, die ich nicht ändern kann,
den Mut, Dinge zu ändern, die ich ändern kann,
und die Weisheit, das eine vom anderen zu unterscheiden.«

Reinhold Niebuhr, US-amerikanischer Theologe (1892–1971)

In der Unterscheidung zwischen dem, was wir annehmen dürfen, und dem, was losgelassen werden soll, liegt die Herausforderung des Metallelements. Durch diesen Prozess erlangen wir immer mehr innere Heiterkeit und wahre Gelassenheit. Diese Form des Lebens fördert die innere Ruhe und das »Wu Wei«, was so viel bedeutet wie: nichts muss, alles

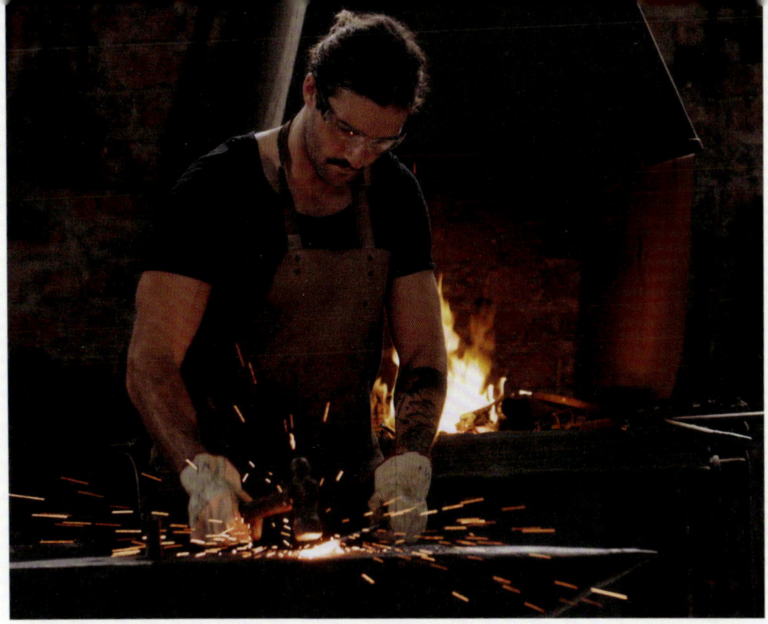

kann. Man gibt den Widerstand gegen die Herausforderungen des Lebens auf und fließt frei im Fluss der Harmonie.
Das Metallelement transformiert, nichts bleibt, wie es war, und doch ist alles Alte auch im Neuen enthalten. Metall kann die Form verändern oder geschmolzen werden, aber in der Essenz bleibt es dennoch Metall. Der Zyklus schließt mit dem Metallelement und könnte in einem harmonischen Leben wie folgt aussehen: Wir säen den Samen für etwas Neues im Wasserelement. Der Samen des Neuen wächst im Holzelement und darf sich bewegen, ausprobieren und wachsen. Im Feuerelement sprechen wir das Erlernte und Erfahrene klar aus. Wir feiern unsere Erfolge, unser inneres Feuer ist geläutert und mit dem Göttlichen verbunden. Wir sind voller Dankbarkeit und fühlen uns im Erdelement genährt. Aus unserer Fülle geben wir gern weiter. Nun nehmen wir uns Zeit, um das Wesentliche vom Unwesentlichen zu trennen. Wir lassen alle alten Belastungen los und werden zu dem, was wir sind. Unser Metallelement hat sein Potenzial erreicht. Dabei wird unsere Persönlichkeit immer authentischer und wir nehmen unseren Raum ein. Wir sind bereit für den nächsten Kreislauf.
Immer wieder gibt es Menschen, die diesen Prozess mutig beschreiten und davon berichten. Dr. Edith Eger ist, in meinen Augen, hierfür ein bewundernswertes Vorbild. In ihrem wunderbaren Buch *In der Hölle tanzen* berichtet sie über ihre Kindheit, ihren Aufenthalt im Konzentrationslager und ihre eigene Transformation. Sie ließ sich nicht mehr von ihrer Vergangenheit bestimmen, sondern wurde zu einem Menschen voller Verständnis, Mitgefühl und Weisheit. Sie nutzte die bedeutsamen Erfahrungen aus ihrem Leben, um anderen Menschen zu helfen, und verarbeitete dabei ihren Schmerz.

Das Metallelement symbolisiert die Möglichkeit, aus schlechten Situationen etwas Gutes zu machen und darüber hinauszuwachsen.

Herausforderungen Menschen, die Schwierigkeiten in diesem Element haben, können schwer loslassen und verzeihen. Manchmal haben sie vielleicht das Gefühl, sie hätten verziehen, und trotzdem wiederholen sich gewisse Dinge in ihrem Leben immer wieder (ein typisches Symptom für Erlebnisse, die man nicht losgelassen bzw. verziehen hat). Damit man etwas loslassen kann, muss die Verletzung zuerst anerkannt und gewürdigt werden, bevor du innerlich heilen kannst. Manche unserer Verletzungen sind möglicherweise unbemerkt geblieben, und du musstest den Schmerz allein bewältigen. In manchen Fällen handelte es sich jedoch um offensichtliche Tragödien oder wiederkehrende Schmerzen. Solche Ereignisse lassen sich nicht einfach mit einem kurzen »Ich vergebe dir« oder »Ich vergebe mir« abschließen. Der Teil von uns, der gelitten hat, möchte anerkannt und mit Mitgefühl behandelt werden. Danach ist es möglich, das Erlebte loszulassen, reifer zu werden und unser Mitgefühl zu vertiefen.
Teilweise fällt es uns schwer loszulassen, weil wir auf unser Schicksal wütend sind und es nicht akzeptieren können. Eine wichtige Eigenschaft des Metallelements besteht darin, dass wir uns den Ereignissen unseres Lebens nicht widersetzen sollten. Nur so können wir Gelassenheit und unser wahres Ich entwickeln. Das Leben erscheint manchmal ungerecht, und es ist uns nicht immer klar, warum uns etwas widerfährt. Wir bekommen aber ganz bestimmt die Kraft fürs Weitergehen, und neue Türen werden sich öffnen, wenn wir es zulassen.
Gesunde Beziehungen können dich dabei unterstützen, Depressionen und Burn-out frühzeitig zu behandeln. Intakte Beziehungen vermitteln dir Sicherheit und das Gefühl, ein liebenswerter Mensch zu sein. Zu viel oder zu wenig Kontakt kann uns aus dem Gleichgewicht bringen. Zu viele intensive Beziehungen können den Zugang zu unserem inneren Wissen blockieren, weil die Zeit für die Beziehung zu uns selbst fehlt oder wir vielleicht von den vielen Eindrücken überfordert sind. Ein Mangel an Kontakt dagegen kann das Gefühl der Verbundenheit mindern und uns einsam und verloren fühlen lassen. Das Unterscheiden des richtigen Maßes von Nährendem und Energieraubendem ist ein zentrales Thema des Metallelements. Auch körperliche Berührungen sind dabei von Bedeutung. Es ist bekannt, dass Berührungen eine wichtige Rolle in unserer Entwicklung und beim Aufbau unseres Urvertrauens spielen. Wenn Babys keinen Körperkontakt bekommen, kann sich dies negativ auf ihre Gesundheit auswirken. Eine Studie der American Academy of Pediatrics zeigt, dass Babys, die viel Körperkontakt erhalten, glücklicher, klüger

und gesünder sind. Nicht alle Berührungen sind erwünscht oder angenehm. Körperliche Übergriffe können leider viele Traumata und Verletzungen verursachen, die tiefe Wunden hinterlassen können.
Die Haut als äußerste Grenze möchte geachtet und respektiert werden. Dies ist keine Einbahnstraße, sondern erfordert, die Grenzen, die unsere Mitmenschen setzen, ebenso zu achten wie unsere eigenen. Es gibt Charaktere, die kein Gefühl für die Grenzen anderer besitzen und diese überschreiten. Sie stehen ein wenig zu nah oder ganz klar zu nah, respektieren weder deine Meinung noch deine äußere Erscheinung und verletzen dabei ihre Nächsten. Auch diese Form von Kontaktschwierigkeit gehört ins Metallelement.
Dem Metallelement wird die Emotion der Trauer und des Seufzens zugeordnet. Eine latente oder starke Trauer muss nicht immer auf ein bestimmtes Ereignis zurückzuführen sein. In der Medizin spricht man manchmal von Veranlagung und in der Epigenetik von Zellerinnerung. In meiner Praxis habe ich selbst mehrmals die Erfahrung gemacht, dass traurige Erlebnisse von Ahnen wie der Großmutter, dem Großvater oder anderen Ahnen sich weiterhin auf die Klientin auswirken können. Wenn man davon ausgeht, dass unsere Zellen Erinnerungen von Ahnen beinhalten, erscheint dies logisch. Allerdings ist es für die trauernden Betroffenen schwierig, da sie sich der Trauer ausgeliefert fühlen und sie vielleicht zunächst gar nicht einordnen können. Eine Möglichkeit, die in vielen Kulturen praktiziert wird, ist das Entzünden von Kerzen oder das Beten für die Verstorbenen. Man kann so ein wenig Licht in die Trauer senden, und meist hilft dies sehr gut. Eine liebevolle Verbindung mit den Ahnen herzustellen, indem man ihnen alles Gute wünscht oder Gott um Hilfe bittet, damit sie zur Ruhe kommen, kann Wunder bewirken. Es ist auch möglich, sich in der Fantasie auf eine Zeitreise zu begeben und dem Ahnen oder der Ahnin alles zu geben, was er oder sie benötigt. Selbstverständlich ist es auch möglich, Gott darum zu bitten, sich um diese Angelegenheit zu kümmern.

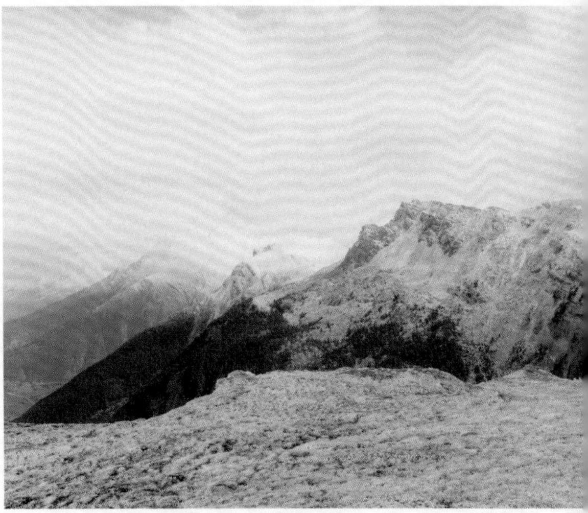

Allgemein Das Metallelement wird dem Herbst zugeordnet. In den nördlicheren Ländern riecht die Luft nun auch ein wenig metallisch. Nachdem wir uns genährt haben und unsere sozialen Verpflichtungen erfüllt haben, befinden wir uns nun in einer Phase, in der der Geist der Unterscheidung zentral ist, da es darum geht, unsere Essenz zu leben. Was hat mir bisher bei meinem Prozess geholfen und welche Eigenschaften, Güter oder Erinnerungen sollte ich nun loslassen, um immer mehr ich selbst zu werden? Dieser Prozess ist der wahren Transformation zugeordnet, wir werden, was wir sind. Wer Unwichtiges loslassen kann, hat viel mehr Raum für die wahre Persönlichkeit und reift zur Meisterschaft heran. Im Metallelement schätzen wir unsere Essenz, wir leben unsere wahre Natur. Wenn wir das Göttliche und das Reine in uns erkennen, öffnet dies oftmals die Tore für transzendierende Erfahrungen. Wir begreifen auf einer tiefen Ebene, dass wir mit allem verbunden sind, und streben nach dem Einssein oder der Verschmelzung mit reiner Energie.

Wer ständig Neues anhäuft und nichts loslassen kann, befindet sich innerlich oder äußerlich in einem Engpass. Das Haus, die Wohnung oder der Arbeitsplatz werden überfüllt und auch der Terminkalender leidet darunter. In solch einem Umfeld ist eine positive Veränderung kaum möglich. Wer jedoch den Geist der Unterscheidung kultiviert, hat ein wichtiges Werkzeug zur Hand. Er kann klar und präzise zwischen Wichtigem und Unwichtigem unterscheiden. Dies gilt nicht nur für Dinge und Tätigkeiten, sondern auch für Menschen, unsere Gewohnheiten und insbesondere unsere eigenen Glaubenssätze und Denkmuster. Im Metallelement geht es um die Essenz der Dinge und deshalb um die Nettosumme unseres Wesens. Wir sind aufgefordert, wichtige von unwichtigen Dingen zu trennen. Das bedeutet, dass wir alles, was nicht mehr zu uns passt, loslassen dürfen, um Raum für unsere Veränderung zu schaffen.

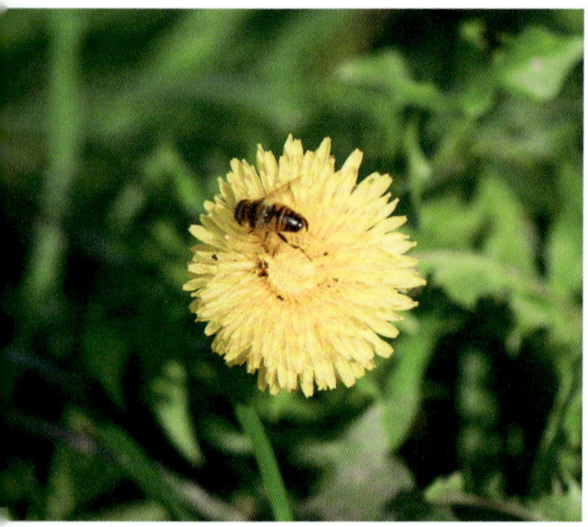

▲ Es geht um die Essenz der Dinge.

Als ich gemeinsam mit meiner Mutter einen Transformationsprozess durchlief, richtete ich meinen Fokus genau auf diesen Ansatz. Meine Mutter war alkoholabhängig und während ihrer Trinkphasen war der Kontakt mit ihr oft schwierig bis unmöglich. Doch unter dem Einfluss des Alkohols verbarg sich eine Frau voller

Herzenswärme, Güte und Humor. Ich wollte mich wieder auf ihre Essenz konzentrieren und dabei auch meine eigene Entwicklung vorantreiben. Deshalb entschloss ich mich, meine co-abhängigen Verhaltensmuster zu überwinden und unsere Beziehung dadurch maßgeblich zu verändern.

Ich entschied mich, ihr wahres Wesen bedingungslos anzunehmen und ihr destruktives Verhalten, insbesondere unter Alkoholeinfluss, deutlich abzulehnen. Wir haben beide einen Prozess durchgemacht – nicht nur meine Mutter, sondern auch ich. Ich konnte mein übertriebenes Verantwortungsbewusstsein, meine Schuldgefühle und meine Wut ihr gegenüber loslassen. Diese Emotionen hatten mich daran gehindert, die wahre Essenz meiner Mutter zu erkennen und in Frieden mit der Situation zu sein. Die Heilung fand auf beiden Seiten statt. Meine Mutter hat ihre Sucht überwunden, und wir haben es geschafft, eine liebevolle Beziehung zueinander aufzubauen.

Dem Metallelement wird die Emotion der »Trauer« zugeordnet, die als entsprechende Jahreszeit den Herbst hat. Auch in unseren Breitengraden gedenkt man im Herbst der Toten und des Abschieds, nämlich am Allerseelentag. An diesem Feiertag werden die Gräber geschmückt, Kerzen angezündet und an die lieben Verstorbenen gedacht, die vorausgegangen sind. Der Tod oder das Sterben nimmt in unserer Kultur nicht mehr viel Raum ein, da wir alle gesund und ewig jung bleiben wollen. Das Ausblenden eines unvermeidlichen Ereignisses nimmt uns die Chance, bewusst zu leben. Zum Sterben gehört das Loslassen und gleichzeitig das Erinnern an das, was uns wichtig ist. Wir werden uns von Menschen verabschieden müssen, die uns lieb und teuer sind. Rituale und eine achtsame Art zu leben können uns helfen, den unvermeidlichen Prozess des Todes anzuerkennen. Zudem hilft es meist, die Essenz der vermissten Personen oder Tiere in liebevoller Erinnerung zu halten. Der Trauerprozess verläuft meist in Phasen. Nimm dir Raum, ihn in deiner eigenen Zeit zu durchlaufen, oder suche dir, wenn nötig, Hilfe. Am Ende wirst du dich gestärkt und geläutert fühlen.

Viele Menschen empfinden Schwierigkeiten im Herbst und Winter. In dieser Phase, wenn wir erneut dem großen Yin begegnen und die Aktivitäten in den Hintergrund treten, stehen wir oft vor der Frage der Wahrheit: Lebe ich ein essenzielles Leben? Trauere ich noch alten Zeiten nach und scheue mich vor Veränderungen?

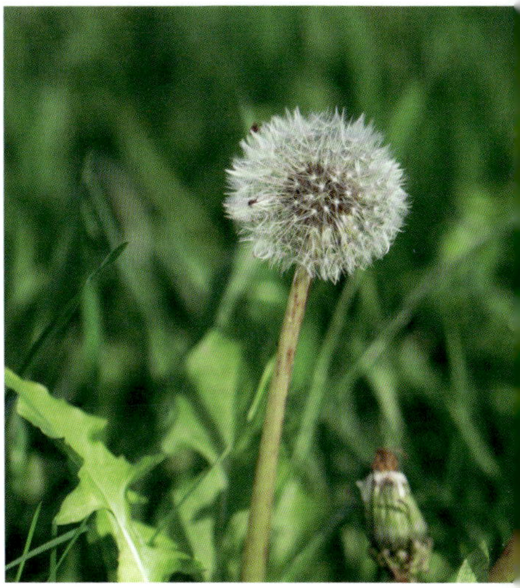

▲ Wir werden, was wir sind.

Kann ich Wesentliches von Unwesentlichem trennen und voranschreiten? Der Herbst lädt zu dieser Selbstreflexion ein, die nicht immer angenehm, aber wichtig ist.

Es ist immer einfacher, sich abzulenken, und so lernen wir kaum noch, mit unseren Gefühlen umzugehen. Das allgemeine Credo lautet: Es geht dir super, du bist gesund und leistungsfähig. Schwierigkeiten oder unangenehme Ge-

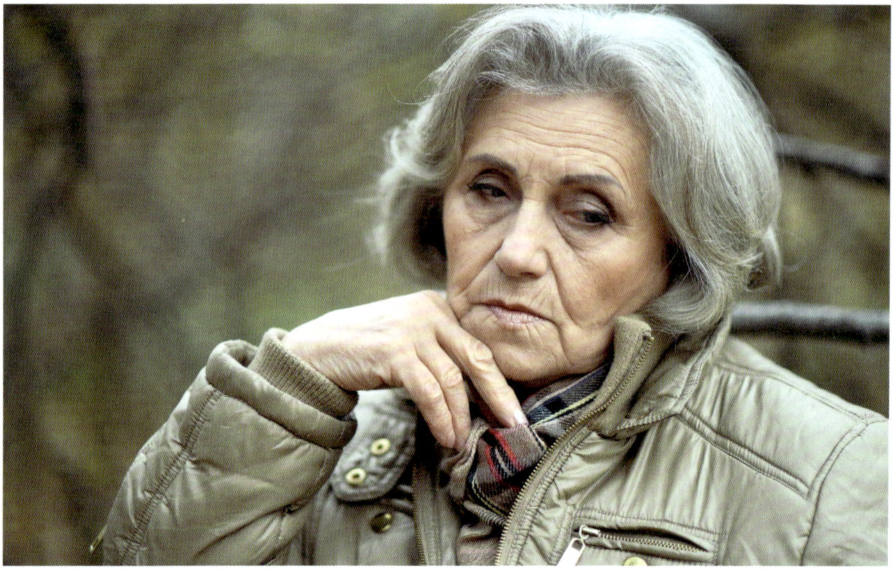

▲ Nimm dir Zeit für Trauer.

fühle finden keinen Platz und unser Smartphone schafft schnell Abhilfe durch Ablenkung. Leider ist diese Ablenkung nur eine Verzögerung unserer Probleme. Damit unser Leben harmonischer wird und wir emotional und mental ausgeglichen sind, sollten wir uns liebevoll den schwierigen Gefühlen zuwenden. Zu diesen gehört auch Trauer. Oft benötigt unsere Trauer Mitgefühl und Anerkennung des eigenen Schmerzes, damit wir sie, nach einer Zeit der Besinnung und Reflexion, letztendlich loslassen können. Wenn wir unsere eigene Trauer bewältigen, können wir unser Mitgefühl und unsere Empathie stärken und ausweiten. Wir wachsen und gelangen zu einer inneren Reife, die uns hilft, mit schwierigen Situationen gut umzugehen und unsere Mitmenschen voller Empathie betrachten zu können.

Trauer kann auch tief in unserem Wesen verankert sein und eventuell viel Zeit in Anspruch nehmen, damit sie transformiert wird. Ich hatte lange Zeit Schwierigkeiten im Umgang mit meiner Trauer. Typischerweise zeigte sich dies durch Ekzeme auf meiner Haut, einem sehr starken Durst (Trockenheit ist nicht gut für die Lunge) und häufiges Weinen. Diese Symptome bereiteten mir Kummer, insbesondere die Ekzeme auf meiner Haut.

Als ich begann, besser auf mich zu achten, begann ich meine Morgenmeditation mit der Frage: »Wie fühlst du dich?« Lange Zeit kam als Antwort: »Ich fühle mich traurig.« Ich konnte das kaum verstehen, denn für Traurigkeit gab es in meinem Leben keinen aktuellen Anlass mehr. Aber ein Teil meiner Persönlichkeit befand sich immer noch im Zustand des inneren Kindes, das sich traurig und einsam fühlte. So durfte ich viele Stunden damit verbringen, für mein inneres Kind tröstend da zu sein und seine Trauer durch Mitgefühl zu heilen. Diese intimen Stunden mit mir haben mir viele Erkenntnisse und mehr Verständnis für mich und meine Mitmenschen gebracht. Die Einsichten, die ich in diesen stillen Momenten gewann, halfen mir, in

einen wichtigen inneren Reifeprozess einzutreten. Was wollte ich an wichtigen Erfahrungen aus meiner Kindheit mitnehmen und was durfte ich endlich loslassen, um mich von der Trauer zu befreien? Dieser Prozess gibt jedem, der ihn durchlebt hat, mehr Raum für den essenziellen Kern der eigenen Persönlichkeit. Die Schwere der Trauer kann weichen und einer wunderbaren Leichtigkeit Platz machen, die durch Gelassenheit entsteht. Ich glaube, dass der achtsame Prozess des Loslassens und Festhaltens die bahnbrechende Qualität des Metallelements hervorbringt: die Essenz deiner Persönlichkeit.
Eine weitere Eigenschaft des Metallelements ist die Art und Weise, wie wir in Kontakt treten. Nehmen wir unseren Raum ein oder ziehen wir uns im Kontakt sofort zurück, so dass unser Raum leer bleibt und andere eindringen können? Respektieren wir die Grenzen anderer oder überschreiten wir Grenzen? Ist unser Kontakt klar und ehrlich oder eher vage und angepasst?
Die Haut, unsere äußerste Schicht, kann als Symbol für unsere Grenzen und die Möglichkeit, in Kontakt zu treten, gesehen werden. Auch sie wird dem Element Metall zugeordnet. Unsere Haut soll als Barriere für schädliche Einflüsse dienen und heilsame Berührungen oder Wirkstoffe nach innen leiten. Wenn du Schwierigkeiten mit diesem Element hast, ist deine Haut vielleicht auffallend trocken oder du hast möglicherweise Ekzeme. Wenn dies eines deiner Symptome ist, kann dir die folgende Übung helfen, dich geschützter zu fühlen und deine Grenzen klarer zu ziehen.
Dein persönlicher Raum ist immer größer als dein Körper. Achte darauf, welche Menschen dir zu nahekommen, wie du dich abgrenzt oder ob du den Kontakt schon aufgegeben hast. Unterstütze dich dabei, mit dir selbst und deinen Mitmenschen in einen heilsamen Kontakt zu kommen.

Stelle dir deinen Körper von Licht umgeben vor, eine Art Lichtsäule. Lass das Licht mindestens einen Meter um dich herum leuchten, das hilft dir, dich geschützt zu fühlen. Wenn du merkst, dass es in deinem »Lichtfeld«, innerhalb oder außerhalb deines Körpers, dunkle oder farblose Stellen gibt, kannst du dir vorstellen, dass diese nun mit Licht gefüllt sind.

Stell dir im Kontakt mit anderen Menschen eine liegende Acht vor, genau in der Größe, die für dich passt. Du stehst in der einen Hälfte der Acht, dein Gegenüber in der anderen. Dein Körper bleibt in deiner Hälfte, der deines Gegenübers in seiner. In der Mitte der liegenden Acht trefft ihr euch auf neutralem Boden.

Damit ein heilsamer Kontakt entstehen kann, braucht es Einfühlungsvermögen und Klarheit. Empathie (Mitgefühl) wird oft mit Mitleid verwechselt. Bei Mitleid leiden wir mit und es gibt wenig Möglichkeit für einen heilenden Kontakt, da beide leiden. Mitgefühl hingegen versteht und geht nur so weit in Kontakt, wie es für beide Seiten gut ist. Mitgefühl respektiert Grenzen und lässt Raum für Möglichkeiten.

VISUALISIERUNG ZUR STÄRKUNG

Wenn du möchtest, schließe deine Augen und atme tief ein und aus. Nimm dir Zeit, um in deinem Körper und bei deinem Atem anzukommen. Wenn du bereit bist, kannst du die Reise an einen magischen Ort beginnen. Der Ort, an

Eine kleine, eigene Inspiration zum Metallelement

Im Herbst fangen die Blätter an zu fallen
Die Natur steht nackt vor uns. Ohne Schutz der Blätter oder dem weißen Flaum des Schnees
Sie zeigt sich in ihrer puren Essenz, karg und verletzlich
Sie ist darauf angewiesen, dass wir ihre Schönheit in der Kargheit sehen
Darauf vertrauen, dass der Frühling wiederkommt, die Sonne erneut scheint
Dann zeigt sie sich in ihrer ganzen Pracht
Lässt uns die Luft in neuer Frische atmen
Schenkt uns Einsichten in Vergangenes und Zukünftiges
Nimmt uns die Trauer und beschenkt uns mit Klarheit
Lässt uns unsere eigene Unbegrenztheit in der Ewigkeit des Kreislaufs erkennen

den du reisen wirst, ist ein Platz, an dem es dir leichtfallen wird zu entscheiden, was zu dir gehört und was du gern loslassen möchtest. Du bist nicht allein auf deiner Reise, du hast dein Krafttier dabei und alle Wesen, die dich unterstützen. Nach einer Weile kommst du am Ort der Transformation an. Auf einem schönen Altar befindet sich ein magisches Schwert aus Metall. Das magische Schwert wird dir helfen, das Nützliche vom Unnützen zu trennen, damit du frei bist, du selbst zu sein.

Nebst dem Schwert befinden sich auch andere Dinge auf dem Altar: Ein Strauß schöner Blumen, Bilder mit besonderen Momenten und Menschen in deinem Leben. Auf diesen Altar kannst du all deine schönen Erinnerungen und deine Stärken legen. Neben dem Altar brennt ein Feuer. In dieses Feuer kannst du alle schmerzhaften Erinnerungen, Muster und Überzeugungen werfen, die dich daran hindern, frei du selbst zu sein. Bist du bereit? Brauchst du noch Unterstützung? Dein Krafttier und alle guten Wesen sind an deiner Seite. Du bekommst alle Unterstützung, die du für diesen Prozess brauchst. Jetzt kannst du beginnen. Du darfst dich bewusst an alles erinnern, was zu deinem Leben gehört. Nach einem Moment des Erkennens wird das Schwert die Erinnerung, die Eigenschaft oder den Glaubenssatz auf die entsprechende Seite legen: Feuer oder Altar. Dein Prozess darf so lange dauern, wie er braucht, und du kannst ihn auch mehrmals wiederholen. Am Ende des Prozesses überreicht dir dein Krafttier ein Geschenk.

Wenn du möchtest, schließe deine Augen und atme tief ein und aus. Nimm dir Zeit, um in deinem Körper und bei deinem Atem anzukommen. Manchmal sind unsere Erfahrungen so schmerzhaft, dass wir uns kaum vorstellen können, sie loszulassen. Dein Schutzengel weiß um deinen Schmerz und begibt sich nun mit dir auf eine heilsame Reise. Unter den Flügeln deines Engels darfst du dich sicher und geborgen fühlen.

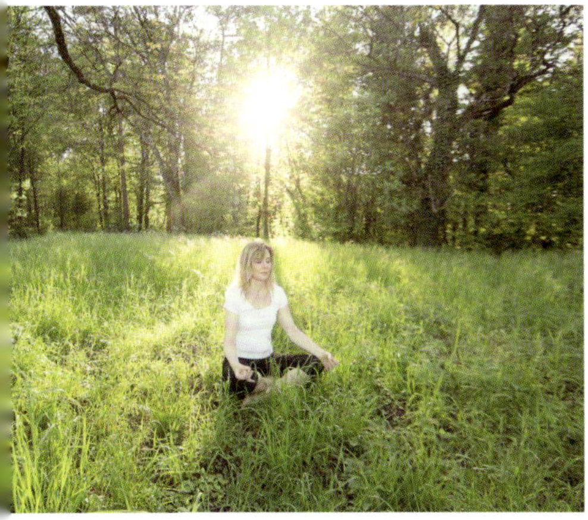

▲ Reise an einen magischen Ort

Dein Schutzengel reist mit dir an einen magischen Ort, der für deine Heilung wichtig ist. An diesem Ort herrscht eine Atmosphäre voller Mitgefühl. Die schmerzhaften Erfahrungen deines Lebens sind hier ebenso gespeichert wie deine freudigen. Im Zentrum aber steht dein wahres Selbst, die Essenz dessen, was du bist. Dieser Teil hat deine Erfahrungen unbeschadet überstanden und enthält alle Qualitäten, die du brauchst, um loslassen und heilen zu können. Nun kannst du beginnen, alles freizugeben, was du heute loslassen kannst.

Du darfst all das Schwere und Schmerzhafte deines Lebens in die Arme deines Schutzengels legen. Er wird deinen Schmerz heilen oder an die richtigen Orte führen. Vielleicht benötigst du während des Prozesses Trost und du findest ihn in der geborgenen Umarmung deines Engels. Du bestimmst hier das Tempo und hast so viel Zeit, wie du brauchst, damit dieser Prozess für dich stimmig wird. Natürlich kannst du auch den Engel oder alle anwesenden guten Kräfte um Hilfe bitten, wenn du noch Fragen hast. Du kannst diesen Ort immer wieder aufsuchen, bis du spürst, dass du in deiner Essenz angekommen bist.

DAS KRAFTTIER: DER TIGER

Der Tiger ist dem Element Metall zugeordnet. Er steht für die Kraft, negative Einflüsse und Energien abzuwehren. Dazu gehört auch die Verteidigung der eigenen Grenzen. Seine Grenzen zu verteidigen, seinen Raum einzunehmen und alles Negative loszulassen sind wesentliche Bestandteile des Elements Metall. Es geht darum, die Essenz der eigenen Persönlichkeit zu werden und damit klare Grenzen zu setzen. Diese Grenzen müssen manchmal auch den eigenen Gedanken und Gefühlen gesetzt werden. Hier lauern oft negative Bilder, Glaubenssätze und irreführende Gedanken.

Bei der Beschäftigung mit dem Thema »Krafttier Element Metall« kam mir die Taube aus dem Märchen Aschenputtel in den Sinn. Das Gute ins Töpfchen, das Schlechte ins Kröpfchen beschreibt einfach und klar, worum es bei diesem Element geht. Ich glaube, dass ein Vogel, in diesem Fall die friedfertige Taube, auch die Gabe hat, genügend Abstand zur jeweiligen Situation zu haben, um unterscheiden zu können, was wichtig ist und was uns eher behindert.

Affirmationen zur Stärkung des Elements Metall

- Ich gebe meinem Selbst Raum und setze gesunde Grenzen.
- Ich verbinde mich ausschließlich mit dem Guten und Lichtvollen.
- Ich bin die Essenz meines Selbst.
- Ich anerkenne die Wunden meines Lebens und lasse den Schmerz nun los.
- Ich trage die Kraft in mir, allen negativen Einflüssen zu widerstehen. Mein Krafttier unterstützt mich dabei.

PHYSIOGNOMISCHE MERKMALE

Menschen, die dem »Metalltyp« angehören, haben einen zierlichen oder »kantigen« Körperbau und eine auffallend helle Hautfarbe. Die zum Metallelement gehörende Lunge zeigt sich oft in der Stimme des »Metalltyps«. Beide Varianten sind häufig: eine laute, kräftige Stimme oder eine sehr leise Stimme. Außerdem wirken seine Bewegungen oft bedächtig und bewusst. Der Metalltyp ist meist sehr sensibel und hat manchmal Schwierigkeiten, mit anderen Menschen in Kontakt zu treten.

Das Gesicht eines »Metalltypen« zeigt oft ein eher dreieckiges Kinn und eine blasse bis bläuliche Gesichtsfarbe. Schwierigkeiten oder Disharmonien zeigen sich z.B. an den Nasenflügeln, wenn diese bläuliche oder violette Verfärbungen aufweisen. Die Nasenlöcher sind meist unterschiedlich groß. Manchmal sind auch die Lippen bläulich oder violett. Wenn man sich vorstellt, dass aus den Nasenflügeln seitlich Dampf aufsteigt, befindet man sich ungefähr im Bereich der Lunge und des Dickdarms im unteren Teil des Kopfes. Alle Auffälligkeiten in diesem Bereich weisen auf eine Veranlagung hin.
Auf der Zunge können sich folgende Disharmonien im Metallelement zeigen:

1. Belag auf der Zunge	weißer Belag: Kälte gelber Belag: Hitze, Entzündung
2. Risse auf dem Zungenkörper im Lungenbereich (siehe Abbildung)	Mangel, Schwäche im Lungenbereich
3. Rote Punkte	Hitze, Entzündung
4. Schwellungen im Lungenbereich	Feuchtigkeit oder Schleim
5. Seitliche Zahnabdrücke	Qi-Stau (Energiestau)

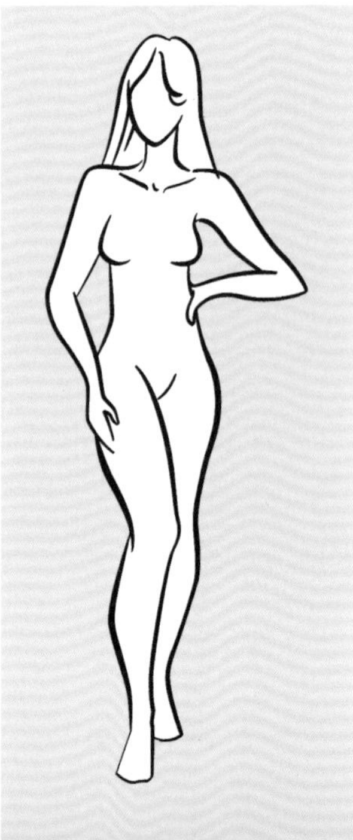

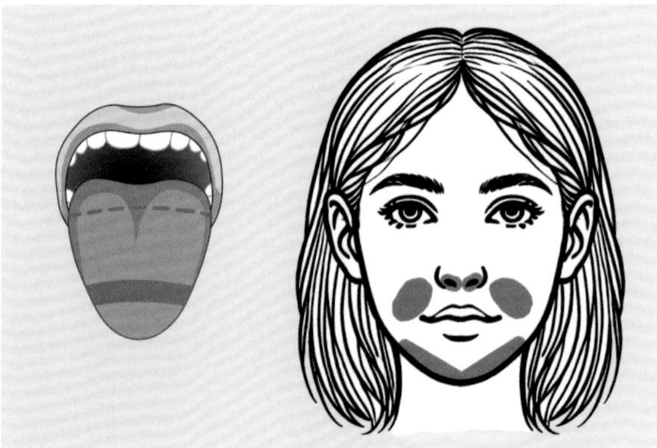

▲ Der Metall-Typ verfügt oft über ein dreieckiges Kinn und unterschiedlich große Nasenlöcher.

◂ Zierlicher, kantiger Körpertypus

KÖRPERLICHE BEFUNDE

- Abneigung gegen Trockenheit, starker Durst
- Allergien, wie zum Beispiel Heuschnupfen
- Asthma
- Chronische Bronchitis
- Chronische Verstopfung
- Colitis ulcerosa (chronische Entzündung des Dickdarms)
- Hautprobleme, Ekzeme wie Psoriasis, Neurodermitis
- Kopfschuppen und andere Hautkrankheiten
- Kurzatmigkeit
- Lungenkrankheiten chronisch wie z.B. COPD
- Morbus Crohn (chronisch entzündliche Erkrankung des Darms)
- Reizdarm
- Schwaches Immunsystem

Seelisch positiv Ausgeprägte Sensibilität, gutes Gefühl für einen Raum, kann seinen Raum einnehmen, starkes Gefühl für das Essenzielle, Wesentliche, Ordentlichkeit, Organisationstalent, starke Resilienz, kann etwas Schwieriges als Transformation sehen.

Seelisch negativ Schwierigkeiten mit der Abgrenzung, Trauer, Mühe loszulassen, Probleme mit der Vergebung, Kontaktschwierigkeiten, Schwierigkeiten, sich in einem Raum zurechtzufinden, Einsamkeit.

Feng-Shui Der Westen ist die Himmelsrichtung, die das Element Metall unterstützt. Hier können metallische, graue, weiße, goldene, kupferne Accessoires oder Bilder verwendet werden. Da es im Element Metall um das Wesentliche geht, ist es von zentraler Bedeutung, hier keine Unordnung, Überflüssiges oder Dinge, die man loslassen möchte, zu lagern.

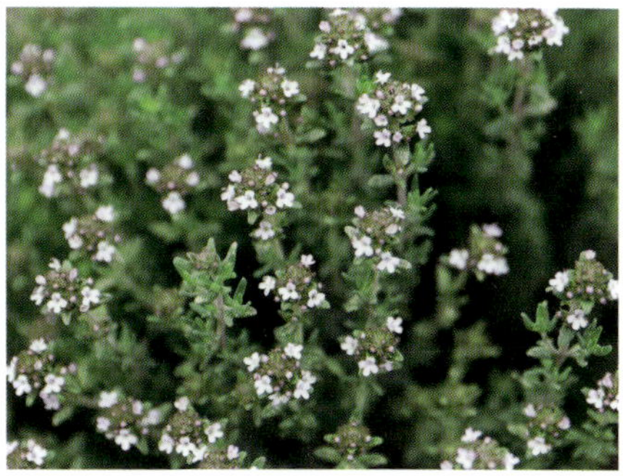

▲ Thymian ist ein »Metallkraut«.

Geschmacksrichtung zur Stärkung dieses Elements: scharf

Der Geschmack, der das metallische Element unterstützt, ist scharf. Scharf hilft, gestaute Energie in Bewegung zu bringen, damit sie wieder frei fließen kann. Scharfes löst Erstarrungen in Körper und Seele und fördert die Durchblutung. Scharfe Kräuter oder Speisen fördern auch die Konzentration und ein klares Denken. Auch Schleim und Feuchtigkeit werden bevorzugt mit scharfen und bitteren Kräutern ausgeschieden.

Menschen, die eine Vorliebe für Scharfes haben, brauchen innerlich oder äußerlich viel Bewegung und Freiraum. Meist spüren sie instinktiv,

ÜBUNG

Körperübungen zur Stärkung des Elements Metall

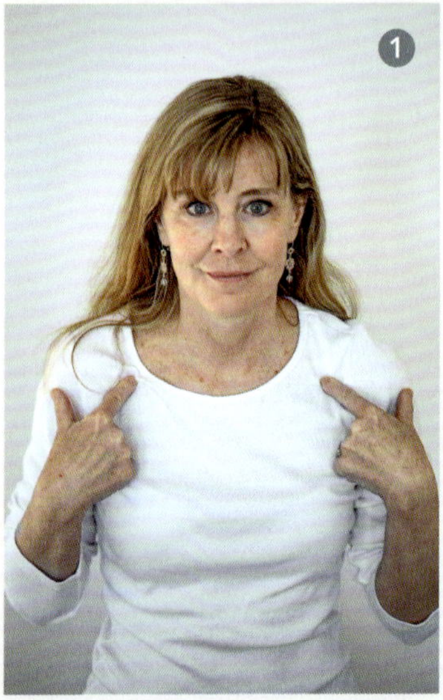

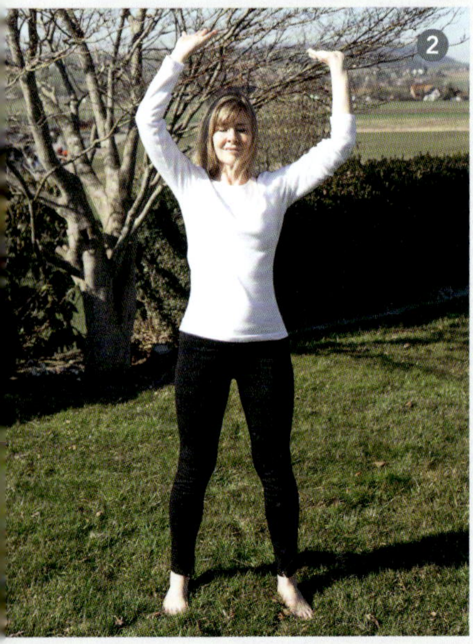

Die Lunge absenken: Streichungen von Lunge 1 nach Lunge 2

Wer schon einmal einen schlimmen Husten hatte, weiß, dass es besser ist, sich hinzusetzen. Die Lunge mag die aufrechte Position, weil sie sich dann besser absenken oder beruhigen kann. Streichungen von Lunge 1 nach Lunge 2 sind sehr hilfreich zur Stärkung der Lunge, aber auch bei Husten- oder Asthmaanfällen (neben Medikamenten). Lunge 1 (Residenz der Mitte), sechs Daumen lateral des Brustbeins, ein Daumen unterhalb des Schlüsselbeins. Der Daumen ist das Maß in der chinesischen Medizin und wird Cun genannt. Lunge 2 (Wolkentor), direkt unter dem Schlüsselbein, über Lunge 1. Gern darfst du zur Unterstützung der Streichungen ein Kräuteröl mit aromatischen Kräutern benutzen (beispielsweise Thymian, Salbei, Rosmarin).

Qi-Gong-Übung: den Heiligenschein polieren

Stelle dich bequem hin, die Beine hüftbreit auseinander, das Becken leicht nach vorn gekippt, so dass der untere Rücken entlastet wird. Nun streckst du die Arme nach oben und achtest darauf, dass die Schultern locker unten bleiben. Du kannst dir vorstellen, dass über deinen Armen ein Kreis oder eben ein Heiligenschein ist. Langsam streichst du mit deinen Handinnenflächen über diesen Kreis und fühlst die Energie, das Qi, des Kreises. Diese Übung wiederholst du acht Mal in beide Richtungen. Sie stärkt deine Lungen und dein Raumgefühl.

dass sie zu Starrheit und Stagnation neigen. Da unsere heutige Lebensweise die äußere Bewegung eher meidet, können wir alle ein wenig Schärfe gut vertragen. Auch Menschen, die eine starke Abneigung gegen Schärfe haben, sollten dieses Kapitel noch einmal gründlich lesen. Vielleicht findest du neue Erkenntnisse oder Möglichkeiten, dich besser zu unterstützen.

Sprüche und Philosophisches

Einen tiefen Atemzug nehmen Ruhe, Zeit und Raum finden

Luft holen Sinnbildlich für: eine Pause einlegen

Ich brauche Luft zum Atmen Symbolisch für: den eigenen Raum einnehmen, den eigenen Bedürfnissen Platz verschaffen

Den »Scheiß« loslassen Alte Geschichten, Unwichtiges oder Erledigtes loslassen

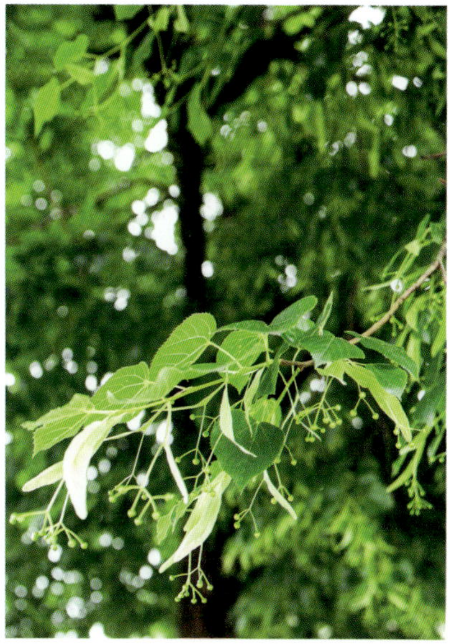

▲ Die Linde vermittelt Ruhe.

Parallelen aus unserem Kulturgebiet

Da das Element Metall in unserer Kultur meist fehlt und in der Vier-Elemente-Lehre nicht vorkommt, habe ich nach Parallelen gesucht. Leider habe ich keine sinnvolle gefunden. Das Metallelement ist das Element der Veränderung und der Transformation. Vielleicht könnte hinter jedem Prozess in unserem Leben das Metallelement stehen und uns helfen, die Erfahrung zu verdauen. So könnten wir das Wichtige mitnehmen und das Unwichtige loslassen.

Stärkende Nahrungsmittel für das Element Metall

Getreide Die meisten Getreidesorten sind nährend und aufbauend (Qi, Blut und Yin). Hirse, Mais, Langkornreis, Sojamehl, Buchweizen, Amaranth und Quinoa enthalten kein Gluten.

Langkornreis: neutral, süß, scharf, bitter: Langkornreis leitet Feuchtigkeit ab, unterstützt die Lunge, beruhigt und bringt das Qi in Bewegung. Achte beim Kauf auf eine gute Qualität und Vollkornreis. Sonst gehen viele wertvolle Inhaltsstoffe verloren.

Zubereitung: Reis mit der doppelten Menge Wasser aufkochen und 30 Minuten köcheln lassen. Nach dieser Zeit sollte das Wasser aufgesogen sein. Getreideauszüge sind die Essenz des Korns und deshalb besonders schonend und für den Körper gut absorbierbar. So wird ein Getreideauszug hergestellt:

1 Tasse Getreide mit 12 Tassen Wasser etwa 90 Minuten köcheln lassen. Das Getreide abseihen. Die verbleibende Flüssigkeit nennt man Getreideauszug oder Getreidemilch. Er ist im Kühlschrank einige Tage haltbar.

Getreide wie Hafer, Reis

Gemüse wie Frühlingszwiebel, Kresse, Lauch, Meerrettich, Radieschen, Rettich, Zwiebeln

Milchprodukte wie Schimmelkäse, Harzer Käse, Münsterkäse

Fleisch wie Fasan, Gans, Hirsch, Kaninchen, Reh

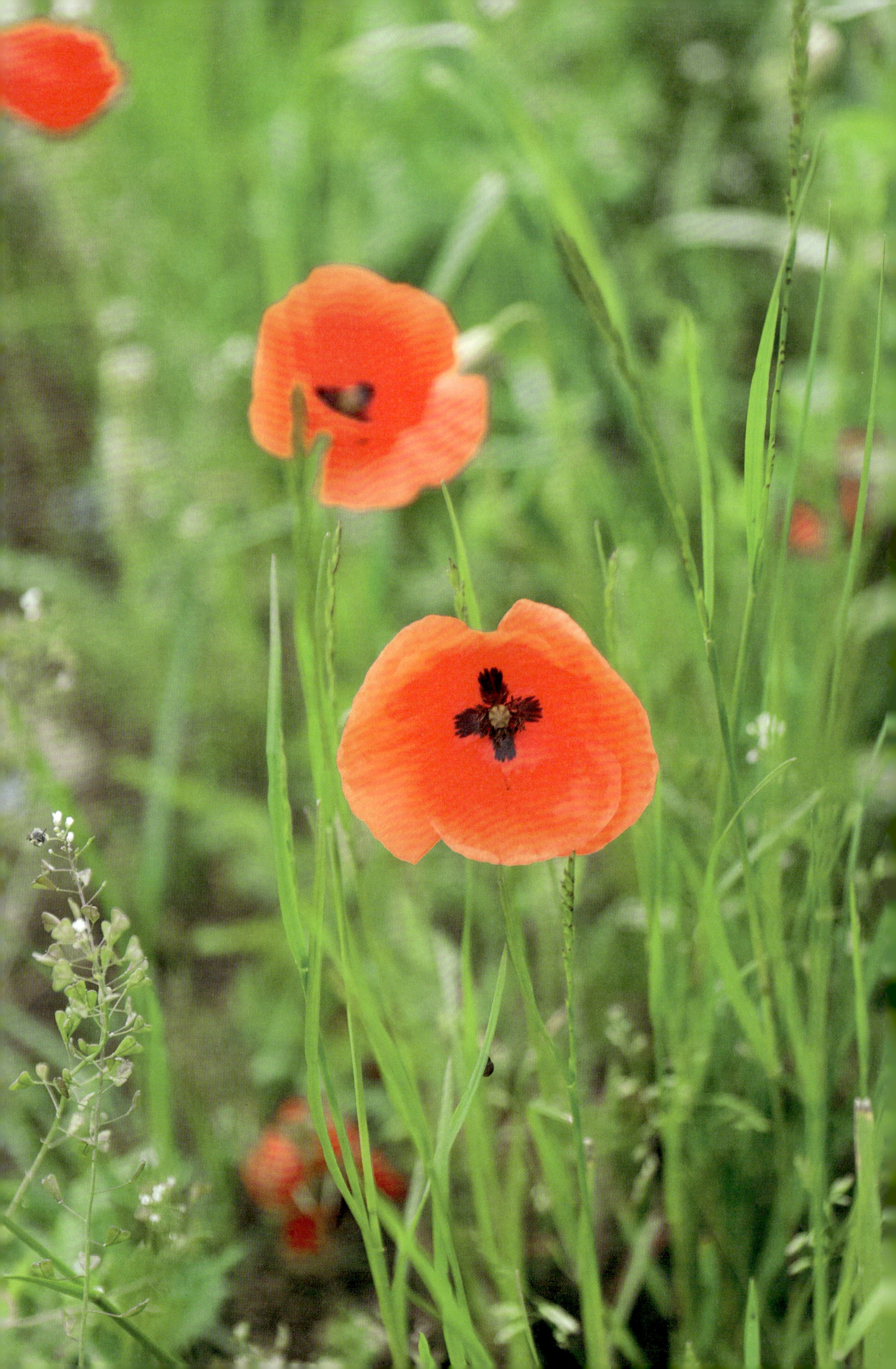

Wichtige Kräuter für das Element Metall

Alant

Inula helenium

Wirkung: warm, aromatisch
Erntezeit: August–Oktober
Pflanzenteile: Wurzeln
Vorkommen: ursprünglich aus Klein- und Mittelasien. Mittlerweile auch in Europa heimisch, bevorzugt leicht feuchte, schattige Standorte.

Beim Alant wird die Wurzel verwendet. Sie wird am wirkungsvollsten zwischen August und Oktober ausgegraben. Wurzeln verwendet man bei Beschwerden mit einem schweren oder chronischen Verlauf. In der Wurzel einer Pflanze liegt meist eine besonders nachhaltige Kraft. Da die Thermik der Pflanze warm und aromatisch ist, wird sie bei Erkältungen mit weißem Auswurf oder starkem Kälteempfinden eingesetzt. Alant ist hilfreich bei chronischem Asthma, insbesondere bei starker Kälteempfindlichkeit. Als Konstitutionsmittel unterstützt Alant die Lunge in ihrer Funktion. Zudem hilft Alant bei Verstopfung, Hämorrhoiden, Menstruationsproblemen und Appetitlosigkeit. Die Beschwerden betreffen immer Personen mit Kälteempfindlichkeit.
Nicht vergessen: Wurzeln immer kochen (8–10 Minuten). Wenn du allergisch auf Korbblütler reagierst, solltest du mit der Verwendung von Alantwurzeln vorsichtig sein. Es gibt gute Alternativen wie Thymian oder Klettenwurzel.

▾ Stammt ursprünglich aus Asien

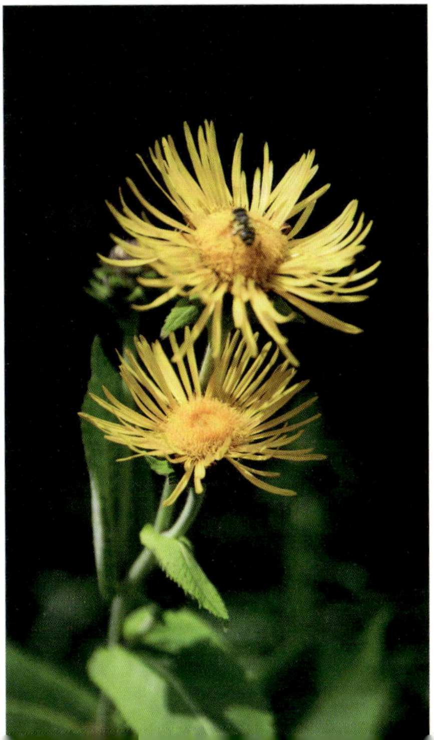

Andorn

Marrubium vulgare

Wirkung: kalt, süß, scharf
Erntezeit: Juni–September
Pflanzenteile: ganzes Kraut
Vorkommen: Ursprünglich im Mittelmeerraum beheimatet, wächst der Andorn heute bis nach Schottland und Südschweden. Der Andorn liebt trockene, nährstoffreiche, lehmhaltige Böden und ist zum Beispiel auf Schuttplätzen anzutreffen.

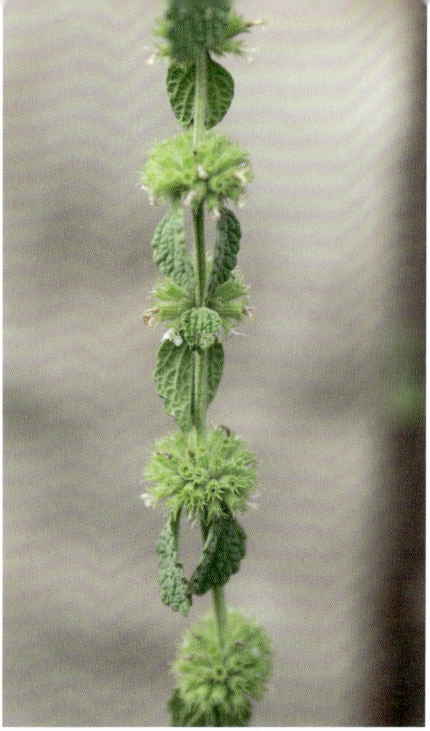

◂ Andorn besitzt eine antibiotische Wirkung.

▾ Augentrost hilft bei Augenentzündungen.

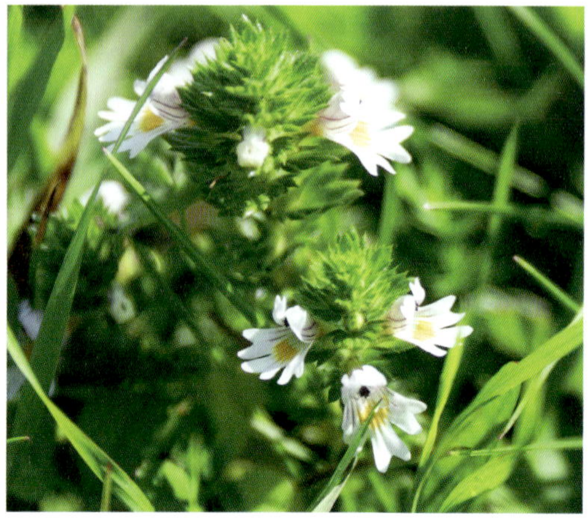

Andorn ist eine starke Heilpflanze im Element Metall. Andorn ist schleimlösend bei hartnäckigem und tiefem Husten, hilft bei Grippe, Asthma, chronischer Bronchitis, wirkt antibiotisch, immunstärkend und fiebersenkend. Der Andorn hat auch eine beruhigende Wirkung auf unser Herz. Mehr dazu im Element Feuer.

Augentrost
Euphrasia sp.

Wirkung: kalt, süß, aromatisch
Erntezeit: Mai–Juni
Pflanzenteile: ganzes Kraut
Vorkommen: Augentrost wächst auf Wiesen und an Wegrändern, in lichten Wäldern und im Gebirge bis in 3000 m Höhe.

Ich bin dem Augentrost zum ersten Mal auf einem Kräuterpfad bei Emmeten (Luzern) begegnet. Die Blüten haben mich fasziniert, und ich finde, dass die violetten Flecken und Streifen an Augen mit Wimpern erinnern. Beim Augentrost kann man die ganze Pflanze verwenden. Ich finde sie sehr hilfreich bei Augenentzündungen, auch als Sud, um den Eiter aus den Augen zu entfernen. In jeder meiner Heuschnupfenmischungen ist Augentrost enthalten. Auch hier hat die Pflanze eine heilende Wirkung. Bei Bronchitis wird er auch eingesetzt, aber da ist er für mich zweite Wahl.

Borretsch/Gurkenkraut
Borago officinalis

Wirkung: kalt, bitter
Erntezeit: Mai–September
Pflanzenteile: ganzes Kraut
Vorkommen: Inzwischen ist Borretsch fast überall in Europa heimisch.

Borretsch, mein Lieblingskraut bei Grippe, ist ein stark entzündungshemmendes Kraut und sollte nicht bei einfachen Erkältungen verwendet werden. Die Pflanze enthält in kleinen Mengen giftige Inhaltsstoffe, die in großen Mengen die Leber schädigen können. Auf der sicheren Seite ist man, wenn man nur die Blüten verwendet. Diese sind frei von giftigen Inhaltsstoffen. Ich verwende nur noch die Blüten, auch als Tinktur, und finde die Wirkung sensationell. Borretsch hilft auch bei Kinderkrankheiten (Röteln/Scharlach), Bronchitis, Lungenentzündung (natürlich nur nach Rücksprache mit dem Arzt) und bei Nieren-/Blasenentzündungen.

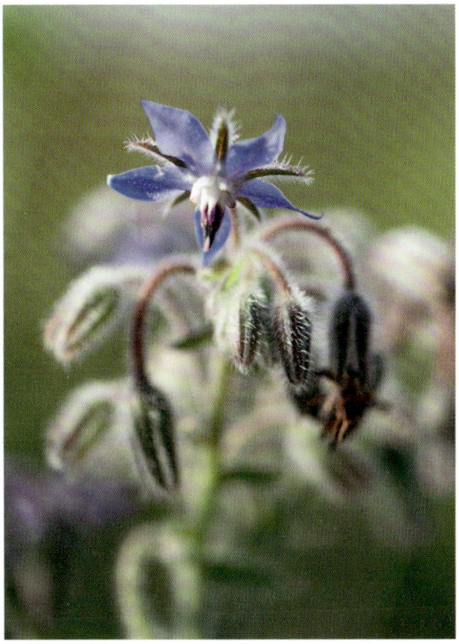

▲ Nur die Blüten verwenden

Eibisch

Althaea officinalis

Wirkung: kühlend, süß
Erntezeit: September–November
Pflanzenteile: Wurzeln
Vorkommen: Der Eibisch ist in Europa vom Mittelmeerraum bis nach Nordeuropa heimisch. Er liebt trockene, lehmige Standorte. Man findet ihn daher meist auf Schuttplätzen, an Mauern und Zäunen, auf Wiesen und an Wegrändern.

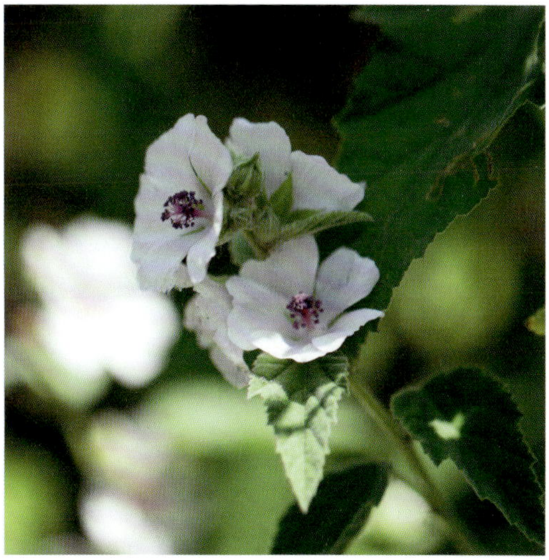

▲ Die Wurzel wirkt nährend.

Immer wenn ein Kraut eine »süße« Wirkung hat, ist es nährend. Das ist bei vielen Problemen im Metallelement hilfreich. Lunge und Dickdarm sind oft geschwächt und brauchen Unterstützung. Eibisch nährt und unterstützt Lunge und Dickdarm und ist hilfreich bei chronischer Bronchitis, beruhigt Hustenanfälle, trockenen Husten, Husten mit gelbem Auswurf, Heiserkeit, Pseudokrupp, Ekzeme, Asthma und hilft bei Verstopfung.
Ein Tee aus Eibischwurzel wird durch einen Kaltauszug zubereitet. Dazu werden 3 Teelöffel Eibischwurzel mit ca. 4 dl Wasser übergossen und über Nacht ziehen gelassen. Danach wird das Kraut abgeseiht und der Tee erwärmt.

Gänsefingerkraut

Potentilla anserina

Wirkung: kühl, bitter
Erntezeit: Mai–Oktober
Pflanzenteile: ganzes Kraut
Vorkommen: an Wegrändern, auf Wiesen und Ackerflächen

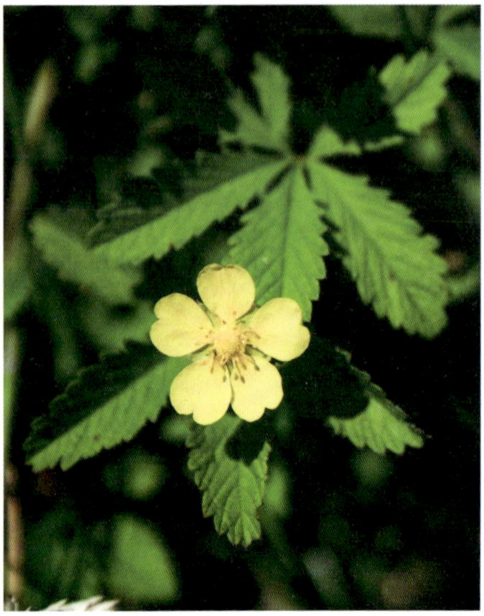

▲ Ein Kraut für den Darm

Das Gänsefingerkraut ist ein sehr wirksames Heilkraut bei chronischem (übelriechendem) Durchfall und bei Entzündungen des Dick- und Dünndarms. Die Pflanze wächst an vielen Stellen und wird leicht übersehen, was sehr schade ist. Ihre Wirkung ist wenig bekannt, obwohl sie vielen Menschen mit chronischem Durchfall helfen könnte. Chronischer Durchfall schränkt die Lebensqualität der Betroffenen oft stark ein. Eine Kur mit Gänsefingerkraut lohnt sich auf jeden Fall, um den Darm zu reinigen und Entzündungen auszuschwemmen. Zudem unterstützt Gänsefingerkraut bei Myomen und Angina pectoris.

Huflattich
Tussilago farfara

Wirkung: kalt, süß
Erntezeit: Mai–Juni
Pflanzenteile: ganzes Kraut
Vorkommen: häufig in Steinbrüchen, auf Äckern oder an Wegrändern anzutreffen

Huflattich hilft gut bei Husten mit gelbem Schleim, bei Asthma (wenn der Belag auf der Zunge eher gelblich ist), bei Heiserkeit, Bronchitis, Erkältungen, Fieber, Kehlkopfentzündung und Gastritis (Magenentzündungen). Außerdem tonisiert (stärkt) der Huflattich die Lunge. Zudem kann Huflattich bei juckenden, nässenden Hautausschlägen verwendet werden.

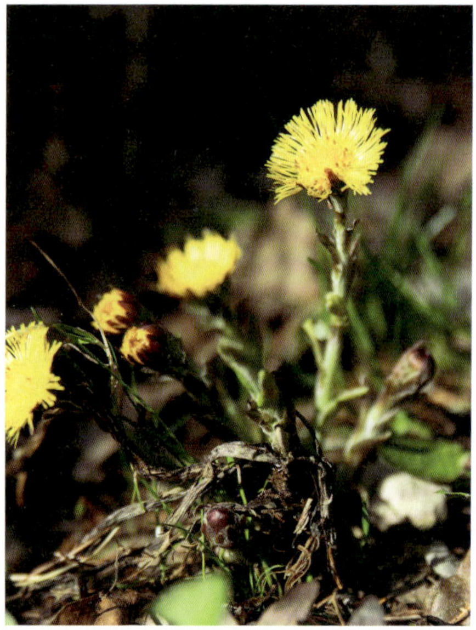

▲ Gilt als hervorragendes Hustenmittel

Ingwer
Zingiber officinale

Wirkung: warm, scharf
Erntezeit: Herbst, wenn die Blätter gelb werden
Pflanzenteile: Wurzeln
Vorkommen: vor allem in tropischen beziehungsweise subtropischen Gebieten. Mittlerweile gibt es immer mehr Gärtnerinnen, die den Ingwer auch in sonnigeren Teilen Europas mit Erfolg anpflanzen.

Ingwer erfreut sich großer Beliebtheit, besonders bei Frauen. Die Ursache dafür liegt wahrscheinlich darin, dass Ingwer als »scharfes Kraut« stimulierend und aufwärmend wirkt. Gerade wir Frauen können davon profitieren, da unsere Ernährung oft zu kalt ist. Obwohl Ingwer keine einheimische Knolle ist, konnte ihn ein Bauer in meiner Nachbarschaft erfolgreich anbauen und vertreiben. Persönlich bevorzuge ich Kräuter und Knollen aus der Region, daher ist dieser Ingwer mein Favorit. Ingwer hat eine leicht antibiotische Wirkung, deshalb sollte man bei einer Grippe mit Kältesymptomen (Frieren, weißer Belag auf der Zunge) an Ingwer denken. Ingwer ist auch im Element Erde zu finden, mit den entsprechenden Wirkungen auf den Magen und die Milz.

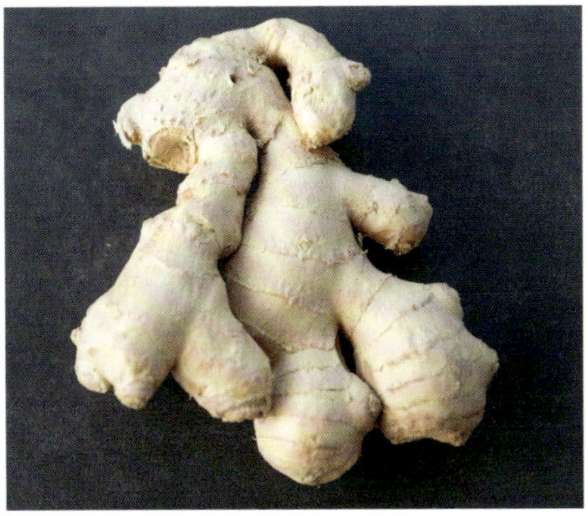

▲ Ingwer hat wärmende Qualitäten.

Käsepappel/Malve

Malva sylvestris

Wirkung: kühlend, süß, leicht bitter
Erntezeit: Juli–September
Pflanzenteile: Blüten und Blätter
Vorkommen: Die Malve blüht an vielen verschiedenen Standorten. Sie bevorzugt sonnige, windgeschützte Standorte.

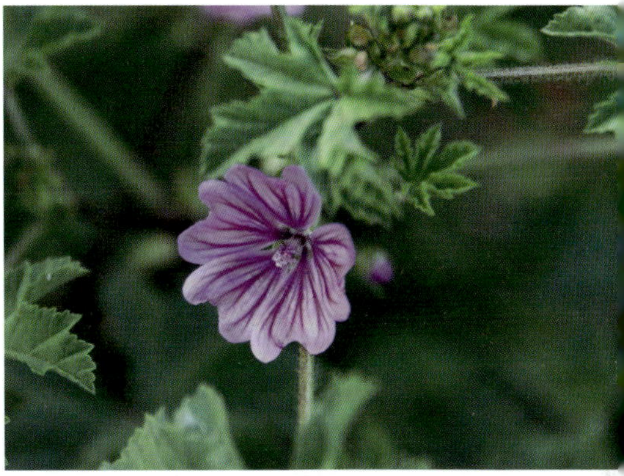

▲ Gut für Körper, Seele und Geist

Die Malve ist eine Pflanze, die ich besonders liebe. Sie hat viele heilsame Ebenen für Körper, Seele und Geist. Die Malve hilft hochsensiblen Menschen, sich besser abzugrenzen. Sie stärkt auch die Grundenergie der Lunge (Lungen-Yin), hilft bei chronischer Bronchitis, die mit Energielosigkeit einhergeht, bei Heiserkeit, Asthma, Husten mit gelbem Auswurf, Verstopfung, Gastritis, Furunkel und Zungenentzündung.

Klatschmohn

Papaver rhoeas

Wirkung: kalt, süß, etwas bitter
Erntezeit: Juli–August
Pflanzenteile: Blüten
Vorkommen: in Getreidefeldern, auf Äckern, Schuttplätzen, an Wegrändern und auch auf Bahndämmen

Der Klatschmohn verbindet die Lunge mit dem Herzen. Das Herz liegt zwischen den Lungenflügeln und wird von ihnen geschützt. Durch das Husten werden die Lungen bewegt, was eine entspannende Wirkung auf das Herz hat. Wenn dein Husten in Stresssituationen zunimmt oder du wegen anhaltender psychischer

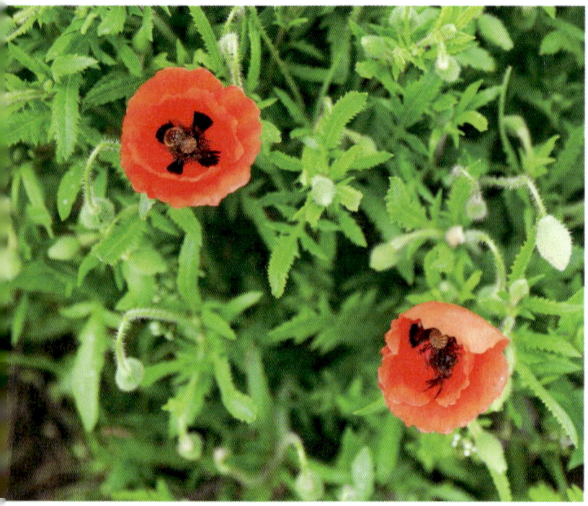

◂ Klatschmohn verbindet Lunge und Herz.

▾ Die Wurzeln der Klette werden gekocht.

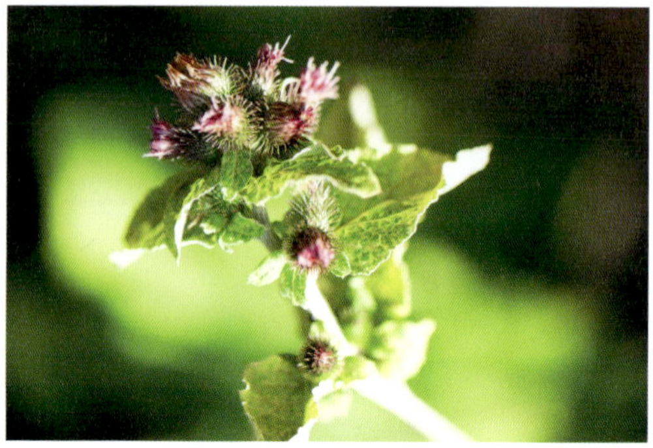

Belastung oder einer schwierigen Situation zu husten anfängst, dann hilft dir Klatschmohn. Klatschmohn hilft auch bei Einschlafstörungen, Keuchhusten, Pseudokrupp und manischen Zuständen (euphorische, übereifrige Aktivität).

Klette

Arctium lappa

Wirkung: kalt, eher süß
Erntezeit: September–Oktober
Pflanzenteile: Wurzel
Vorkommen: an Wegen, Rainen, Äckern, Schuttplätzen, Wiesen und Waldrändern

Die Klettenwurzel wirkt heilend bei Neurodermitis, Schuppenflechten, nässenden Hautausschlägen und Akne. Also bei allen Hautproblemen, die nässen und jucken. Ich empfehle sie auch bei Husten mit gelbem Auswurf oder chronischer Bronchitis und Grippe sowie bei Diabetes Typ II (Zuckerkrankheit). Auch bei Haarausfall entfaltet die Klettenwurzel eine hervorragende Wirkung. Bitte immer daran denken, die Wurzeln zu kochen, da sonst wichtige Wirkstoffe der Wurzeln verloren gehen.

Kleinblütige Königskerze

Verbascum phlomoides

Wirkung: kalt, süß, etwas bitter
Erntezeit: Juni–September
Pflanzenteile: Blüten
Vorkommen: fast überall in Europa an trockenen, sonnigen Standorten.

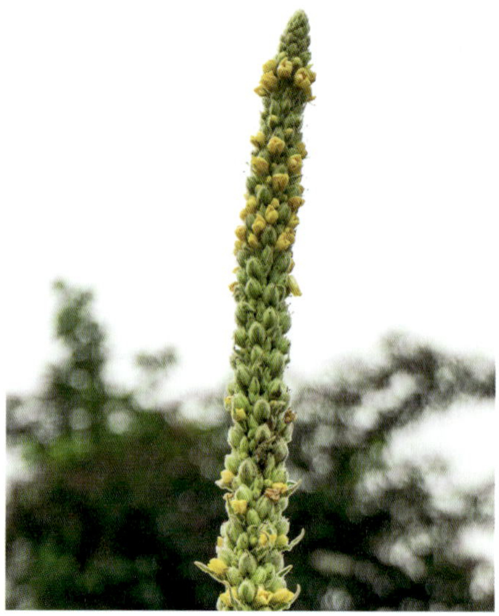

▴ Schön und majestätisch

Die kleinblütige Königskerze wächst an vielen Orten und sieht einfach schön und majestätisch aus. Sie nährt die substanzielle Kraft der Lunge (Lungen-Yin) und hilft bei vielen Lungenbeschwerden, z.B. bei chronischer Bronchitis mit zähem Schleim, Keuchhusten und Pseudokrupp. Auch bei nässenden Hautausschlägen wie Akne, Neurodermitis und Psoriasis kann die Pflanze hilfreich eingesetzt werden. Zudem hilft die kleinblütige Königskerze bei Hämorrhoiden und Blasenentzündungen.

Linde

Tilia cordata

Wirkung: kühlend, süß, aromatisch
Erntezeit: Juni–Juli
Pflanzenteile: Blüten
Vorkommen: je nach Lindenart in gemäßigten bis subtropischen Gebieten

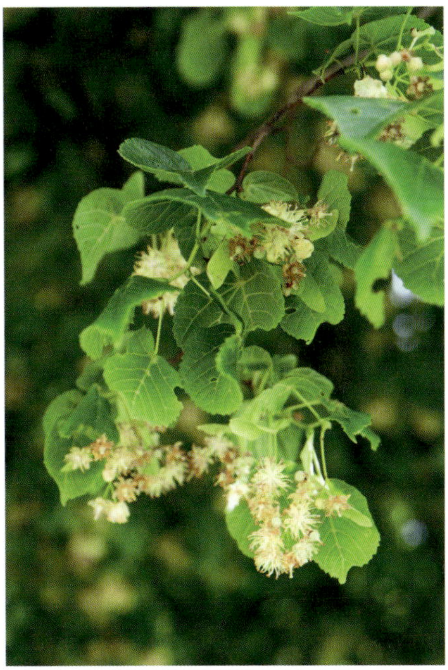

▲ Ein Klassiker bei Erkältungen

Die Lindenblüte ist schweißtreibend. Diese Eigenschaft ist wichtig, wenn wir etwas loswerden wollen, wie zum Beispiel eine Erkältung. In der chinesischen Medizin spricht man manchmal davon, dass der Wind eingedrungen ist. Das mag auf den ersten Blick etwas seltsam klingen. Aber viele Menschen reagieren empfindlich auf Wind, Zugluft und Durchzug und sind danach oft erkältet. Lindenblüten helfen auch bei Grippe, Bronchitis, Einschlafstörungen, Angstzuständen und Herzklopfen. Bei Erkältungskrankheiten kombiniere ich Lindenblüten häufig mit anderen Kräutern wie Malve, Lungenkraut oder Thymian.

Löwenzahn

Taraxacum officinale

Wirkung: kalt, süß, bitter
Erntezeit Blätter: März–April
Erntezeit Blüten: April–Juni
Erntezeit Wurzeln: September–Oktober
Pflanzenteile: Blätter, Blüten und Wurzeln

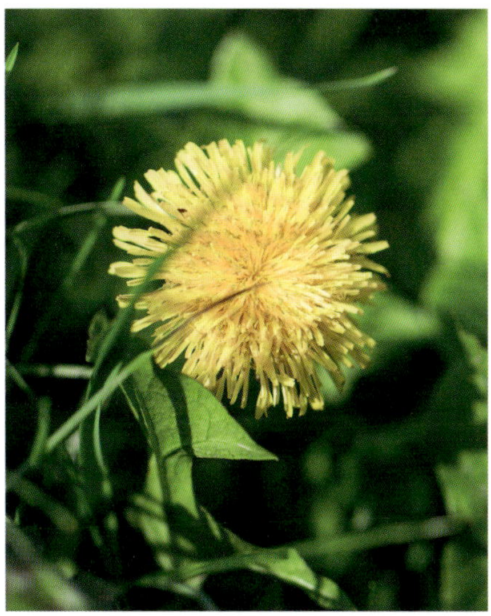

▲ Ein Eisen-Booster

Vorkommen: Vom Flachland bis ins Hochgebirge

Der Löwenzahn ist eine sehr vielseitige Pflanze. Im Bereich des Metallelements wird er bei Erkältungen, Lungenentzündungen, Fieber und bei Hautproblemen wie Akne, Neurodermitis und Psoriasis eingesetzt. Zudem enthält Löwenzahn viel Eisen und kann so bei Eisenmangel eingesetzt werden.

Lungenkraut

Pulmonaria officinalis

Wirkung: kühlend, süß
Erntezeit: März–Juni
Pflanzenteile: ganzes Kraut
Vorkommen: Das Lungenkraut wächst häufig in der Nähe von Gebüschen und Laubwäldern. Es bevorzugt lehmige und kalkhaltige Böden. Das Lungenkraut ist in Mitteleuropa weit verbreitet und gedeiht bis nach Mittelschweden und Mittelitalien.

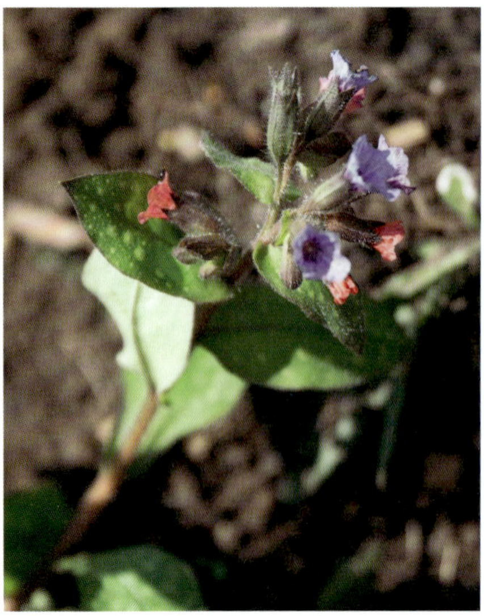

▲ Wirkt schleimlösend

Lungenkraut enthält Kieselsäure, die aufbauend auf das Gewebe wirkt. Außerdem fördert Lungenkraut das Abhusten, da es schleimlösend wirkt. Lungenkraut ist ein wichtiges Mittel bei Grippe und akuter Bronchitis. In der TCM spricht man davon, dass Wind-Hitze in uns eingedrungen ist, wenn wir an einer Grippe erkrankt sind. Ich kann mich noch gut daran erinnern, wie meine Großmutter darauf achtete, dass wir gut eingepackt waren, wenn draußen der kalte Wind blies. Der Wind dringt in die Poren und macht dich krank, sagte sie. Als Kinder fanden wir diese Fürsorge manchmal lästig, heute kann ich sie gut verstehen, und es zeigt, wie universell unser Heilwissen ist. Viele Menschen reagieren empfindlich auf Wind und Wetter und sollten darauf Rücksicht nehmen. Ein Schal, eine Mütze, warme Getränke und eine gesunde innere Einstellung unterstützen unser Immunsystem. Lungenkraut wirkt auch beruhigend, hilft bei Palpitation und wird bei Hämorrhoiden eingesetzt. In meiner eigenen Teemischung für das Immunsystem hat das Lungenkraut einen festen Platz. Außerdem erfreut es mich ab Anfang März mit seiner Pracht in meinem Kräutergarten.

Roter Sonnenhut

Echinacea purpurea

Wirkung: kühl, scharf, salzig
Erntezeit Kraut: Juli (Blütezeit)
Erntezeit Wurzeln: März–April und Oktober
Pflanzenteile: ganzes Kraut, Wurzeln
Vorkommen: Echinacea stammt ursprünglich aus den nördlichen bis mittleren USA. Mittlerweile ist er auch in Europa heimisch, z.B. in der Schweiz, Deutschland, Polen und der Ukraine.

Echinacea hat in den letzten Jahren stark an Popularität gewonnen. Es ist bekannt, dass es Grippesymptome lindert und das Immunsystem stärkt. In der TCM spricht man davon,

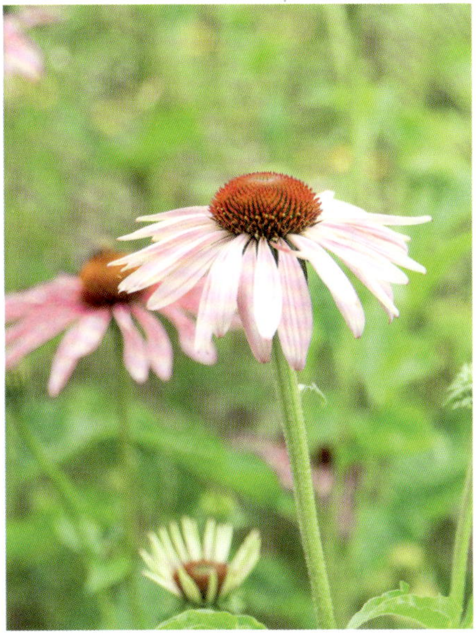

▲ Die Tinktur stärkt die Abwehrkräfte.

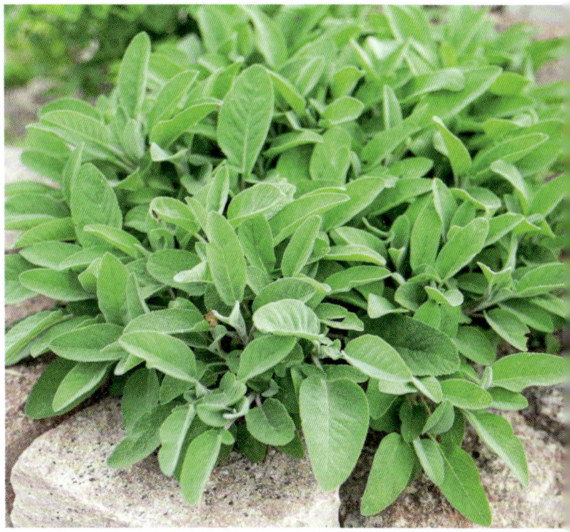

▲ Unschlagbar bei Halsschmerzen

dass Echinacea das Wei-Qi, das Abwehrsystem, stärkt und toxische Prozesse nach außen leitet. Ich finde, das ist eine sehr schöne Beschreibung der Wirkung dieser Heilpflanze. Die Heilpflanze wirkt auch unterstützend bei Husten mit gelbem Auswurf, Furunkeln und Schuppenflechte. Die Blätter und Blüten haben eine mildere Wirkung als die Wurzel. Eine Tinktur aus den Wurzeln hilft, gut durch den Winter zu kommen. Das Rezept für eine Tinktur findest du auf Seite 156.

Salbei

Salvia officinalis

Wirkung: erwärmend, süß, aromatisch
Erntezeit: April–September
Pflanzenteile: Blätter
Vorkommen: Salbei liebt einen sonnigen, trockenen Standort. Salbei stammt ursprünglich aus dem Mittelmeerraum, wächst aber heute in ganz Europa.

Salbei ist die wichtigste Heilpflanze bei Halsschmerzen. Salbei stärkt das Immunsystem, hilft bei Erkältungen mit weißem Auswurf oder Kältegefühl, bei übermäßigem Schwitzen, Taubheitsgefühl in den Extremitäten und zu niedrigem Blutdruck. Die aromatische Wirkung (öffnend, bewegend) unterstützt die Lunge beim Abhusten von Schleim. Salbei kann auch bei Haarausfall, Menstruationsbeschwerden und atonischer Verstopfung verwendet werden.

Spitzwegerich

Plantago lanceolata

Wirkung: kühlend, bitter, süß
Erntezeit: Mai–Oktober
Pflanzenteile: Blätter
Vorkommen: wächst weltweit auf Wiesen, Feldern, Äckern, Weiden

Spitzwegerich ist ein wunderbares Kraut bei Husten mit gelbem Auswurf, trockenem Hus-

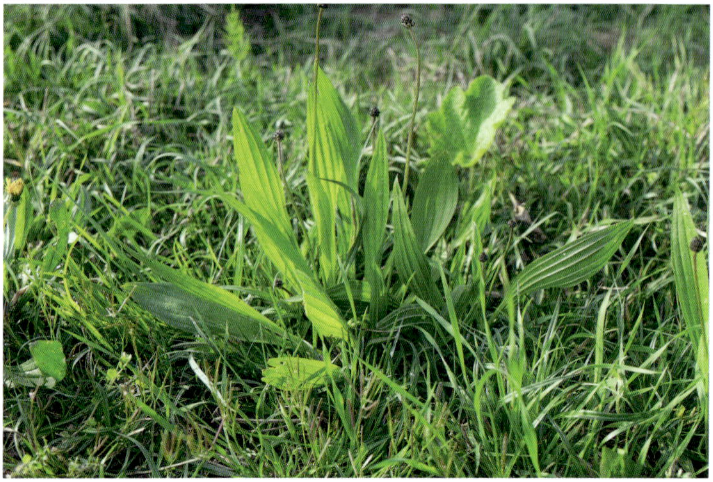

◂ Weltweit zu finden

ten, Bronchitis und Asthma. Spitzwegerich wirkt schleimlösend und entzündungshemmend. Ich verwende ihn auch gern in meinem Hustensirup. Das Rezept findest du auf Seite 156. Zudem kann man den Spitzwegerich (verrieben mit ein wenig Wasser) zur Förderung der Wundheilung und bei Insektenstichen verwenden. Auch bei Bindehautentzündungen wirkt der Spitzwegerich entzündungslindernd (auch äußerlich als Sud oder Augentropfen).

Thymian

Thymus vulgaris

Wirkung: warm, aromatisch, bitter
Erntezeit: Mai–Oktober
Pflanzenteile: ganzes Kraut
Vorkommen: Seine natürliche Verbreitung erstreckt sich vom Mittelmeerraum bis nach Mitteleuropa. Thymian bevorzugt geschützte, sonnige, warme und helle Standorte.

Thymian hat eine immunstärkende Wirkung und wirkt heilsam bei Husten, Bronchitis oder Schnupfen mit weißem oder durchsichtigem Sekret. Weißes oder durchsichtiges Sekret weist auf Kälte im Körper hin. Thymian hilft auch bei Asthma mit Kältegefühl, niedrigem Blutdruck, rheumatischen Beschwerden (vor allem bei Wetterwechsel), bei ADS (anregend), atonischer Verstopfung, Depressionen und Angstzuständen.

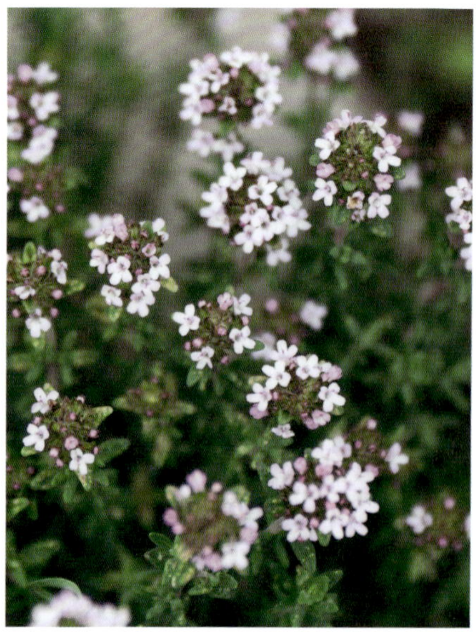

▴ Aromatisch und immunstärkend

Zinnkraut/Ackerschachtelhalm

Equisetum arvense

Wirkung: kühl, süß
Erntezeit: Mai–August
Pflanzenteile: ganzes Kraut
Vorkommen: Weit verbreitet bis 1700 m Höhe. Zinnkraut wächst häufig in der Nähe von Feldern, an feuchten Stellen und an Waldrändern. Vorsicht: Verwechslungsgefahr mit dem giftigen Sumpfschachtelhalm!

Ackerschachtelhalm oder Zinnkraut hilft vor allem, wenn die Lunge regeneriert werden muss. Schachtelhalm stärkt das Lungengewebe, da die Pflanze sehr viel Kieselsäure enthält. Zinnkraut ist eines der wenigen Heilkräuter, das seine Heilkraft entfaltet, je länger man es ziehen lässt. Zudem hilft Zinnkraut bei chronischer Bronchitis, Blutarmut (Anämie), Pseudokrupp, Arthrose und Arteriosklerose.

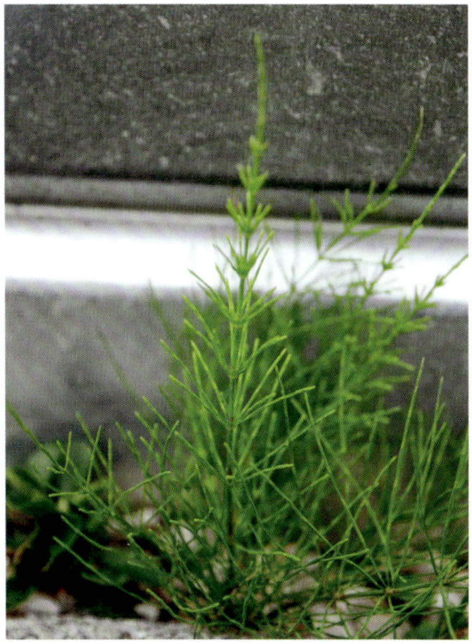

▲ Ein Kieselsäurelieferant

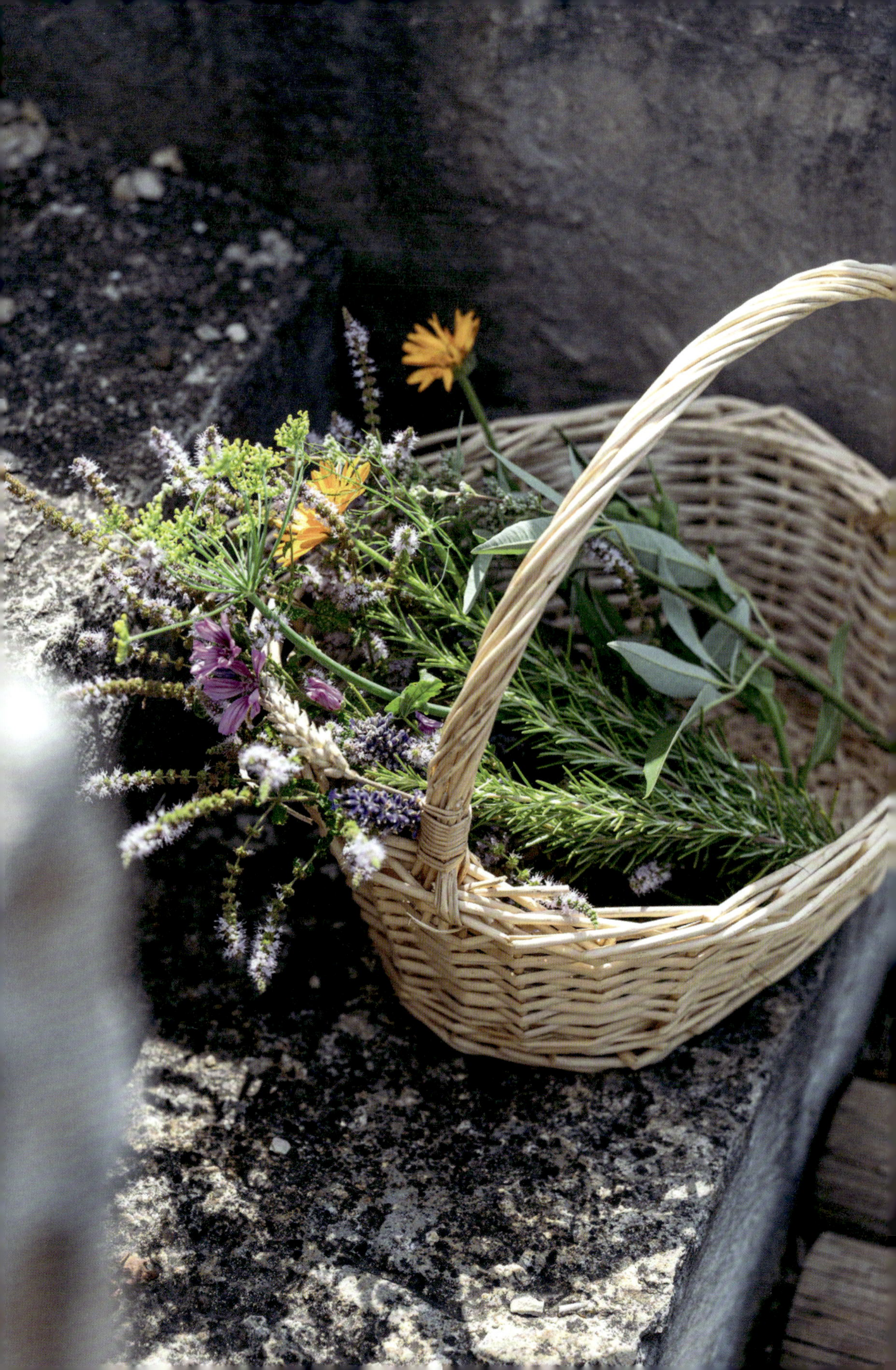

Erfahrungswissen für die Anwendung

Wenn wir im Einklang mit unserer Bestimmung, der Umwelt, unserem Körper und unseren Mitmenschen leben, findet alles seinen richtigen Platz, und somit entsteht Harmonie im Inneren und im Außen. In Harmonie mit deinem Lebenszyklus zu leben, gibt dir tiefe Zufriedenheit, Gelassenheit und Freude. Ich hoffe, dass die vorangegangenen Kapitel geholfen haben, dich besser zu verstehen, und dir helfen, gut für dich zu sorgen.

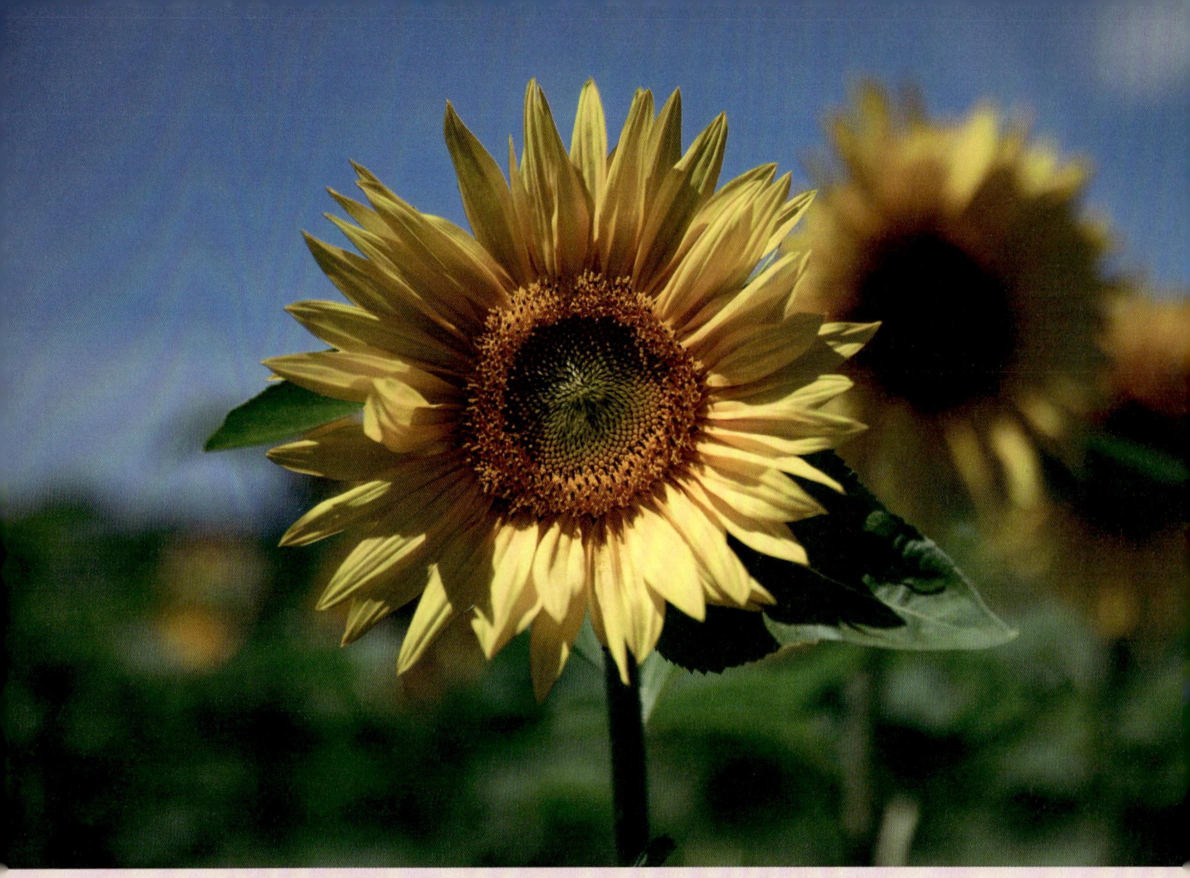

Weise mit den Kräften der Natur umgehen

Jeder Mensch besitzt eine innere Weisheit, die ihm den Weg zeigt. Sie steht im Einklang mit der Weisheit der Natur, der Weisheit unserer Gedanken und der großen schöpferischen Kraft.

Der Lebenszyklus

Das Fünf-Elemente-System bietet verschiedene Nutzungsmöglichkeiten. Du kannst deine Stärken entdecken, aufbauen und in dein Leben integrieren. Zudem kannst du deine Schwierigkeiten beruhigen und Bewegung in festgefahrene Muster bringen.
Achte darauf, kleine Schritte zu gehen und sie zu würdigen. Verbringe viel Zeit damit, deine Stärken aufzubauen, und widme höchstens 20 Prozent deiner Zeit dem Beruhigen oder Heilen deiner Schwierigkeiten. Nutze dafür verschiedene unterstützende Möglichkeiten wie beispielsweise Kräuter, Übungen oder Visualisierungen der entsprechenden Elemente. Dadurch wird der Prozess interessanter und unterhaltsamer gestaltet. Besonders hilfreich können das Erstellen eines Visionboards oder das Führen eines Tagebuchs sein. Ein Visionboard ist ein Bild, auf dem du dein Ziel auf eine attraktive Weise darstellst. Nutze alle deine Fähigkeiten, um es zu gestalten. Du kannst zeichnen, Bilder aufkleben, Symbole verwenden oder einfach aufschreiben, was dich deinem Ziel näherbringt. Das Ergebnis sollte klar und einfach sein, damit es dir entspricht. Indem du dich auf ein Ziel oder eine Vision konzentrierst, hilfst du deinem Geist, dieses tatsächlich zu erreichen. Es ist sinnvoll, positive Ziele immer wieder zu verinnerlichen, da wir uns nicht auf nichts konzentrieren können.

DER »HERVORBRINGENDE ZYKLUS«

Es gibt verschiedene Zyklen im Zusammenhang mit den 5 Elementen. Einer davon ist der »hervorbringende Zyklus«, den ich als besonders hilfreich empfinde. Das Prinzip des Überflusses, auch bekannt als der »hervorbringende Zyklus«, beschreibt das nährende Prinzip. Der römische Brunnen kann hier als Bild dienen: Wenn eine Schale voll ist, läuft sie über und speist die nächste Schale. In der chinesischen Medizin wird dieser Zyklus oft als Beziehung zwischen Mutter und Kind beschrieben, wobei die Mutter, die das Yin verkörpert, für die nährende, fürsorgliche und haltende Energie steht. Ich bin tief bewegt davon, dass es bereits 1000 Jahre vor Christus weisen Menschen bewusst war, wie wichtig die Unterstützung für eine gesunde und ganzheitliche Lebensentwicklung ist.

▾ Der Gingko steht für uralte Weisheit.

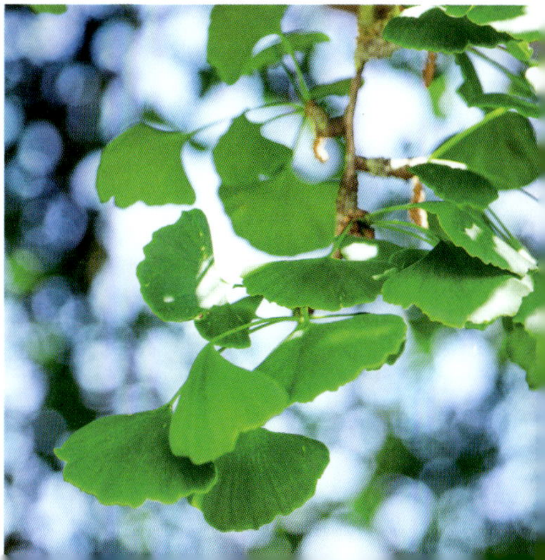

Der Zyklus der 5 Elemente

- Das Wasser nährt Pflanzen und Bäume (Element Wasser).
- Das Holz lässt das Feuer brennen (Element Holz).
- Die Asche (durch das Feuer) beschenkt die Erde mit Nährstoffen (Element Feuer).
- Die Erde bringt Erz (Metalle) hervor (Element Erde).
- Mineralien, Spurenelemente (Metall) nähren das Wasser (Element Metall).

Das Prinzip folgt auch den neuesten medizinischen Forschungen, die belegen, dass grundlegende Merkmale in der DNS, also den Wurzeln unserer Eltern und Ahnen – dem Wasserelement –, zu finden sind. Hier vereinen sich moderne Forschung und über 3000 Jahre altes Wissen der chinesischen Medizin. Idealerweise sieht das folgendermaßen aus:

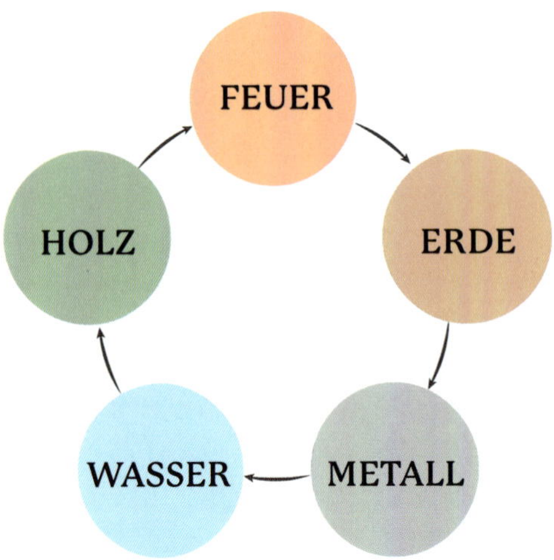

Mit dem Kapital unserer Vorfahren brechen wir ins Leben auf, um es zu meistern, zu genießen und in vollen Zügen auszukosten. Unsere Wurzel, die DNS, das Wasserelement, unterstützt das Holzelement, die Jugend, in ihrer Selbstfindung, sowohl innerlich als auch äußerlich.

Im Holzelement lernen wir, das »Ich« vom »Du« zu unterscheiden und werden dabei im Ausprobieren, Erforschen, in der Kreativität und Spontanität des Augenblicks unterstützt. Wir bewegen uns, sind offen für Veränderungen und neue Erfahrungen. Der gewonnene Erfahrungsschatz dient uns als Unterstützung für die nächste Phase.

Das Element des Feuers hat begonnen. Wir sind jung und wissbegierig und behalten diese Lernfreude bis ins hohe Alter bei. Das Feuer lädt uns ein, unsere Aufmerksamkeit auf höhere Sphären zu richten. Dort erfahren wir uns als spirituelles Wesen, streben nach Weisheit und verbinden uns mit dem Göttlichen. Wir feiern das Leben und genießen es. Unser Lachen entspringt unserem frohen Herzen. Unsere Weisheit, die Spiritualität, ein reines Herz, klare Sprache und Freude unterstützen nun die nächste Phase des Lebens, das Element Erde.

Wir sind dankbar, und aus unserer Fülle geben wir gern weiter. Wir bieten Menschen ein Zuhause an, sowohl im übertragenen als auch im konkreten Sinne. Wir nehmen unsere soziale Verantwortung wahr und stehen anderen Menschen zur Seite. Diese Phase ist auch als Familienphase gedacht, in der wir eine Gemeinschaft (Familie oder Ähnliches) gründen und zum nährenden Zentrum werden.

In der folgenden Phase, dem Element Metall, ist es unser Ziel, die Essenz unseres Daseins sichtbar zu machen. Hierfür trennen wir uns von allem, was nicht mehr zu uns gehört. Durch diesen Prozess erreichen wir Klarheit und nehmen den uns gebührenden Raum ein.

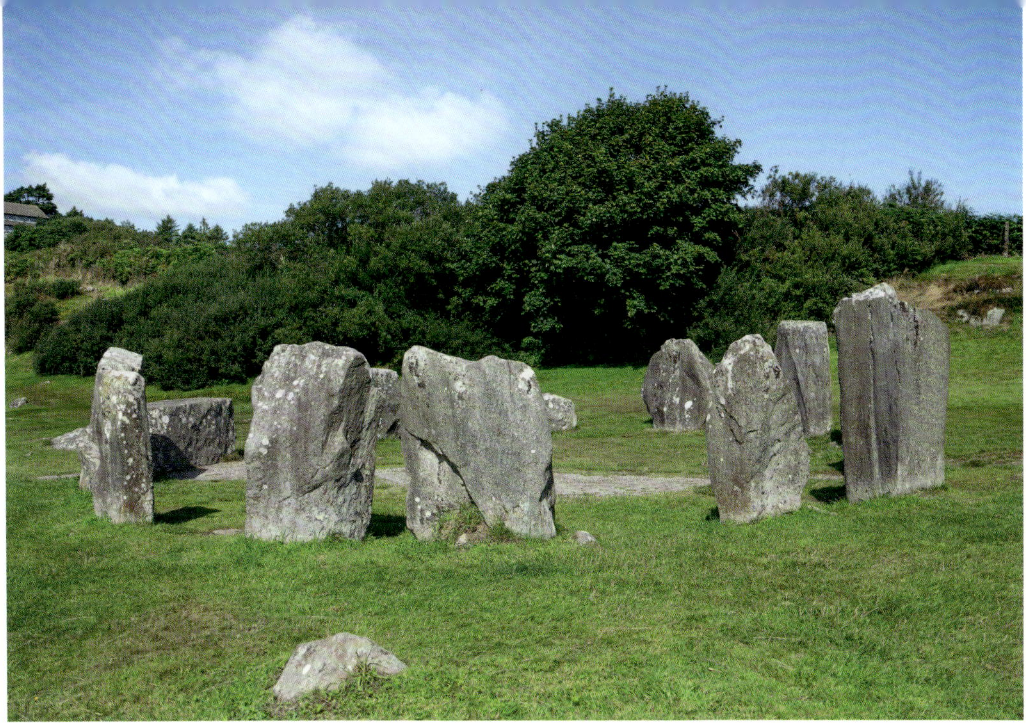

▲ Kreisförmige Steinsetzungen sind ein Sinnbild für den mythischen Energiekreis.

Es beginnt erneut das Element des Wassers, in dem wir weise eine neue Intention setzen. Wie im Lied »Der ewige Kreis« aus dem Film *Der König der Löwen* beginnt der ewige Kreislauf von Neuem. Unsere Weisheit wird der Samen sein, auf dem zukünftige Generationen ihr Wissen und ihre Kraft aufbauen können. Wenn wir Mut und Rückgrat zeigen, um für unsere Werte einzustehen, können wir im besten Fall eine gesunde Welt hinterlassen und die nächste Generation in einen weiteren glücklichen und friedlichen Zyklus führen.

DER KONTROLLZYKLUS (REGULIERENDE ZYKLUS)

Ich mag das Wort Kontrolle nicht so sehr. Ich würde diesen Kreislauf lieber den regulierenden Zyklus nennen. Ich finde, dieser Name passt gut zu seiner Funktion.

Wenn du eine Schwäche in einem Element hast, kannst du Unterstützung in dem entsprechenden Element oder in dem Element davor, dem Mutterelement, suchen. Die (symbolische) Mutter nährt das Kind. Manchmal gerät ein Element aber auch außer Kontrolle oder in ein Übermaß. Es hat zu viel Energie, ist übermächtig und muss reguliert werden. In solchen Situationen kommt der Kontroll- oder Regulierungszyklus zum Einsatz. In der Praxis kann dies wie folgt aussehen:

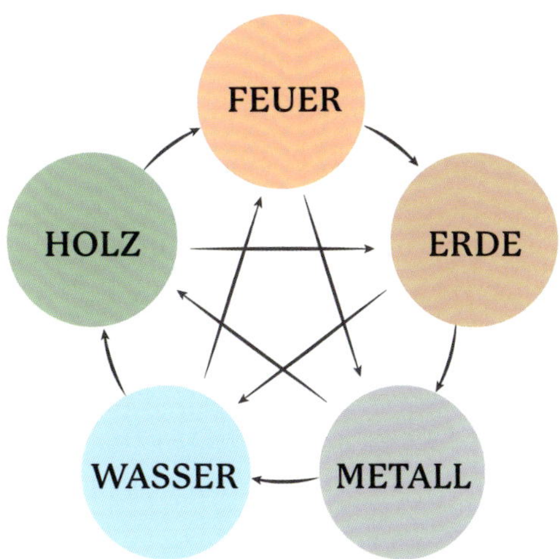

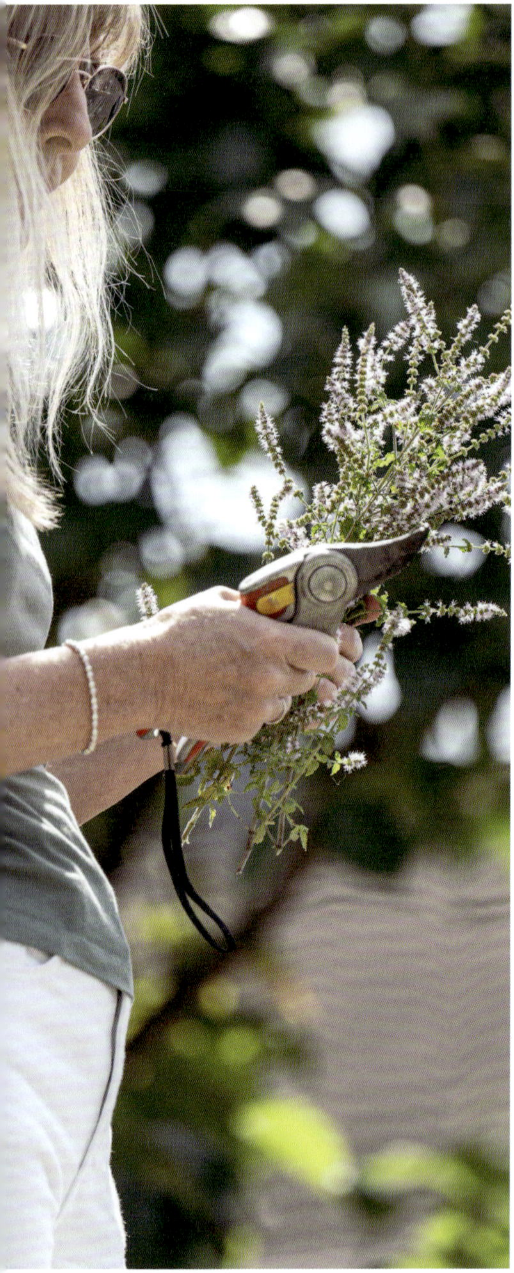

▲ Dankbar für die Fülle der Natur

Das Wasser kontrolliert, reguliert Feuer

Du hast tausend Ideen, dein Kopf ist voller Gedanken und du kommst nicht zur Ruhe. Du hetzt von einem Event, einer Party zur nächsten und dein inneres Feuer ist am Erlöschen. Du arbeitest zu viel (geistig), hetzt aber trotzdem von einem Termin, einer E-Mail oder einer Arbeit zur nächsten. Dein Feuer züngelt ungebremst nach oben und kennt keine Grenzen. Dein Feuer ist aus dem Gleichgewicht geraten und du brauchst dringend das Wasser als höchste introvertierte Kraft, um dich abzukühlen und zu bremsen. Du könntest Kräuter aus dem Wasserelement verwenden, kühlende Fussbäder machen, meditieren (nach innen gehen, Yin fördern), mehr schlafen oder Qi Gong üben.

Holz kontrolliert, reguliert die Erde

Du jammerst, bist träge und kommst aus dem Grübeln nicht mehr heraus. Die innere Schwere treibt dich immer mehr in die Stagnation. Vielleicht hast du Heißhunger auf Süßes oder du isst zu viel. Vielleicht hast du auch Übergewicht oder Ödeme (Wassereinlagerungen). Deine Gedanken kreisen um schwierige Situationen oder du wiederholst eine schwierige Situation immer wieder in deinem Kopf. Du kannst Kräuter aus dem Holzelement oder bewegende, reinigende Kräuter aus dem Erdelement nehmen. Nutze die Kraft des Holzelements und gehe in den Wald, um spazierenzugehen oder die Energie des Waldes einzuatmen. Werde kreativ, suche dir eine schöpferische Beschäftigung. Das Holzelement ist da, um uns ins Tun zu bringen, und genau diese Kraft ist jetzt für dich da.

Feuer kontrolliert, reguliert das Metall

Das Metallelement verliert manchmal seine Kraft, wenn wir uns zu sehr zurückziehen und

Traurigkeit oder Isolation die Oberhand gewinnen. Feuer steht für Lebensfreude und Leidenschaft. Wenn das Metallelement aus dem Gleichgewicht geraten ist, können Kräuter aus dem Metallelement oder dem Feuerelement helfen. Die Farbe Rot, Feuer, feurige Rhythmen, Lachen (z.B. Lachyoga oder eine lustige Sendung) fördern dein inneres Feuer. Ebenso hilft es, den Rücken zu wärmen, evtl. eine Schröpfmassage zu buchen, eine Wärmelampe für deinen Rücken zu besorgen oder bewusste Momente in der Sonne zu genießen.

Erde kontrolliert, reguliert das Wasser

Angst ist die häufigste Emotion, die das Element Wasser aus dem Gleichgewicht bringt. Die stabilisierende Kraft der Erde kann dem Einhalt gebieten. Die Erde trägt und hält. Diese Eigenschaft ist besonders wichtig in Zeiten der Angst. Angst kann durch innere Stabilität oder sichere Orte beruhigt werden. Backen, Gärtnern, Erdtöne und Singen unterstützen dich ebenso wie Kräuter aus dem Erdelement. Alle Gleichgewichtsübungen und die Konzentration auf eine stabilisierende Kraft (Gott, Mutter Erde etc.) bringen dich wieder in eine innere Stabilität. So wird dein Leben wieder kraftvoll und du findest zurück in die Spur des Lebens.

Metall kontrolliert, reguliert das Holz

Du kannst nicht mehr aufhören zu handeln. Manchmal überkommt dich eine Wut oder Frustration, die du nicht mehr kontrollieren kannst. Du bist unruhig, zappelig und kannst dich schlecht konzentrieren. Dein Holzelement ist außer Kontrolle geraten. Du brauchst eine Kraft, die dich nach innen führt, in die Ruhe. Dafür ist das Metallelement zuständig. Du kommst wieder in Kontakt mit deiner inneren Weisheit, der Ruhe. Du bekommst ein Gefühl dafür, welchen Raum du gerade einnehmen sollst und welchen du besser anderen überlässt. Du findest zu deiner Essenz zurück und lässt Überflüssiges sein. Kräuter aus dem Metall- oder Holzelement helfen dir dabei. Metallische Gegenstände oder die Farbe Weiß oder Gold im Westen deines Hauses unterstützen dich. Meditation, innere Einkehr und bewusster Kontakt mit dir selbst und ausgewählten Menschen helfen dir, die Spreu vom Weizen zu trennen. So erhält dein Tun einen Sinn und macht dich glücklich.

▲ Wo Erde und Wasser zusammenkommen, wirken starke Kräfte.

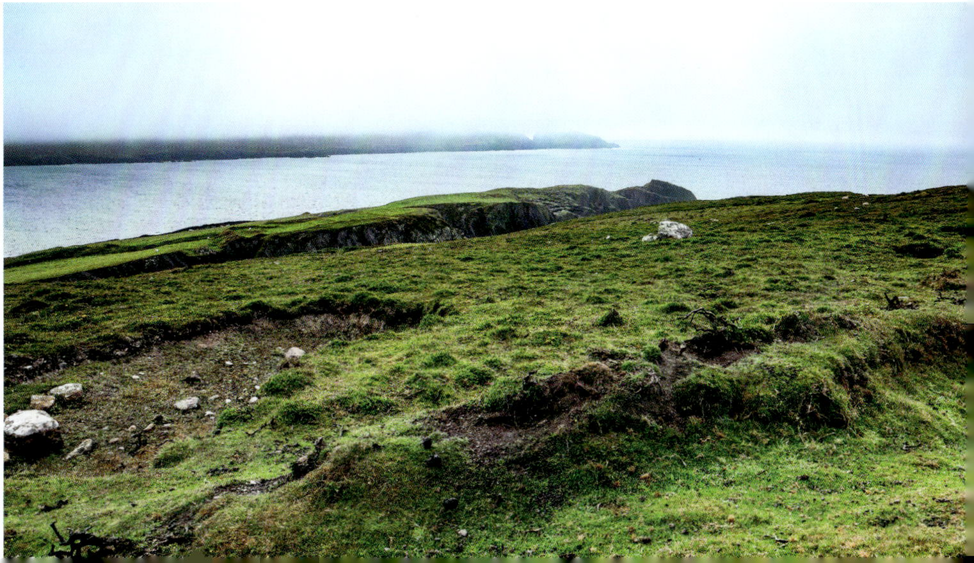

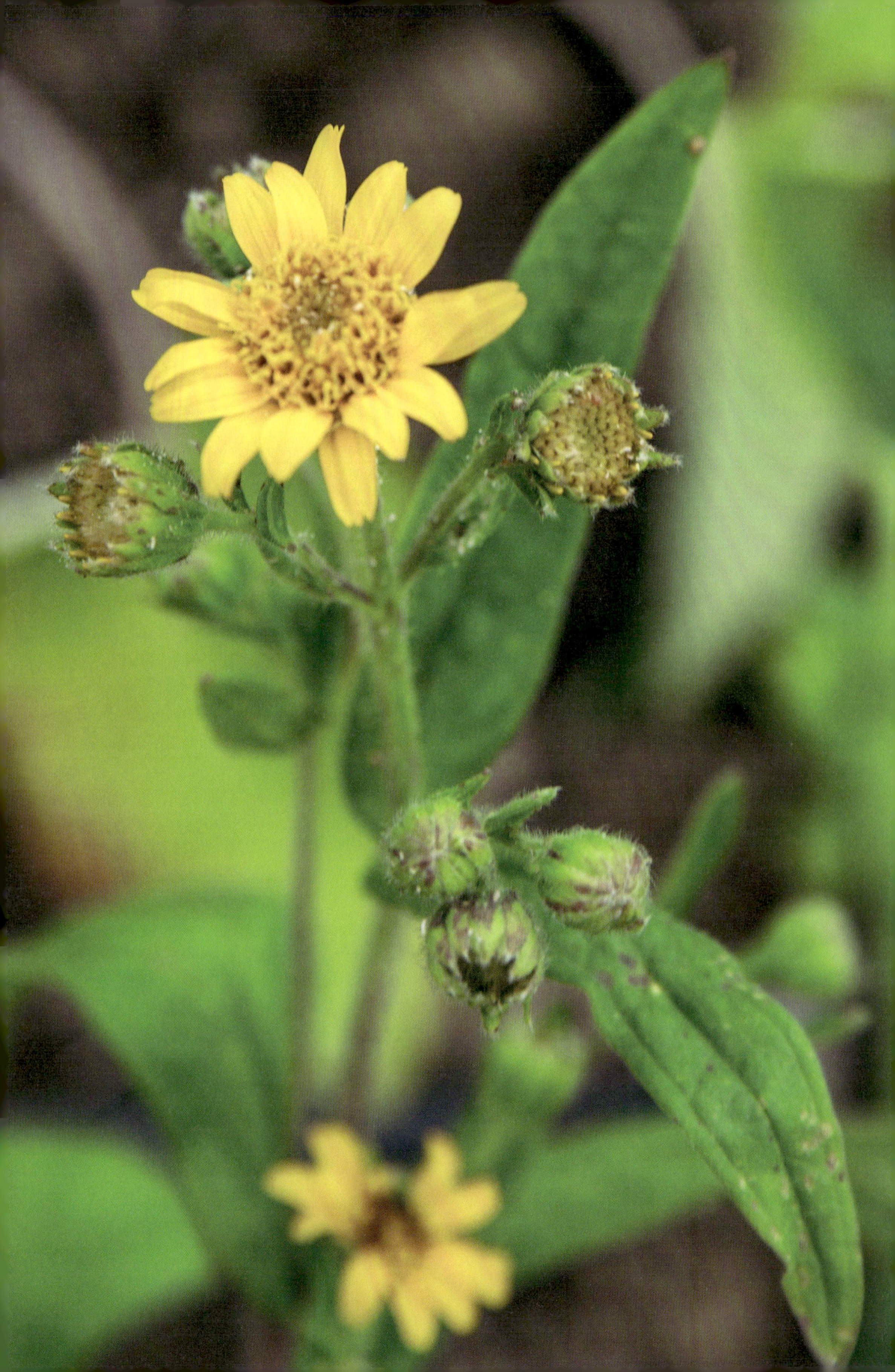

Sammeln, Trocknen und Verarbeiten von Kräutern

Das Sammeln, Trocknen und Verarbeiten von Kräutern sind Tätigkeiten, die in besonderem Maße meditative und nährende Aspekte vereinen. Diese Tätigkeit befreit den Geist, verbindet dich mit deiner weiblichen Seite, dem Yin und Mutter Natur.

Als ich von meiner Mutter in die Kunst des Kräutersammelns eingeführt wurde, war ich bereits eine erwachsene Frau. Die Zeit, in der meine Mutter alkoholkrank war, führte dazu, dass ich als Kind keine Lust hatte, mit ihr unterwegs zu sein. Befreit von ihrer Sucht und wieder verbunden mit sich und ihrer Urkraft, war es ein großartiges Geschenk, nun mit ihr durch Felder, Wälder und Wiesen zu streifen.

Sie vermittelte mir den respektvollen Umgang mit den Pflanzen sowie die Fähigkeit, eine Verbindung zu ihnen aufzubauen. »Achte darauf, die Pflanze vor dem Schneiden genau zu betrachten«, lautete ihre Empfehlung. Im Anschluss stellte ich mir die Frage, welche Ausstrahlung die Pflanze hat, wozu sie dient und ob sie die nötige Kraft für eine Unterstützung hat. Gern darfst du auch ein Gebet oder einen Dank für die Schönheit der Natur sprechen oder diese Haltung einfach bewusst wahrnehmen. Diese schönen Rituale werden dir helfen, dich mehr mit der Natur und mit dir selbst im Einklang zu fühlen. Du kannst dich mit Gott, dem Universum, den Engeln oder Kräuterfeen verbinden. Der Mondkalender kann dich ebenfalls unterstützen. Hierfür gibt es eine Vielzahl an Kalendern, Büchern und Apps. Dennoch ist es von entscheidender Bedeutung, mit welcher Intention du die Pflanze schneidest, um eine Verbindung mit dir selbst und der Natur herzustellen.

Ein weiterer empfehlenswerter Tipp, den ich von meiner Mutter erhalten habe und den ich in meinen Kräuterkursen stets weitergebe, ist folgender: Beginne mit dem Sammeln in deiner Umgebung und konzentriere dich zunächst auf fünf Kräuter. Grüße die Pflanze immer, wenn du vorbeigehst, und sage zum Beispiel: Hallo lieber Löwenzahn, vielen Dank, dass ich alles von dir verwenden darf. Die Blüten und Blätter unterstützen die Reinigung und Entlastung der Leber, während deine Wurzeln bei schwerwiegenden Beschwerden wie Hepatitis, Hautleiden oder Lungenleiden Linderung verschaffen. Ich

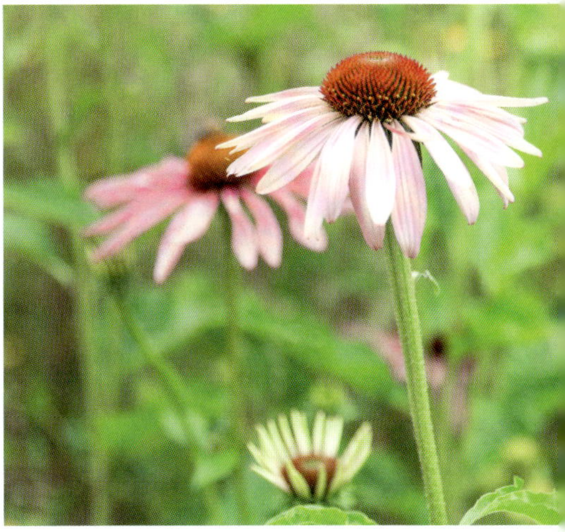

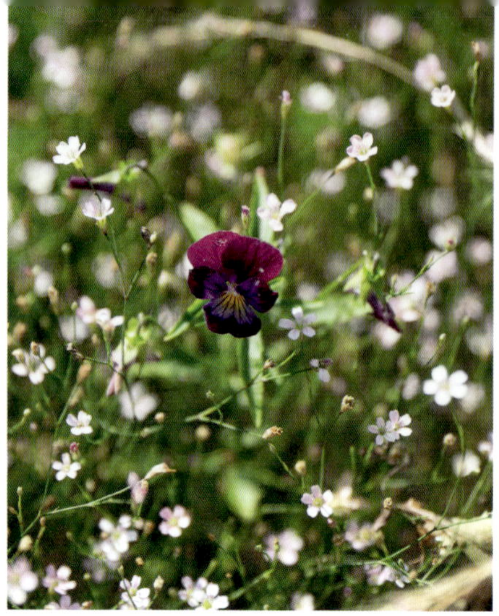

danke dir von Herzen und wünsche dir einen schönen Tag. Du wirst feststellen, dass du nach kurzer Zeit Pflanzen kennst, die du vorher noch nie gesehen hast. Das Lernen ist so einfach und macht Spaß.

Trocknen Zunächst werden die Kräuter gründlich gewaschen und abgetropft. Zum Trocknen können die Kräuter gebündelt (nach Heilkräutern sortiert) und dann an einer Schnur kopfüber aufgehängt werden. Es ist wichtig, einen Ort zum Trocknen zu wählen, der gewährleistet, dass die Kräuter hygienisch getrocknet werden können.

TINKTUREN

Die Herstellung einer Kräutertinktur ist einfach. Man unterscheidet zwischen Tinktur und Urtinktur. Der Unterschied besteht darin, dass eine Tinktur aus getrockneten Kräutern und eine Urtinktur aus frischen Kräutern hergestellt wird.

Rezept Wasche die Kräuter, die du für deine Tinktur verwenden möchtest. Schneide sie so, dass sie gut in dein Gefäss passen. Fülle ein sauberes, gut verschließbares Glas, bis es zu drei Vierteln mit den Kräutern gefüllt ist.

Die Kräuter mit Alkohol übergießen, bis das Glas ganz voll ist. Am besten eignet sich ein Schnaps mit mindestens 40 Volumenprozent Alkohol. Ich nehme Wodka, weil er geschmacksneutral ist.

Die Kräuter 6 Wochen in Alkohol ziehen lassen. Das Glas bei Raumtemperatur stehen lassen. Es empfiehlt sich, das Glas alle zwei Tage leicht zu schütteln, damit sich kein Schimmel bildet und sich die Wirkstoffe optimal lösen können. Stelle die Tinktur, mit Ausnahme von Johanniskraut, an einen schattigen Ort. Das Johanniskraut sollte an einen sonnigen Platz gestellt werden, da es dort seine Wirkung am besten entfalten kann.

Anschließend werden die Kräuter abgetropft und die so entstandene Tinktur oder Urtinktur wird in Pipetten, Gläser o.Ä. abgefüllt.

HUSTENSIRUP

Wähle 3–4 Kräuter, die du für deine Art Husten benötigst. Als Beispiel wähle ich einen Husten mit weißen Sekreten (Kälte). Beispiel: Thymian, Spitzwegerich, Lungenkraut.

1. Ein Glas mit ca. 100 ml Inhalt wählen.
2. Von jedem Kraut 4 Teelöffel in das Glas geben.
3. Glas mit kochendem Wasser auffüllen.
4. 5–10 Minuten ziehen lassen.
5. Kräuter absieben.
6. Auf unter 40 Grad abkühlen lassen. Dies ist wichtig, weil anschließend Honig hinzugefügt wird. Die Wirkstoffe des Honigs gehen verloren, wenn er auf über 40 Grad erhitzt wird.
7. Honig zugeben, bis die Flüssigkeit dickflüssig, sirupartig wird.
8. Im Kühlschrank aufbewahren.

Das gleiche Rezept kannst du auch als Lungentonikum verwenden. 1 Esslöffel täglich von September bis März stärkt die Lungen.

Kräuter nach Anwendungsgebiet

Rheumatische Beschwerden

Kühlende Kräuter, falls es schlimmer durch Bewegung oder Belastung wird. Wärmende Kräuter, falls es schlimmer bei kaltem Wetter wird.

Scheidenentzündung

Schilddrüsenüberfunktion

Schlafstörungen

Schmerzen

Schock (siehe Trauma)

Schuppenflechten

Schwindel/Morbus Menière

Schwitzen

Stimmungsschwankungen

Stoffwechsel anregend (Leber ist hauptverantwortliches Organ)

Unsicherheit

Uterusblutung

Venenentzündung, Venenstau

Verbrennung

Verstauchung/Prellung/Quetschung/Zerrung

Verstopfung/Darmträgheit

Verzweiflung

Völlegefühl/Verdauungsstörung

Wassereinlagerung (siehe Ödeme)

Wechseljahresbeschwerden/Klimakterium

Wundheilung

Zahnfleischentzündung

Zahnschmerzen

Zungenentzündung

Fragebogen zu den 5 Elementen

Verteile jeweils Punkte von 1 (trifft gar nicht zu) bis 10 (trifft zu 100% zu)

1. Welche Geschmacksrichtungen magst du am liebsten? (maximal zwei auswählen)

a) süß	
b) bitter	
c) sauer	
d) scharf	
e) salzig	

2. Welche Region stärkt dich? (maximal zwei auswählen)

a) Die Berge	
b) Orte mit viel Sonne	
c) Grüne Plätze, der Wald	
d) Orte am Wasser	
e) Abgelegene, dünn besiedelte Gebiete	

3. Welche Aussagen beschreiben dein Wesen, deinen Charakter? (maximal zwei auswählen)

a) Du magst es gemütlich, bist gern zu Hause.	
b) Du steckst voller neuer Ideen und hast oft keine Zeit, sie alle umzusetzen.	
c) Du kannst nur schwer loslassen.	
d) Du hast eine große innere Ruhe.	
e) Du bist gern kreativ.	
f) Du bist ein Bewegungstyp.	
g) Du liebst es zu feiern und zu lachen.	
h) Du hast Schwierigkeiten, dich abzugrenzen.	
i) Du bist sehr sozial und engagierst dich für andere Menschen.	
j) Du bist oft unsicher.	

4. Bei körperlichen Symptomen handelt es sich meist um ... (maximal zwei auswählen)

a) Deine Knochen, Ohren oder Knie	
b) Deine Sehnen, Verspannungen, seitliche Kopfschmerzen	
c) Deinen Magen, Übelkeit	
d) Deine Haut oder deine Bronchien	
e) Deinen Blutdruck, Kreislauf oder du bekommst rote Backen	

5. Deinen Körperbau würdest du als ... bezeichnen. (Wähle eine Variante)

a) rundlich	
b) korpulent, kräftig	
c) athletisch	
d) zierlich	
e) schlank	

Diese Aussage trifft auf mich zu

6. Ich bekomme schnell blaue Flecken, wenn ich mich irgendwo stoße.

7. Ich bin sehr strukturiert und habe gern einen Plan.

8. Ich liebe Herausforderungen, das bringt mich in Schwung.

9. Ich wache nachts oft zwischen 1 und 3 Uhr auf.

10. Ich bekomme schnell rote Wangen, rote Flecken im Gesicht oder ein rotes Gesicht.

11. Mein unterer Rücken fühlt sich oft steif, schwach oder schmerzhaft an.

12. Ich bin sehr enthusiastisch.

13. Man hat mir schon oft gesagt, dass es leicht ist, meinen Worten zu folgen.

14. Freunde beschreiben mich als:

- **a)** dynamisch, mutig, kreativ
- **b)** harmoniebedürftig, diplomatisch
- **c)** charismatisch und begeisterungsfähig
- **d)** sensibel und feinfühlig
- **e)** besonnen, ruhig und gelassen

15. Ich mag es nicht, wenn es nicht vorangeht.

16. Ich mag es nicht, wenn ich etwas schnell erledigen muss.

17. Welche der folgenden Aussagen, trifft auf dich zu, wenn du dich in einer neuen Situation befindest? (Wähle eine Variante aus)

- **a)** Ich gehe in meine Gedanken oder in meine Phantasiewelt, vielleicht sagt mir auch meine Intuition, was zu tun ist.
- **b)** Ich werde kreativ und sehe Möglichkeiten.
- **c)** Ich vertraue auf das Gelernte und mein Wissen.
- **d)** Ich achte drauf, dass es für alle stimmt.
- **e)** Ich halte mich an die Regeln.

18. Ich träume intensiv und habe ein intensives Innenleben.

19. Ich nehme schnell zu.

20. Ich sehe das Glas halb voll und habe eine natürliche Leichtigkeit.

21. Ich reagiere sehr empfindlich, wenn man mich kritisiert.

22. Ich habe häufig wechselnde körperliche Symptome.

23. Wenn du dir deine beiden Gesichtshälften ansiehst, sind sie sehr unterschiedlich?

24. Spiritualität und das Geistige sind mir sehr wichtig.

25. Ich habe ein eher schwaches Gewebe, das zu Feuchtigkeitseinlagerungen neigt.

26. Ich habe dünnes Haar, eine Glatze.

27. Ich neige zu Schwellungen oder dunklen Ringen unter den Augen.

AUFLÖSUNG FRAGEBOGEN

Frage	Wasser	Holz	Feuer	Erde	Metall
1a					
1b					
1c					
1d					
1e					
2a					
2b					
2c					
2d					
2e					
3a					
3b					
3c					
3d					
3e					
3f					
3g					
3h					
3i					
3j					
4a					
4b					
4c					
4d					
4e					
5a					
5b					
5c					
5d					
5e					

Frage	Wasser	Holz	Feuer	Erde	Metall
6					
7					
8					
9					
10					
11					
12					
13					
14a					
14b					
14c					
14d					
14e					
15					
16					
17a					
17b					
17c					
17d					
17e					
18					
19					
20					
21					
22					
23					
24					
25					
26					
27					
	12	12	12	12	12

Die beiden Elemente mit der höchsten Punktzahl sind für dein Leben richtungsweisend. Schau dir die entsprechenden Kapitel noch einmal genau an. Dort findest du viel Unterstützung, damit du dein Potenzial leben kannst und dich gesund und in Harmonie fühlst.

Autorin

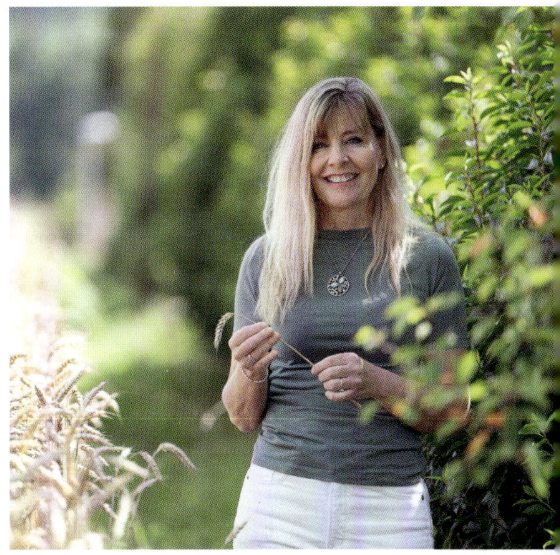

Mehr als 25 Jahre sind vergangen, seit ich in die Welt der 5 Elemente eingetaucht bin und mein Studium der Traditionellen Chinesischen Medizin begonnen habe. Als Pionierin durfte ich die Kombination des alten Wissens mit westlichen Kräutern erforschen und erlernen. Immer wieder habe ich bei erfahrenen Kräuterkundigen oder in alten Kräuterbüchern nach Gemeinsamkeiten gesucht. Dabei habe ich viele Übereinstimmungen gefunden. Seitdem gebe ich mein Wissen und meine Erfahrungen an meine Klienten und Kursteilnehmer weiter. In meinem eigenen Kräutergarten und auf meinen Streifzügen durch die Umgebung zeigt mir die Natur immer wieder ihre heilende Wirkung.

Ich wünsche dir, dass dieses Buch dir hilft, deine Einzigartigkeit in die Welt zu tragen. Ich hoffe, dass ich dir einen bunten Korb an Möglichkeiten zusammengestellt habe, die dich unterstützen. Ich hoffe, dass du dich selbst erkannt hast und siehst, was dir in die Wiege gelegt wurde. Ich hoffe, dass durch die 5 Elemente deutlich geworden ist, dass niemand besser ist als ein anderer. Dass jeder dazu beitragen kann, unser Zusammenleben fruchtbar und freudvoll zu gestalten, und dass es dazu diese Vielfalt braucht. Dieses Buch ist eine Einladung, immer wieder darin zu stöbern und zu blättern, um neue kreative Möglichkeiten für dich und deine Lieben zu finden.

Wir können in Kontakt bleiben und du kannst mich gerne auf meinem YouTube-Kanal »feelgoodmitdoreen« begleiten. Hier bekommst du weitere Tipps und Meditationen für deinen Weg. Persönlich kannst du mich auf meinen Seminaren, Kräuterwanderungen und Workshops treffen (www.doreenhuesser.ch). Auf Instagram »doreens_kraeuterkueche« vermittle ich dir Wissen über heimische Pflanzen.

Ich wünsche dir, dass du dich selbst immer mehr erkennst, siehst und liebst. Dazu sende ich dir meine besten Wünsche und freue mich, mit dir in Kontakt zu bleiben.

Herzlichst,
Doreen Astrid Hüsser-Wächter

Dank

Das Mütterliche in uns erfüllt sich nicht nur durch Kinder, sondern auch durch die Sorge um die Mutter Natur und die Gemeinschaft. Dennoch möchte ich dieses Buch meinen drei Kindern Michelle Doreen, Sheryl Lynn und Thilo Ramon widmen. Ihr habt so viel Liebe und Freude in mein Leben gebracht und das Mütterliche in mir gestärkt! Ein besonderer Dank gilt meiner Mutter Luzia, die mich zum Kräutersammeln gebracht hat. Sie lehrte mich die Dankbarkeit gegenüber der Natur und die Verbundenheit mit dem Feinstofflichen. Von beiden Eltern habe ich die Offenheit für Spiritualität und Natur mitbekommen. Sie haben mich die Freude am Lernen und Entdecken gelehrt. Das ist ein unbezahlbares Geschenk.

Ich möchte mich ganz herzlich bei Dr. Stefan Raps, dem Projektleiter des Verlages, bedanken. Seine Impulse waren inspirierend und haben das Buch sehr bereichert. Ein großes Dankeschön gilt auch meiner Lektorin, Frau Annette Meyer. Sie hat mir kompetent und zuverlässig zur Seite gestanden und mich stets unterstützt.

Literatur

Aron, Elain N.: Sind sie hochsensibel? Wie Sie Ihre Empfindsamkeit erkennen, verstehen und nutzen. Taschenbuch, mvg 2005.

Temelie, Barbara: Ernährung nach den Fünf Elementen. Der Klassiker inkl. Poster mit 300 Nahrungsmitteln. Joy 2021.

Eger, Edith: In der Hölle tanzen: Wie ich Auschwitz überlebte und meine Freiheit fand. btb 2019.

Fischer-Rizzi, Susanne: Mit der Wildnis verbunden. Zwölf Wege in die Natur: Kraft schöpfen - Heilung finden, Nymphenburger 2023.

Hess, Sam; Weiß Silke: Die Weisheit der Baumwesen. Heilung für Erde und Menschen - Mit Heilritualen für die neue Zeit, Nymphenburger 2024.

Stoehr, Guntram: Die Natur als Kraftort. Heilsame Plätze erspüren und ihre Energie erfahren, Nymphenburger 2020.

Tegetthoff, Folke: Kräutermärchen. Nymphenburger 2024.

Bildnachweis

Mit 136 Farbfotos von Doreen Astrid Hüsser-Wächter; außerdem 7 Fotos von Evelyn Harlacher: (S. 5 / 6 / 51 / 79 / 146 / 152 / 173), 12 Fotos von Sheryl Lynn Fischer (S. 9 / 12 / 15 / 50 / 92 / 95 / 104 / 118 / 126 / 129 sowie Buchklapp K4 oben und unten) sowie 13 Fotos bzw. Illustrationen von Shutterstock (S. 12 / 19 / 23 /35 / 38 / 41 / 43 / 45 / 66 / 68 / 70 / 121 / 126)

Impressum

Umschlaggestaltung von Gramisci Editorial Design, München / Claudia Geffert unter Verwendung von 3 Farbzeichnungen von AdobeStock (AminaDesign) und shutterstock (Yuliia Liesova, Q3kiaPictures).

Mit 168 Farbfotos und 22 Farbzeichnungen

Haftungsausschluss

Alle Angaben in diesem Buch erfolgen nach bestem Wissen und Gewissen. Sorgfalt bei der Umsetzung ist indes dennoch geboten. Der Verlag und die Autorin übernehmen keinerlei Haftung für Personen-, Sach- oder Vermögensschäden, die aus der Anwendung der vorgestellten Materialien, Methoden oder Informationen entstehen könnten.

Unser gesamtes Programm finden Sie unter **kosmos.de/nymphenburger**

Gedruckt auf chlorfrei gebleichtem Papier

ISBN 978-3-485- 96860-570-8
Projektleitung: Dr. Stefan Raps, Laila Prota
Redaktion: Annette Meyer
Gestaltungskonzept: Gramisci Editorial Design, München / Claudia Geffert
Gestaltung und Satz: Grafikdesign Storch / Ulrike Vohla, Rosenheim
Produktion: Nina Renz
Druck und Bindung: Westermann Druck Zwickau GmbH, Zwickau

FSC www.fsc.org MIX Papier | Fördert gute Waldnutzung FSC® C110508

Printed in Germany / Imprimé en Allemagne

Das Sein und die 5 Elemente der TCM

Die 5 Elemente stammen aus dem Daoismus, einer sehr alten chinesischen Philosophie. Das Wort *Dao* wird manchmal mit *Weg*, *Pfad* oder *Sein* übersetzt. Oft wird jedoch gesagt, dass Dao nicht übersetzt werden kann. Es ist das Unaussprechliche, welches in allem ist. Später beschrieb der griechische Philosoph Parmenides von Elea (etwa 520 – 455 vor Christus) das Sein als das Seiende in wechselnder Gestalt, Bewegung und Erscheinung einer einzigen ewigen Form. Und im 1. Buch Mose der alten Hebräer heißt es wiederum: *Am Anfang schuf Gott Himmel und Erde.* Hier steht nun ein göttliches Wesen am Anfang von allem Seienden und Nichtseienden.

Es gibt also in den alten Kulturen überall den Versuch, sich dem Urgrund von allem zu nähern. Was all den verschiedenen Traditionen zugrunde liegt, könnte man auch als die *Energie des Einen* bezeichnen – wenngleich der Begriff Energie stets abstrakt bleibt.

Von der chinesischen Lehre her bringt die Einheit, das Sein oder das Dao eine Zweiheit hervor: **das Yin und das Yang**. Es entsteht das, was man Entwicklung nennen könnte. Laozi, auch Laotse genannt, ist ein legendärer chinesischer Philosoph, der im 6. Jahrhundert vor Christus lebte und das Dao folgendermaßen beschrieb: *Der Sinn, das Dao, erzeugt Eins, Eins erzeugt Zwei (Yin & Yang), Zwei erzeugt Drei. Die Drei bringt alles hervor. In den 5 Elementen findet alles, was zwischen Himmel und Erde geschieht, eine Heimat. Körper, Seele und Geist sind mit der Lebenssituation, dem Lebensort, der Natur, der Ernährung und der Spiritualität verbunden.*

Aus dem Urgrund des Seienden manifestiert sich also letztlich unsere gesamte Schöpfung in vielfältiger Weise – und der einzelne Mensch ist dabei stets eingebettet in den gesamten Kosmos. Es entsteht ein ganzheitliches Menschenbild, das sogar die jeweilige Lebensphase berücksichtigt. Die 5 Elemente **Wasser, Holz, Feuer, Erde und Metall** beschreiben dabei auf einer differenzierten Entwicklungsstufe den Prozess des Werdens, Vergehens und auch des Bleibenden, des Seins. Letztlich hilft uns das sich in einem Kreis befindende Lebensbild der 5 Elemente dabei, uns als einzelnen Menschen besser zu verstehen – und den Prozess des Lebens optimalerweise harmonisch zu durchlaufen: gerade wenn durch Erkrankungen angezeigt wird, dass an irgendeiner Stelle der Biografie eine Blockade stattgefunden hat, die es aufzulösen gilt.

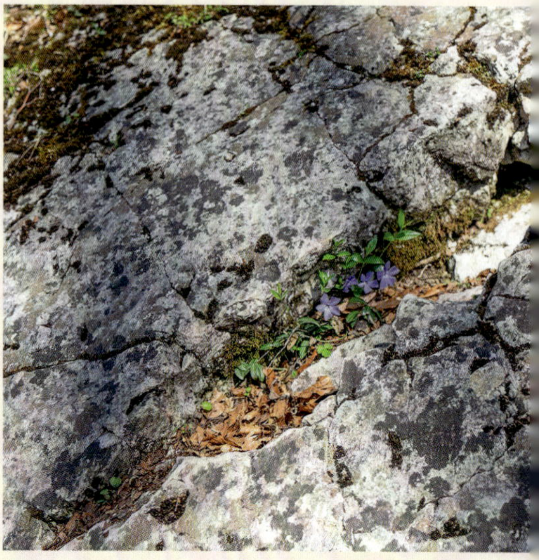